医路求真

从西医步入中医拾贝之路

蔡建春 ◎ 著

从西医走向中医 从专科走向全科

山东科学技术出版社
·济南·

图书在版编目（CIP）数据

医路求真：从西医步入中医拾贝之路 / 蔡建春著.
济南：山东科学技术出版社，2024. 11. -- ISBN 978-7-5723-2394-2

Ⅰ．R2

中国国家版本馆CIP数据核字第2024CJ3312号

医路求真——从西医步入中医拾贝之路
YILU QIUZHEN——CONG XIYI BURU ZHONGYI SHIBEI ZHI LU

责任编辑：徐日强
装帧设计：侯　宇

主管单位：	山东出版传媒股份有限公司
出 版 者：	山东科学技术出版社
	地址：济南市市中区舜耕路517号
	邮编：250003　　电话：（0531）82098088
	网址：www.lkj.com.cn
	电子邮件：sdkj@sdcbcm.com
发 行 者：	山东科学技术出版社
	地址：济南市市中区舜耕路517号
	邮编：250003　　电话：（0531）82098067
印 刷 者：	潍坊云印网联文化科技有限公司
	地址：青州市昭德北路638号
	邮编：262500　　电话：（0536）3539196

规格：16开（170 mm×240 mm）
印张：16.5　　字数：228千　　印数：1～1000
版次：2024年11月第1版　　印次：2024年11月第1次印刷
定价：64.00元

毛主席给予西医学习中医
著名西医教授蔡建春研究中医，著名医路求真之。

此乃我进西医同志学习研究中医，发挥中医之长，同时我进中医同道自强不息，中医研究。阁下称颂极好！

薛州寿也

毛主席倡导西医学习中医。

著名西医教授蔡建春研究中医，著《医路求真》。

此书促进西医同志学习研究中医，发挥中医之长，同时促进中医同道自强不息中医研究。阅而称颂极好！

薛伯寿

序

在学医的路上，由于机缘不同，有人进入了西医之门，有人进入了中医之门。由于先前积累的知识和经历的差异，初学者对正在学习的知识难免产生疑问，甚至产生认识上的冲突，由于自身能力的缘故，这时我们首先要做的不应该是武断否定，而应该认识到我们自身认知能力尚不完善。只有如此，保持谦虚的心态，我们才具备接受各种似乎冲突的理念和知识的能力，长此以往便会觉察到自己和前人的各种认知或多或少的都存在缺陷。当我们弥补缺陷后，就会发现我们看问题的能力越来越强、越全面。

医学的目的是解决疾病给患者带来的痛苦！长期以来，唯科学论错误地把追求真理的现代科学理念和结论教条式地当作真理本身，严重局限了人们主动认知其他知识的动机和动力。应用在医学领域，错误地把最新认知当成"先进"、把时代久远的人类智慧当成"落后"，错误地把西医认知当作评判中医的标准，导致有些人有意无意地忘记了医学的初心是解决患者的病痛，忘记了解决病痛的效果是判断医学认知优劣的标准！这些认知只有患过病的人、经过长期临床实践的医生才能够认同。局限在自己的知识范围内而不顾临床疗效去妄批其他治病学问的人，其视角是极其狭隘的。作为医生，要摒弃门户之见，把一切为了提高临床疗效作为自己的心愿和行为指南。

仁医蔡建春作为西医骨科临床专家，谦虚好学，唯效是求，在临床实践中，逐渐认识到西医的不足，潜心学习中医、应用中医，并成为齐鲁有影响的中西医结合临床医家。在医学道路上，蔡医生勤奋耕耘、善于总结积累、愿意分享，将自己从西医走进中医、从专科走向全科的心路历程、临床经验整理成《医路求真》，索序于余，作为同道，喜乐为之。

慈方医者　贾海忠

2024年2月26日

前 言

近几十年来西医的发展日新月异，西医对人类健康的贡献有目共睹，我有幸赶上了这一时代，感受到了其发展带来的成功。

在临床工作中我也深深体会到，对致病因素单一且明确、致病靶点明确的疾病，西医治疗效果相对较好，而对原因不明或多原因、多系统、多脏器损害的疾病，西医治疗效果有时较差。随着阅历的增长，许多困惑伴随而来，西医治病的不足也常常浮现在我的脑海中。

机缘巧合下我步入了中医之门。遗憾的是在20世纪八九十年代，护佑华夏子孙健康的中医，在综合性医院中并不受重视，甚至许多中医院也严重西化。中医延续至今天，在于其治病的有效性，深入学习中医后我的体会更是如此；此外，中医擅长养生、治未病，这在代谢、心脑血管、肿瘤类疾病泛滥的今天，正是社会所需要的。

我原是一名西医医生，曾一度崇拜西医技术，对中医印象一般。读了《黄帝内经》使我重新认识了中医，至少过去我自己是误会了中医的。中医是"道术合一"的学问，是从"道"的层面上认识生命的，"道则流传千古""术只能盛极一时"，这也就是至今中医仍不衰的原因。

我曾笃信西医是真科学，中医不科学。曾有许多专家也持此观点，甚至有部分学者扬言要取消中医、消灭中医。我不清楚持有此观点的专家是否认真读过《黄帝内经》这本书。对于中医，我本身是"带着批判的眼光走进去"，后又"怀着敬畏的心情站出来"，继而弘扬以《黄帝内经》为代表的中医之道。

我原从事骨科专业，按说骨折这一诊断明确的伤病，成因应不是问题，实则不然。举例来说：每年的深秋季节，医院都会收住一些高处坠落致腰椎骨折的患者。如细问某一患者发生骨折缘由，家人讲，因今天天气好，便将收获的玉米置于平房顶晾晒，下午天气突然变化要下雨，患者便爬上平房收拾玉米，后退时不小心踏空坠地致腰部受伤，来医院检查腰椎骨折需住院手术固定治疗。

因为天气变化，骨折发生是不是有了天气的原因；摔在地上，是否骨折发生也有地面情况的影响；自己不小心，是否存在人为因素。如此，天地人三因都有了。

患者坠地的一刹那，是不是受到了惊吓？倒在了湿冷的地面上且被风吹着，受伤的同时是不是也受到风邪、寒邪、湿邪的入侵？患者住院行骨折固定手术后，仍焦虑不安、肌肉酸痛。

中医讲惊吓对人体的伤害主要是肾，即"恐伤肾"，"肾主骨生髓，其华在发，开窍于耳"，也就是说惊恐对骨折愈合是有不利影响的。那什么胜恐呢？中医讲"思胜恐"，我们嘱患者不要胡思乱想，晚间要深思守神，控制意念；同时在伤口愈合后的恢复期，予中草药熬汤热敷腰部以除去受伤当时受到的风寒湿邪气，并加强功能锻炼，患者很快骨折愈合、功能恢复。

一个看似原因完全明确的骨折患者，从中医的思维来看都存在着天地人、情志（喜怒忧思悲恐惊）、邪气（风寒暑湿燥火）等致病因素，那么肿瘤、高血压、中风、心脏病、羊水栓塞等的发生是否受更多因素的影响呢？

我在之前的医疗实践中能解决的是由单一因素或由少数几个明确因素造成的、且在科学技术能力范围之内的问题；恰恰很多疾病原因复杂，人体自身的原因不明确，更有天地因素牵涉其中，不禁疑问，单凭医疗技术发展能解决人类的健康问题吗？既受限如此，人类健康怎样保障？

我在工作中遇到的西医治疗起来很困难的疾病，通过中西医协同往往迎刃而解，这种例子比比皆是。

我同学的妹妹田某，患扩张型心肌病、心力衰竭、深昏迷，西医专家建议放弃治疗，后中医介入服用破格救心汤，终获痊愈，1年后又发生股骨粗隆间骨折行手术固定，恢复良好，至今已近5年，仍在农村正常生活、劳动。

再如一例14岁中学生，患急性化脓性阑尾炎、腹腔巨大脓肿，血白细胞计数超过正常值3倍多，上级专家建议手术引流，经中西医协同会诊，西医西药、中医中药治疗，仅10天患者便脓肿吸收、血常规指标恢复正常。

再比如腰椎间盘突出症或神经根型颈椎病，虽有明确的手术指征，但我用中医中药保守治疗，效如桴鼓，患者痛苦小，费用低而且鲜有复发。

凡此种种影响和启发着我，使我在中西医结合道路上不断探索。中医擅长治未病的理念和中医治已病的实践使我屡屡从中获得灵感，从而由西医到中医，由专科向全科，由治已病向防未病，由单纯医学向医学人文并重转变。

回首这一过程，我把自己学中医的经历、实践和感悟，籍篇成册献予读者，若能使西学中人员或欲学中医者有所启示，则万分欣慰。

学中医提升了我为社会、为患者服务的本领，学中医、践行中医理念成了我的一种生活方式，更像是一种修行。

蔡建春

2024年4月12日

目录 CONTENTS

第一章　悟读经典 — 001

第一节　缘学中医 — 001
第二节　出入《黄帝内经》— 004
第三节　既读且品《伤寒论》— 008
第四节　《医林改错》，越改越错？— 011
第五节　不读《脾胃论》，焉知脾胃？— 012
第六节　以《医贯》之 — 014
第七节　中西汇通推锡纯 — 015
第八节　《易经》你能研究？— 017
第九节　思悟《道德经》— 018
第十节　翻开《六祖坛经》— 019
第十一节　重读《大医精诚》有感 — 022
第十二节　悦读经典，开启心慧 — 023

第二章　读懂阴阳加深认识 — 025

第一节　中医里的阴阳和五行 — 025
第二节　阴阳思维的医学价值 — 028
　一、阴阳的属性 — 028
　二、阴阳思维的重要性 — 029

三、阴阳思维的医学价值 ································· 029

第三节　西医西药的阴阳属性 ································· 032

第四节　对中医本质的认识 ································· 034

一、中医的第一个含义：上、中、下的"中" ············· 035

二、中医的第二个含义：不治已病、治未病 ············· 035

三、中医的第三个含义：不能依赖药物，药只是起
辅助作用 ································· 036

四、中医的第四个含义：讲究"中正平和" ············· 036

第五节　对中医治病的认识 ································· 037

一、重新认识感冒 ································· 037

二、浊毒证、湿毒证 ································· 040

三、天气预报与患病警报 ································· 042

四、符合自然规律的中医治病八法 ············· 044

第三章　西学中感悟 ——————————— 048

第一节　西学中，为什么学 ································· 048

一、中西医学比较 ································· 048

二、时代需要中医 ································· 049

三、中西医学互补，形成一种新医学 ············· 050

第二节　西学中，学什么 ································· 051

一、要学习体悟中医的阴阳思维 ············· 051

二、要学习中医的九种体质辨识 ············· 051

三、要熟读中医经典 ································· 051

第三节　西学中，怎么学 ································· 052

一、先易后难 ································· 052

二、先难后易 ································· 053

第四节　西学中，学了有何提高 …………………… 053
　　一、自身保健水平的提高——利己 ……………… 053
　　二、专业临证水平的提高——利他 ……………… 054
　　三、符合国家卫生健康政策——利社会 ………… 054
第五节　西学中，我的感悟 ………………………… 055

第四章　中西医并重、汇通、结合 ———— 058

第一节　中西医并重的思考和实践 ………………… 058
第二节　中西汇通与医学发展 ……………………… 060
第三节　对中西医结合的理解：认识论与方法论 … 062
　　一、中西医结合的认识论 ………………………… 062
　　二、中西医结合的方法论 ………………………… 066
第四节　以中西汇通治腰痛为例 …………………… 068
　　一、从腰痛就诊看中西医思维的差异 …………… 068
　　二、腰椎间盘突出症的中医中药治疗 …………… 071

第五章　中医辨治开方五题 ———— 077

第一节　中医三辨 …………………………………… 077
第二节　中医开方 …………………………………… 079
第三节　中医网诊 …………………………………… 082
第四节　肿瘤治疗思考 ……………………………… 085
　　一、肿瘤话聊 ……………………………………… 085
　　二、中药治肿瘤 …………………………………… 086
第五节　成药成方辨识知用 ………………………… 090
　　一、感冒常用中成药和中药汤剂 ………………… 091

二、骨科常用中成药和中药汤剂 …………………………… 101

三、服用中成药引药 ……………………………………………… 108

第六章 中医流派传习 …………………………………………… 110

第一节 经方学派武装了我 ……………………………………… 110
第二节 圆运动的古中医学及五运六气学派启发了我 ……… 111
第三节 扶阳学派助力了我 ……………………………………… 112
第四节 脾胃学派护卫了我 ……………………………………… 114
一、元气强弱，胃气为本 ………………………………………… 114
二、调理脾胃，老年当先 ………………………………………… 114
三、调其饮食，适其寒温 ………………………………………… 114
第五节 温病学派鼓舞了我 ……………………………………… 115
第六节 沈氏女科影响了我 ……………………………………… 117
第七节 慈方中医体系成就了我 ………………………………… 119
第八节 国学班的研习拓展了我 ………………………………… 120

第七章 中医治未病 ………………………………………………… 125

第一节 未病是什么病？未病也要治？ ………………………… 125
一、未病是什么病？未病也要治？ …………………………… 125
二、治病的几个层次 ……………………………………………… 126
第二节 体质辨识与"治未病" ………………………………… 127
一、气虚质——防御力下降了 ………………………………… 128
二、阳虚质——阴霾遮住了体内的"太阳" ………………… 128
三、阴虚质——你的身体缺水吗？ …………………………… 128
四、气郁质——天上掉下个林妹妹 …………………………… 128

五、血瘀质——身体的"河道"堵塞了 ………………………… 129

　　六、痰湿质——代谢综合征的"共同土壤" ……………………… 129

　　七、湿热质——你是"战痘"一族吗? ………………………… 129

　　八、特禀质——你是"过敏人"吗? …………………………… 129

　　九、平和质——重在维护 ………………………………………… 130

第三节　中医"治未病"与亚健康 …………………………………… 130

　　一、亚健康人群是"治未病"的主要服务对象 ………………… 131

　　二、中医的健康观 ………………………………………………… 131

　　三、从中医角度认识亚健康的病因 ……………………………… 132

　　四、治未病的切入点，也是亚健康防治的重要思路 ………… 132

　　五、"治未病"方法与亚健康干预 ……………………………… 133

第四节　推拿按摩也能治病? ………………………………………… 134

第五节　四季养生与日常保健 ………………………………………… 135

　　一、四时四季养生 ………………………………………………… 135

　　二、春季养生 ……………………………………………………… 136

　　三、夏季养生 ……………………………………………………… 137

　　四、秋季养生 ……………………………………………………… 138

　　五、冬季养生 ……………………………………………………… 139

第六节　把酒言欢吃对肴 ……………………………………………… 140

第七节　辨清体质喝对茶 ……………………………………………… 141

第八节　余兴未尽还说茶 ……………………………………………… 143

第九节　"蜡"近你我，呵护健康 …………………………………… 144

　　一、蜡疗治病的几种形式 ………………………………………… 144

　　二、蜡疗法功效及作用机制 ……………………………………… 145

　　三、蜡疗法所治疾病 ……………………………………………… 146

　　四、蜡疗注意事项 ………………………………………………… 146

　　五、浸蜡疗法治愈类风湿关节炎全身关节疼痛验案 ………… 146

第八章　中医与人文　148

- 第一节　中医里的中国　148
- 第二节　相声：中医与西医　150
- 第三节　钓客与中医　153
- 第四节　抹不去的中医记忆　155
- 第五节　全蝎全蝎，我是蜈蚣，土元在这里　157
- 第六节　中医与二十四节气　159
- 第七节　师父教我学中医　160
- 第八节　我和王幸福老师有个约会　163

第九章　医案传真　165

- 第一节　中医骨病、外科病验案　165
  - 一、身痛逐瘀汤合四妙勇安汤加减治愈腰椎间盘脱出症　165
  - 二、独活寄生汤加味治愈腰椎间盘脱出症　167
  - 三、葛根汤与颈椎病　168
  - 四、乌头汤加味治疗急性钙化性冈上肌腱炎　171
  - 五、黄芪桂枝五物汤治疗上肢麻木　174
  - 六、肱骨外上髁炎与中药筋骨痛消颗粒　175
  - 七、中医药与赵老太腰腿痛　176
  - 八、老年腰腿痛并焦虑抑郁验案　177
  - 九、股骨头坏死治验　178
  - 十、芍药甘草汤与不安腿综合征　180
  - 十一、牛膝木瓜汤与半月板损伤　181
  - 十二、阳和汤治愈胫前皮下血肿　183
  - 十三、当归四逆汤与脉管炎　185

十四、痛风性关节炎验案 …………………………… 186

十五、胫腓骨下段开放粉碎性骨折术后骨折延迟愈合
中西医结合治愈验案 …………………………… 187

十六、中西医结合治疗糖尿病足 …………………… 188

十七、急性阑尾炎中西医结合治愈验案 …………… 189

十八、当归四逆汤治疗子宫肌瘤 …………………… 190

十九、下肢深静脉血栓中西医结合治愈验案 ……… 191

二十、黄龙颗粒与痔疮 ……………………………… 192

二十一、小柴胡汤合消瘰丸加味治疗口角黏膜下肿物
验案 ………………………………………… 193

二十二、茵陈五苓散合防己黄芪汤加味治疗乳腺癌术后
刀口皮下积液 ……………………………… 194

二十三、阳和汤并火针治愈乳腺癌术后切口不愈合 … 196

二十四、中药内外联用治愈肠梗阻验案 …………… 197

二十五、血栓闭塞性脉管炎验案 …………………… 199

第二节 中医全科、内科病验案 ……………………… 201

一、升阳益胃汤与多发皮下结节 …………………… 201

二、眩晕与半夏白术天麻汤 ………………………… 202

三、血府逐瘀汤合苓桂术甘汤加味治疗硬膜下积液头晕
验案 …………………………………………… 203

四、血府逐瘀汤、散偏汤加减治愈偏头痛 ………… 204

五、小柴胡汤合升降散加味治愈周围性面瘫 ……… 206

六、小柴胡汤颗粒合猫爪草治愈颈淋巴结肿大 …… 206

七、小柴胡汤与咽喉不适 …………………………… 207

八、黄芪建中汤与食管癌晚期 ……………………… 208

九、麻杏石甘汤加味治疗喘憋咳嗽 ………………… 211

十、升陷汤合血府逐瘀汤治疗儿童闷气不乐 ……… 212

十一、打嗝与血府逐瘀汤 ······ 213
十二、酒后与茵陈五苓散 ······ 214
十三、心下痞与半夏泻心汤 ······ 214
十四、六味地黄丸合三妙散治愈遗尿 ······ 215
十五、当归饮子与老年瘙痒症 ······ 216
十六、消风散加味内服、中草药外冷敷治疗急性湿疹 ······ 217
十七、甘麦大枣汤合柴胡加龙骨牡蛎汤治疗焦虑症 ······ 219
十八、右归丸治疗腿酸、乏力 ······ 220
十九、急性淋巴细胞性白血病中西医结合治愈验案 ······ 221
二十、真菌败血症中西医结合治愈验案 ······ 223
二十一、黄连温胆汤加味治愈长期失眠验案 ······ 224
二十二、补阳还五汤合肾四味加味治疗脑梗死后遗症 ······ 225
二十三、三仁汤加味治愈肺炎发热咳嗽验案 ······ 228
二十四、外台茯苓饮方证诊后余思 ······ 229
二十五、少腹逐瘀汤加味治愈痛经验案 ······ 230

附 录　232

合十之间 ······ 232
从专科向全科，从西医向中医 ······ 238

后 记　244

第一章 悟读经典

第一节 缘学中医

西医院校毕业后在当地县人民医院从事外科、骨科工作的我,中途放下那把拿了多年的手术刀去研学中医,是常人难以理解的,以至于我大学同班同学中有的认为我的精神出了问题,同事、朋友中这样认为的也不少。

实际情况是,我主动去学中医源于看到了《黄帝内经》这本书,这在下面我写的"出入《黄帝内经》"中会提及。我当初是"带着批判的眼光走进去"的心态去看《黄帝内经》这本中医书籍的,翻看它是为了更好地去批判它。当我读了《黄帝内经》这本书后,态度发生了180°的转变,又"怀着敬畏的心情站出来"去弘扬它。

《黄帝内经》这本书是中国现存最早的中医理论经典著作之一,是中医人的必读书。书中很少讲具体的处方,主要讲了一个道,讲人与自然怎样才能和谐相处的道。我们现在很推崇医疗技术。古人对医不是从术这个层面来讲的,"术只能盛极一时",而是从道这个层面来讲的,"道则流传千古"。

古人已经把认识的高度提升到通天地之道,明生命之理,晓变化之术。也就是通天道以明人道,明人道以应天地。今天,我们的医学发展由原来的崇尚医道变成了追求医术,医院规模越来越大,医务人员越来越多,技术设备越来越先进,现实却是人类健康问题越来越突出,这难道不值得我们反思吗?

中学语文课本有一篇古文叫《魏文王问扁鹊》。"魏文王问扁鹊：'子昆弟三人其孰最善为医？'扁鹊曰：'长兄最善，中兄次之，扁鹊最为下。'魏文王曰：'可得闻邪？'扁鹊曰：'长兄于病视神，未有形而除之，故名不出于家。中兄治病，其在毫毛，故名不出于闾。若扁鹊者，镵血脉，投毒药，副肌肤，闲而名出闻于诸侯。'"

原文无非是魏文王问扁鹊他们兄弟三人谁的医术高明，扁鹊说大哥最好，二哥次之，自己最差。在外人看来他是谦虚，实则是实话实说，这里面道出了一个《黄帝内经》里的医学道理："上医治未病，中医治欲病，下医治已病"。

国医大师陆广莘先生说："上医治未病之病，谓之养生；中医治欲病之病，谓之保健；下医治已病之病，谓之医疗。"用后现代医学的说法，"上"医属于养生学，"中"医属于保健学，或叫预防医学，"下"医才是今天理解的医学，也就是当今的西医。现在我们在这一层次用功太深，搞出新的有用的发明固然很好，问题是不要去反对或讨厌或质疑在上游治理的群体。如同江河治理，上游的生态防护，远比下游处理要简单得多，也更有成效。生活中也常讲，"事后控制不如事中控制，事中控制不如事前控制"。如此仿效，能减少多少问题发生。

但凡人得病，总有个过程。过去学西医时，注重的是辅助检查和是否研发出新的技术和新药，现在的医学更是沿着这条路前行，且越走越迷茫。习研中医之后，明白了风寒暑湿燥火，懂得了喜怒忧思悲恐惊，更理解了风为百病之长的含义。百病皆由气生，是有道理的。一年有四季春夏秋冬，温热寒凉，亦即四气。人体从生气→郁→淤→瘀，瘀于脑为中风，瘀于心为心肌梗死，瘀于脏腑则可能成结节肿瘤。联想到水的循环从气态→液态→固态，正好和上述相应。

从郁→淤阶段，仪器是很难查出来的，西医也没有好的治疗方法。而中医四诊望闻问切轻易就判断出来，且治疗方法多多，关键能够取效。如思想有问题解不开，生气抑郁了，这时和朋友们聊聊天、吃个火锅再"卡拉OK"一下，可能就好了，也可能锻炼身体出出汗就好了，也可以理疗推拿按摩，也可以洗头洗脚，再就是中药汤剂也有很好的疗效。

若听之任之到了瘀的阶段，且瘀出了脑中风、心肌梗死、结节、肿瘤，一些影像检查可以查出来。所以影像检查是在成型也就是从液态→固态阶段，才可能有发现，也是我们西医专家确诊的时期，治疗上自然西医手段要比中医来得及时有效，这阶段治病西医是强项，中医就显得弱些。

这样一比较，我们就明白了人得病的道理，哪一阶段中医诊疗是强项，哪一阶段西医诊疗是强项，我们扬长避短，取长补短，中西医联袂登场，中西医相互融合，更好地施治于患者，则效果会更好。

中医的精华在养生，养生的精华就是治未病。未病不是你没有病，只是你可能暂时还感觉不到或现有的医学手段还检查不出来，可能在量变或从气化→液化早期阶段，在疾病的早期，此时若听之任之，结局自然是可想而知，防患于未然才是大智慧。我们佩服能化险为夷的高手，更崇拜不陷于绝地的高人。

随着研学的深入，对中医开方也感兴趣，也就学着开起中药方来。中医开方开的是方向。譬如对感冒的治疗，西医认为感冒就是上呼吸道病毒感染，有的专家认为不治也好，有的专家一直在寻求抗病毒的西药；中医认为感冒分风寒感冒、风热感冒、暑湿感冒，各有代表方：风寒感冒用荆防败毒散（荆防颗粒），风热感冒用双黄连或银翘解毒片，暑湿感冒用藿香正气水，常常奏效。当然根据个人用药习惯和当地条件还有更多的好方，在此不一一列举。一个感冒，中西医的认识和治法都有这么巨大的不同，何况其他专业。全球新型冠状病毒感染疫情的暴发持续三年不绝，西医并无特效药物，病毒也在不断变异，中医中药的作用大家已有目共睹。

我原从事专业骨科，对腰椎间盘突出症保守治疗一直困惑，也就是按西医这一套保守治疗，效果一般般，后来还是手术了，当然现在微创手术已很成熟，疗效也肯定，但毕竟给患者带来创伤，并发症也不少见。研学中医后我认为腰椎间盘突出症是内科病，绝大多数腰椎间盘突出症患者中医中药保守治疗可以治愈，治愈后复发的也少见，即便术后下肢麻木无力、冷痛水肿等并发症中医处理起来也并不复杂，且疗效稳定。

当今代谢病、肿瘤病、情志病高发，由单一因素或明确的少数几个因素导致的疾病或具有明确靶点的疾病，西医诊疗是强项。反之，多因素多系统的问题，西医处理起来就非常棘手，而中医则有发挥的空间。

历史的阶段，阶段的历史。现阶段是到了中医吸收西医、西医拥抱中医的时候了，中西医并重、中西医汇通、中西医结合，针药并用，必将开花结果，产生一种新的医学，造福人类。

第二节　出入《黄帝内经》

《黄帝内经》这本书讲述了人体的生长壮老已发展规律，讲述了人与自然怎样和谐相处的"道"。《黄帝内经》这本书，是每一位医务工作者的必读书，也是每一位华夏子孙应读的书。我开始是带着批判的眼光去读这本书的，现在是怀着敬畏的心情站出来弘扬它。崇尚自然，选择中医。悟读经书，人才能长久；道法自然，方可共婵娟。

我原是山东省一家县级人民医院的骨科医生、主任医师、大外科主任，曾从事医院业务管理工作。岗位的职责需对每一两年新进的大学生进行岗前培训，其中多有中医院校毕业的学生。和他们谈起中医院校学习的课程，都说设置有《黄帝内经》《伤寒杂病论》课程。我当时就想，什么年代了还看那些老掉牙的东西，就像京剧脸谱歌词中所说"慢慢腾腾咿咿呀呀哼上老半天，这怎么能够跟上时代跟上潮流"，这学法怎能跟上时代的步伐？我对一个中医毕业的研究生说将本科和研究生教材统统抱来，学习学习。说是学习，其实是带着批判的眼光。

受南怀瑾大师的影响，要想批评一件事需先了解是什么事，才批得到位、彻底，所以开始我是带着批判的眼光有的放矢去看《黄帝内经》这本书的。翻阅他们抱来的中医书籍，翻阅中看到了《黄帝内经》中的"四气调神大论"节段："春三月，此谓发陈。天地俱生，万物以荣，夜卧早起，广步于庭，被发缓形，以使志生。生而勿杀，予而勿夺，赏而勿罚，此春气之应，养生之道也。逆之则伤肝，夏为寒变，奉长者少。"看后很有感觉，意识到《黄帝内经》这本书值得一读，于是我就从网上购了一本《黄帝内经》并认真地读了起来，心中就有一个感觉，《黄帝内经》读晚了，于是就暂时放下手中其他不急的工作，快速粗读了一遍，后来又结合原文慢慢咂摸和体会，以后又结合临床、结合工作重点精读原文。这哪是医学书籍，是老祖宗为我们华夏子孙留下的宝贝。难怪楼宇烈教授在《中国的品格》一书中说，近代我们中国人是怀揣珠宝满街乞讨。

《黄帝内经》是哲学书籍，是中国文化书籍，是道法自然的生活书籍。古人讲《黄帝内经》是一本医世、医人、医国、医社会的书，更是一本寿世、寿人、寿国、寿社会的书，我读完后感觉确实如此。开始，我是带着批判的眼光走进去读《黄帝内经》的；现在，我是怀着敬畏的心情站出来，品读《黄帝内经》、弘扬传统文化。由此，想起了前几年热播的电视剧《潜伏》的男主角余则成，他由潜伏者变成了背叛者；我则由批评者变成了弘扬者，真是别有一番滋味在心头！

我是纯西医出身，本科读的是医学院，大学毕业后分到一家县级医院从事外科、骨科工作，所带领的骨科已成为本地市的重点专科，在当地小有名气，自认为干出了点成绩。读完《黄帝内经》这本书后，才感觉到自己的渺小，按传统文化讲，原来干的那些都是术的范畴，是些雕虫小技，干的是下医的工作。中医讲上医医国，中医医人，下医医病。我们现代很推崇医疗技术；古人对医不是从术这个层面来讲的，"术只能盛极一时"，而是从道这个层面来讲的，"道则流传千古"。古人是通天地之道，明生命之理，晓变化之术。

今天，我们的医学发展由原来的崇尚医道变成了现在的追求医术，医院规模越来越大，医务人员越来越多，技术设备越来越先进，可患者越治越多，健康医疗问题越来越突出。作为今天的中国人，难道不值得我们反思吗？也明白了钱学森之问，为什么近代出不来大师？在物欲横流、人心不静的时代，怎能出大师？即使出个大师也很难被当代认可，大师须是与天地沟通的。

我们现在都是专业技术人才，是专家，专到一个角上去了，搞的是基因、电子、夸克，思维靠近微观、渺观，微观之上是中观；须知，上还有宏观和宇观！毛泽东他老人家讲，胸怀祖国才能放眼世界，我们天天想着分子、原子、电子等，这就不难明白某些院士明确提出要取消中医，个别华人诺贝尔奖获得者也质疑中医。我们不知道他们是否认真读过《黄帝内经》，现在的观点是否有所改变。

至今我每次去外地出发都随身带着《黄帝内经》这本书，每次翻翻都有新的收获，都有新的体会和感悟！我不但自己读，还介绍和推荐给同事、同行、朋友、上级专家、上级领导们读。因为喜欢《黄帝内经》一书，我自行网购并送出百余本，甚至网店送书的伙计都认为这是好书，开始读了起来。

北宋名医高宝衡的名言："以之治身，可以消患于未兆；施于有政，可以广生于无穷。"有时间能看进去者，称赞《黄帝内经》确实是本好书，有的评价之高，也是前所未有，称它为旷世大典，看过的少有反对的声音。倒是原指责我们的朋友或专家，他们多半是没见过和读过该书，有的经影响现在态度也开始转变，已开始索取此书、阅读此书，读后也点赞了。

中医和传统文化是一脉相承、同根同源，也共生共荣，近一百年来这对难兄难弟走过的路很不平凡。好在我们的习总书记对中医和传统文化有深刻的认识，指出："中医药学凝聚着深邃的哲学智慧和中华民族几千年的健康养生理念及其实践经验，是中国古代科学的瑰宝，也是打开中华文明宝库的钥匙。"我们如不静下心来去读传统文化和中医的经书，又有多少人能悟出习总书记的思想精髓？真是"此心能有几人知"。

不要埋怨我们的西医医务人员，我们真正的中医从业人员又有多少人在深悟传统文化和《黄帝内经》？曾和一所上级中医医院的老院长相聚，说到《黄帝内经》这本书时，他根本就没看过这本书，又怎么能要求其医院的职工去学习它呢！中国经过了近百年的斗争、抗争、竞争，经济发展了，GDP总量已居世界第二，已累积了大量财富，但付出的代价却也有对大自然的破坏、环境的污染、道德的滑坡。正如易中天教授所说，现代人是腰包鼓鼓、六神无主，身强力壮、东张西望。是到了"和"的时候了，中医的境界就是中和思想，因此，中医和传统文化复兴的时代到来了，中医发展最好的历史时期来到了！由此，想起了《牡丹之歌》的歌词："冰封大地的时候你正孕育着生机一片，春风吹来的时候你把美丽带给人间。"作为中医从业人员的我们准备好了吗？我们能把美丽带给人间吗？作为习总书记寄予厚望的"也是打开中华文明宝库的钥匙"的中医药从业人员，这把钥匙我们擦亮了吗？

现在我暂且放下拿了半辈子的那把手术刀，为周围人普及传统文化和中医养生课，解读《黄帝内经》，引用《黄帝内经》"天人合一""天人相应"的理论和道法自然的养生内容，让中医走进家庭、社区、学校、党校、企业和机关单位。呼吁综合医院工作的西医医护人员学习《黄帝内经》。近代以来，在科学理论指导下发展的西医的理和术，是到了回归中医自然生态医学理论这个大道上的时候了。

樊代明院士讲，医学与科学愈近，离人类越远，这不是医学的初衷，更不是医学的目的！科学也是到了该反思的时候了！也是到了西医全面学习中医的时候了！

崇尚自然，选择中医。中医理论的本质是全生态医学理论，中医是一门自然医学，中医强调我们的生活要顺应自然规律，越是自然的，越是健康的。《黄帝内经》这本书就讲述了人体的生长壮老已发展规律，人与自然怎样和谐相处的"道"。

《黄帝内经》这本书，是每一位医务工作者的必读书，也是每一位华夏子孙应读的书。悟读经书，人才能长久；道法自然，方可共婵娟。谨以此共勉！

第三节　既读且品《伤寒论》

向前推十年，提起《伤寒论》我是不屑一顾甚至是鄙视的，还认为那些一辈子研究《伤寒论》的学究们要么是闲得无聊至极，要么是脑袋进了水。正如《思考中医》中提到"如果哪一位中医博士的案头放上一部《黄帝内经》，那绝对是被笑话的，博士的案头都是什么书呢？都是分子生物学一类的现代书"。

机缘使我读了《黄帝内经》并喜欢和决定学习中医之后，2015年我参加了北京大学举办的国学与国医班，接触到了很多中医界高人，他们都讲学中医要想做临床《伤寒论》是必读的。教材《国医十三经》中就有《伤寒论》和《金匮要略》课程，那就读读吧！老师认真地讲，我也认真地听，可是并没有感觉，甚至觉得有点枯燥无味和厌倦。但我已从内心认为那是一本好书，只是由于时间和工作忙的原因一时还静不下心来读或者当时还读不懂，况且还有四书、五经、《老子》《庄子》等国学经典需先读，也正在读南怀瑾的书和金庸的小说，《伤寒论》也就只好先放一放了。

读完一些国学经典后，决心要啃啃《伤寒论》。我的中医师父贾海忠先生也要求我们学习并给我们讲解《伤寒论》。其实在这之前我也听过学习过很多音频视频、读过《伤寒论》相关的书籍，但就是没有第一次读《黄帝内经》的感觉。直到读了刘力红《思考中医》这本书和听了师父讲解《伤寒论》，我才似有所悟。

我的专业是骨外科，就诊患者中有不少是颈椎病患者，虽然我的强项是开刀手术，但总不至于一接诊就开刀吧，颈椎病保守治疗是骨科医生的弱项，也是我的一块心病。2016年10月，年近六十的本家兆俭老兄颈椎病发作、颈项疼痛难忍、不敢活动、手指麻木，辗转骨科、疼痛科、康复科，保守治疗半月余无效，去上级三甲医院找专家看建议手术。恰巧有更上一级专家来院会诊,顺便给看了看,建议去他们那儿手术。保守治疗无效,手术是应该做的,我也这样认为。于是和患者及家属商定,准备去上级医院住院。待医院已有空床准备去住院时,患者惧怕手术说不去了,又来问我是否还有其他的保守治疗方法。那时我正热门中医经方学习,便说了一句吃中药吧!他说行。这时记起了《伤寒论》中的"项背强几几,无汗恶风者,葛根汤主之"这句话,予中药汤剂内服:葛根20 g,麻黄10 g,桂枝10 g,白芍10 g,炙甘草6 g,生姜一块,大枣七枚,加了羌活10 g,川乌6 g,秦艽6 g。用量循序渐进,先一天一剂药分两次吃,无异常反应后一天吃两剂,服药至五天,汗出疼痛麻木缓解。疼痛缓解后再一剂药一天分两次吃,共服药二十天,疼痛麻木完全消失功能恢复,随访至今已六年余,功能生活一切正常。古人诚不欺我也。尝到经方药效的神奇,于是快马加鞭学《伤寒论》,有空听音频并翻阅《伤寒论》,临床水平有极大的提高,最为重要的是明白了中医治病的道理。

中医治病八法是汗、和、下、消、吐、清、温、补,符合动物排毒自然规律,应归属为自然疗法。越是自然的,越是永久的!道法自然嘛!朴素的,才是崇高的,返璞才能归真!

西医治病是对抗疗法,我也明白了为什么西医教科书一版再版淘汰也越来越快。懂得了中医经典的价值,明白了什么叫永恒。

中医是从"道"的层面上把握了人与自然怎样和谐相处及人体患病后的发展变化规律,《伤寒论》这部中医经典揭示并记载了人体得病后的传变规律,因此历经千年仍具价值就不足为怪了。

近代著名学者梁漱溟先生提出,中国传统文化如儒家文化、道家文化、佛家文化,皆系人类文化之早熟品。中医也是,《黄帝内经》《伤寒论》便是其代表。西医只是把握了理,在术上占了上风,现在还远未成熟,但术理终究要回归道上,因此西医的术是到了要回归中医道上的时候了,这时才可能显出它成熟的魅力,这也不就是未来中医发展的魅力吗!海纳百川,有容乃大,是否就是中西医汇通形成将来新医学的写照?看来西医大夫在用西医的方法治病疗效不满意时，找个中医高人看看，极有可能就像《桃花源记》一般会别有洞天。西医对新型冠状病毒感染性肺炎无特效药，中医出手救场不就是这样吗？中医拥抱西医也将是大势所趋。

我一直想探讨中西医结合，也体会到结合好是很难的。一个人中西双修像贾海忠师父那样中西医都达到高峰是很难的，是极少数的；两个人或两个群体如中医人和西医人之间结合是要有境界的，否则也很难结合好。中医是宇宙层级的，也就是说视野是宇观宏观；西医虽也强调整体系统，但其本根是解剖细胞分子层级的，视野是微观渺观，二者的互补恰好能弥补彼此的缺陷和不足。正如南极和北极，二者的组合形成完美的地球。我感觉中西医结合，是要求西医的术回归中医的道，也就是要以道驭术，而不是以术以理挟道。以道驭术的结合可能更有生命力，也更有包容性和创新性；道不变，术可以变，术万变不离其宗。

《伤寒论》本身就是从道上揭示了疾病传变规律，后世的中医著作虽有创新，也是万变不离其宗，离其宗远的大多也没有生命力。《伤寒论》的贡献是跨越时空的，是世界级的。中西医汇通所产生的新医学体系思想如果是以道驭术，成果也将是世界级的，也将跨越时空造福人类。好书不厌百回读，常读常新，《黄帝内经》是，《伤寒论》是，啃读是我读《伤寒论》的体会。

《伤寒论》是一本辨证论治的书，从书中我读出了阴阳、表里、寒热、虚实，悟出了中医开方开的是方向，调气机是中医治病的最高境界。《伤寒论》中经方便是方小乾坤大。"漫言变化千般状，不外阴阳表里间""治病求本，本于阴阳""阴病阳治，阳病阴治"，精辟永恒的语言，需熟记于心，了然于胸。

一点体会，与大家分享。

第四节 《医林改错》，越改越错？

对《医林改错》这本书，我以前只知其名不知其实，不知何时脑内形成了《医林改错》越改越错的评判。后经师父一讲，才脑洞大开。

《医林改错》的作者是清道光年间的王清任（1768—1831年），字勋臣，河北玉田人，是第一位对传统医学体系提出纠正的中国医生。《医林改错》于1830年刊出，该书自刊出至1950年竟再版了40次，为古代任何一家之言的医学著作所不及，影响一代医学思潮甚巨。有学者认为本书是天下好书，也有的讲《医林改错》"越改越错"。仅凭再版次数如此之多，我们便须探究一下，我不知道讲《医林改错》"越改越错"的学者，是否认真读过这本书和实践过这本书的处方。

南怀瑾先生讲要想批评一件事，你必须对要批的对象有所了解，这样才批得到位，我开始也是带着质疑的眼光去看这本书的。好在《医林改错》这本书字数并不多，通过师父的讲解和亲身医学实践，感觉《医林改错》是本好书。

江西名医许寿仁十分赞许《医林改错》，评述该书："文字不多，内容丰富，理论有讹，诊治不错，气虚血瘀，病机简约，益气化瘀，疗效准确。"

《医林改错》书中解剖确有错误，但其中有好多方很好使，五个逐瘀汤就出自《医林改错》。通窍活血汤治疗轻度脑梗死和耳聋、脱发，血府逐瘀汤治疗灯笼病、瞀闷、更年期综合征，膈下逐瘀汤治疗肚腹积聚、肠不全梗阻，少腹逐瘀汤治痛经及不孕症，身痛逐瘀汤治疗腰背腿痛及腰突症，方证相应，效如桴鼓。

中医思维指导我开中药方已近七年，翻看病案日志，《医林改错》中的五个逐瘀汤是我最常用的成方。

我的骨科专业中腰突症患者很多，随着经验的积累和疗效的提高，《医林改错》中的身痛逐瘀汤也成了我治疗血瘀湿热型腰椎间盘突出症的专病专方。

古人出书很少带有功利色彩，多是记录所思所做，出于印刷考虑文字简练，内容较实。尤其智慧古人，为天地立心，为生民立命，为往圣继绝学，为万世开太平。能传下来的古书，都透着作者的心血和智慧。

我们所处的时代，物质丰富，生活太舒适，肥甘厚味冷饮多，运动少，身体富营养化，身体多寒湿、多痰浊、多郁瘀，浊毒病泛滥，血瘀和痰湿是这个时代的疾病特点。瘀不去，新不生；湿浊不化，病情反复缠绵。心脑血管疾病、肿瘤性疾病、代谢性疾病高发，这在临证中我们有深刻的体会。身痛逐瘀汤兼化瘀与祛湿为一体，实为化瘀祛湿的好方，对症应用，临床效果极好。

补阳还五汤亦出自《医林改错》，是治疗脑中风后遗症的名方。好方还很多，不一一列举，你真读过，才会懂。早读早受益，读懂终身受益。

正所谓："《医林改错》方不错，记住方子可开药；若能了达阴阳理，效如桴鼓解今惑。"

第五节　不读《脾胃论》，焉知脾胃？

——读贾海忠先生新著《〈脾胃论〉临证解读有感》

学习中医，《脾胃论》是要学习的。中医的脾胃和西医的脾胃是不同的。西医的脾胃是解剖学的脾胃，中医的脾胃指的是功能，中医的胃接近现代西医学研究的胃，而中医的脾则涉及整个消化系统的功能，甚至包括肝胆的功能。因此，学中医不能以西医之心，去度中医之腹。如果以西医的心肝脾肺肾解释中医的心肝脾肺肾，那就大错特错了！

《脾胃论》强调人体元气"非胃气不能滋之""人以水谷为本，故人绝水谷则死，脉无胃气亦死"。也就是说的有胃气则生，无胃气则死。肿瘤晚期患者，饮食不行了，还上放化疗，患者不死才怪呢。若西学中，《脾胃论》应是必读的。

书中，"名与身孰亲？身与货孰多？安于淡薄，少思寡欲，省语以养气，不妄作劳以养形，虚心以维神，寿夭得失，安之于数，得丧既轻，血气自然谐和，邪无所容，病安增剧？苟能持此，亦庶几于道，可谓得其真趣矣"。你不读能知真趣吗？

书中，"如脉缓，病怠惰嗜卧，四肢不收，或大便泄泻，此湿胜，从平胃散。若脉弦，气弱自汗，四肢发热，或大便泄泻，或皮毛枯槁，发脱落，从黄芪建中汤。脉虚而血弱，于四物汤中摘一味或二味，以本显证中加之。或真气虚弱，及气短脉弱，从四君子汤。或渴，或小便闭涩，赤黄多少，从五苓散去桂，摘一二味加正药中"。寥寥数语，纯是干货，不学不会，学会终生受用。

我院有一个老会计，退休后开中药方治起了老胃病，据说还挺有效，以前没学中医时认为这纯粹胡来，学了中医后和其熟友交流得知，人家读过《脾胃论》，也曾拜过中医师父，用的多是《脾胃论》的方，我们呢？又揣度错了——以大夫之心度会计之腹。

平胃散为治胃病湿盛的方子，黄芪建中汤是治疗脾虚气弱的方子。诸多的加减法，在《脾胃论》中有详细说明。名方补中益气汤就出自《脾胃论》。

黄芪建中汤加杜仲、续断、怀牛膝，是骨折手术后恢复期的常用方，用其治愈了很多骨折延迟愈合的患者。我用升阳益胃汤治疗好了一位全身疼痛不适且伴皮下结节的患者，患者服用21剂中药后疼痛、结节完全消失。不是亲自经历，真难以置信！芍药甘草汤加减治疗打嗝或腿抽筋，效如桴鼓。

有专家讲三张成方治胃病（半夏泻心汤、香苏饮、柴胡疏肝散），我体会一本《脾胃论》济世人。

第六节 以《医贯》之

《医贯》读了不白读，我通过学习该书，中医理论上又有新认识，临证水平也有大的提升。日常生活和工作，都想着贯穿中医思维，有时朋友调侃曰以医贯之。是的，一以贯之。

《医贯》的作者赵献可，字养葵，是明末浙江鄞县（现鄞州区）人。谙熟《黄帝内经》《难经》《伤寒论》及金元医家诸说，对《易经》亦有研究。

赵献可认为先天之火为立命之本，在仙炼之为丹，在释传之为灯，在儒明之为德，皆是此物，一以贯之，故书名《医贯》。

《医贯》为医论性著作，是明代温补学派的代表作之一。该书结合临床实际活用古方，辨析疑难杂症的诊治，对发掘古方深义，提高临床疗效均具有重要的现实意义。

赵献可尤其对"命门""相火"说颇有发挥，他确立了肾命门水火理论，认为命门具有主宰先天之体，流行后天之用的作用。他开创五行水火理论，丰富临证治则。注重临证，精审病机，简约方药。

对常见的伤寒、温病、中风、血证、水肿、消渴、中暑、郁病、二便病及五官病等30余种疾病，进行了精审病机、简约方药的论述。也使我对补中益气汤的认识，对六味丸、八味丸的认识又进一步加深和升华。

《医贯》有许多名句，如治病如用兵，"若未发之时，当迎而夺之""若正发之时，当避其锐锋""若势已杀，当击其惰归，恐旷日迟久，反生他患也"。再如，"据有形之中，以求无形之妙"。读后似有醍醐灌顶之感。

读书有一个体会，假如一本书一时读不通，当然可以下苦功夫去读。还有，就是可以先放一放，读想读的好读的，这是我读《医贯》的体会。

也体会到没有一定的中医基础去读《医贯》也是很难的，因为《医贯》是医论性的著作，好多是在前述中医古籍基础上的认识和发挥。

今天我读懂了《医贯》，明天的工作生活我更会一以贯之，为构建健康中国贡献自己的力量。

第七节　中西汇通推锡纯

——读《医学衷中参西录》有感

西医出身的我，在工作的最初二十年对《医学衷中参西录》还有其作者似乎没有印象，真正读它是拜师学习中医之后。

《医学衷中参西录》，作者张锡纯（1860—1933年），字寿甫，河北盐山县人，祖籍山东诸城。他是中西医汇通学派的代表人物之一，近现代中国中医学界的医学泰斗。

《医学衷中参西录》分为《处方学》（8卷）、《医论》（8卷）、《医话拾零》、《三三医书评》、《药物讲义》（4卷）、《伤寒讲义》（4卷）、《医案（附诗草）》（4卷）。系作者多年治学临证经验和心得之总结，是20世纪初我国重要的临床综合性名著。

张锡纯力推中西医学汇通，擅于阿司匹林和石膏同用治疗外感热病的故事我是知道的，但对《医学衷中参西录》这本书，刚开始我并未读进去，使我决心认真读它是缘于几张成方：镇肝熄风汤、升陷汤、活络效灵丹，这些成方就出自张锡纯的《医学衷中参西录》，临床非常好用，我决心认真地读一读这本书。

读后使我脑洞大开，更加理解了"读书使人进步"的箴言。张锡纯致力沟通中西医学，主张以中医为主体，取西医之长，补中医之短。他认为："欲求医学登峰造极，诚非沟通中西医不可。"

张锡纯沟通中西医的主导思想，是主张师古而不泥古，参西而不背中。这不正是我想探求的吗？真是踏破铁鞋无觅处，得来全不费工夫。

"人生有大愿力，而后有大建树，一介寒儒，伏处草莽，无所谓建树也，而愿力固不可没也。医虽小道，实济活人之一端，故学医者为自家温饱计则愿力小，为济世活人计则愿力大。"听后振聋发聩。

《医学衷中参西录》芦氏序言中云："建立完整医案，及时总结经验，把感性认识逐步提高到理性认识，是张锡纯先生的最大成功之处。"读后体会到了，并指引了我。

张锡纯重视基础理论，对脏象学说和解剖生理的互证尤为重视。书中指出：脑为元神，心为识神，心力衰竭与肾不纳气相通；脑充血与薄厥相近等。在临证方面，讲究细致的观察和记述病情，对诸如山萸肉救脱，参芪利尿，白矾化痰热，三七消疮肿，生硫黄内服治虚寒下痢，蜈蚣、全蝎定风消毒等，均能发扬古说，扩大药用主治。如调治脾胃，主张脾与胃阴并重，升肝脾与降胆胃兼施，补养与开破相结合。书中结合中西医学理论和医疗实践阐发医理，颇多独到的见解。书中载述张锡纯所制定的若干有效方剂；在方药应用方面，创用中西药相结合的方剂，并对生石膏、山药、代赭石等药的临床施治，在古人基础上有重要的补订、发挥。

受其启发，我对中医医案的整理也重视起来。我的专业是骨科，对腰腿痛的诊疗，过去是以西医的思维、西医的方法处理，多倾向于手术，保守治疗的方法捉襟见肘。现在用中西汇通的思维，衷中参西，中西互补，疗效得到极大的提高，其活络效灵丹也是我治疗腰腿痛常用的一张处方。

中西医并重，中西医汇通，中西医结合，以中医的道驭西方的术，吸收当今世界科技成果，衷中参西，必将开出绚丽之花，结出丰硕之果，更好地服务于大众百姓。锡纯先人若有灵，将会感到欣慰的！

第八节 《易经》你能研究？

闲坐小窗读《周易》，春去不知已多时。

五六年前遇见一个朋友说，他正在研究《易经》，问我是否也在研究？我说凭我的智商是研究不了易经的，只能品味欣赏感叹！不是谦虚，我真研究不了，整套书连看都未正经地看完。原因：一是确实研究不了，二是怕进去出不来，还有很多事等着我去干呢！

感叹的是古人的智慧，也不能厚古薄今，顺夸一下现在的人们——真聪明，现在你高兴了吧！别高兴太早，《红楼梦》有句话，聪明反被聪明误！常说的一句话是，得道多助失道寡助。你得道了吗？回答是——得到了，买的房产升值了，发财了。

几年前参加了北京大学举办的国学与国医班，聆听了大师们对国学文化的讲解，也翻阅了一些与《易经》相关的书籍，感受到了《易经》这本书的价值。那《易经》到底是本怎样的书籍？

现在所提的《易经》多指《周易》。《张其成全解周易》中提道：在中华文化历史长河中，《周易》是源头的那一泓清泉，它以奔涌不息的生命之水，汇成了悠悠五千年的中华文明。

康震教授在《经典咏流传》中讲：《周易》在中国古代经典当中被奉为"六经之首"，《周易》探究自然天道，洞见世事人情，对于我们探究自然和社会的发展规律，是非常有帮助的，是中国传统文化和中国传统哲学思想的重要渊源。

《周易》相传系周文王姬昌所作，内容包括《经》和《传》两部分。《经》主要是六十四卦和三百八十四爻，卦和爻各有说明（卦辞、爻辞），作为占卜之用。《传》包含解释卦辞和爻辞的七种文辞共十篇，统称《十翼》。

《易经》六十四卦，上经三十卦，下经三十四卦。上经开篇于乾坤二卦，结尾于坎离二卦，乾坤坎离就是天地水火。下经开篇于咸恒，结尾于既济、未济二卦，咸卦是讲谈恋爱，恒卦是讲婚姻。既济是讲人间一切矛盾都解决了，未济是讲旧的矛盾解决了新的矛盾又开始。

上经讲天道，下经讲人道，合起来就是天人合一之道。过年贴春联"三阳开泰"，就与《易经》有关。我老家山东有座高山，叫泰山，且为五岳之首，与泰卦有关。成语国泰民安，也与此有关。

《易经》建立的天人合一宇宙观，深刻影响着中国的历史、哲学、文学、艺术、科学、建筑、绘画、天文、立法、中医等。

《易经》可为我所用，这本书可以了解，闲时翻翻看看，从中汲取智慧和灵感，不可被《易经》牵住，沉迷终生。

不是专业研究人士不可钻入过深，我见过个别研究《周易》的先生，很难从书中跳出来。

当今社会有很多工作等我们去干，不可一头扎进古书堆，脱离现实生活去死磕《易经》，逝去生命的大好时光。

我学中医的宇宙观和三分法思维来自《易经》。

读《易经》的一点感悟，与大家分享！

第九节 思悟《道德经》

好书不厌百回读，假如说有一本书使人读上千遍不厌倦，我感觉应是《道德经》了。

"道可道，非常道；名可名，非常名。无，名天地之始；有，名万物之母。故常无，欲以观其妙；常有，欲以观其徼。此两者同出而异名，同谓之玄，玄之又玄，众妙之门。"

这些话作为常人你不读它个几百遍，是很难悟出些道理来的。你要我说我悟出了什么？回答是：不知道！道是不能讲的，讲出来就不是道了！

这书靠努力是写不出来的，但不努力肯定更写不出来。写这本书的人肯定是通天地之道，明生命之理，晓变化之术。

你问作者是谁？《道德经》的作者是老子，《道德经》又名《老子》。《道德经》到底是本什么书？

有认识论，有方法论。认识论是宇宙观，方法论是三分法。发展有理，三分是法，循环乃道。"三元"法则是自然界的普适规律。宇宙万物运动变化的规律都是循环往复、周而复始。

《道德经》讲"反者道之动"。"反"字有两个意思，第一个意思是返回、反复，同"返"；第二个意思是反对、相反。也就是说"道"是向相反方向运动的，再就是"道"的运动是循环的。日升日落，月亮每一个月都有阴晴圆缺，年年春夏秋冬四季更替。还有潮起潮落、花开花落、云卷云舒……

西方人在对立中看出的是斗争，所以形成了"二元"对立的思维模式；人如果有了"二元对立"的矛盾思维方式，有了后世的伦理判断、价值判断，有了各种概念名称，往往就会远离现实，不能准确地反映自然的、本质的东西。而老子在对立中看出的是相辅相成、相反相成、相互依存、相互转化，进而形成"阴阳和谐"的思维方式；老子的思想，是大生态的思想，是"道法自然"的思想，是完全正确的。"三元"法则是人类文明的密码。

第十节　翻开《六祖坛经》

说到读《六祖坛经》这本书还多亏了十多年前的一次飞机晚点。

机场广播提醒所乘班机晚点，那就去机场书屋转转吧，恰巧书屋斜架上就摆放着大本的《六祖坛经》，我顺手翻了起来。当我看到"菩提本无树,明镜亦非台,本来无一物,何处惹尘埃"这一段时,心中一动,原来这名句出自这书。

支付后便寻座细看了起来,这一看就进入了状态,乃至机场再三播报我的名字催我快速登机时,我才从书中走出来,提着行李飞奔去登机口登机。

入机仓落座俟呼吸平静飞机起飞后,又翻起《六祖坛经》这本书。《六祖坛经》是禅宗的主要经典,经文主要记载惠能大师的生平事迹和言教,核心是"直指人心,见性成佛",其"自性本清净""明心见性""顿悟成佛"的基本思想,对禅宗发展起到了重要作用。

六祖惠能大师(638—713年),唐新州(今广东新兴县)人,中国禅宗杰出大师。24岁闻《金刚经》开悟而辞母北上湖北黄梅谒五祖弘忍,以一首"菩提本无树,明镜亦非台。本来无一物,何处惹尘埃"的法偈得五祖认可,夜授《金刚经》,密传禅宗衣钵信物,为第六代祖。

惠能大倡顿悟法门,主张"不立文字,教外别传,直指人心,见性成佛",用通俗简易的修持方法,取代烦琐的义学,形成了影响久远的南宗禅,成为中国禅宗的主流。六祖惠能的思想,集中体现于《六祖坛经》。

达摩为中国禅宗初祖,经二祖慧可、三祖僧璨、四祖道信、五祖弘忍、六祖惠能等大力弘扬,终于一花五叶,盛开华夏。

被广为说颂的是两个偈子,一个为神秀所作:"身是菩提树,心如明镜台,时时勤拂拭,勿使惹尘埃。"一个为惠能所作:"菩提本无树,明镜亦非台,本来无一物,何处惹尘埃。"神秀是五祖弘忍的大弟子,惠能是劈柴舂米的,谁开悟了应能看出来。

《六祖坛经》有云:"时有风吹幡动。一僧曰风动,一僧曰幡动。议论不已。惠能进曰:'非风动,非幡动,仁者心动。'"

当今我们不就是过于浮躁、心动吗?大诗人苏东坡曰"此心安处是吾乡",讲得多么好!

《六祖坛经》是一部阐述人真心本性的重要经典，它指出我们真正的生命，因此，也可以说是一部充满生命智能的宝典。

当今的社会，学禅、参禅蔚然成风，参禅才能悟道，禅是什么？禅是不立文字，禅是言语道断，禅是自然天成的本来面目，禅是我们的本心自性。禅不是出家人的专利，也不是只有深山古刹里的老和尚才参禅入定，因为禅就是佛性，所以人人都可以参禅。

禅有无限的意义、无限的内容、无限的境界。如果我们每一个人都有一点禅的素养，对于自己心境的拓宽、精神的升华、人格的培养、心物的调和都会有很大的帮助。例如：一句难堪的言语，一个尴尬的动作，一段不悦的往事，在禅的洒脱、幽默、勘破、逍遥之中，一切都会烟消云散。因此，禅之于每一个人的生活，都是非常重要的。

电影《叶问》有一句台词，叶问问师父："怎样一个人打败十个人？"师父曰："最好别打仗。"

一次讲养生课，有年轻人问："怎样喝酒不醉？"我回曰："最好少喝或不喝酒。"

又一次网上上养生课，自由讨论环节，一农民工问，在外打工喝什么茶好？答曰：人家上什么茶，喝什么茶，前门情思大碗茶！

我由医疗→保健→养生，即由治已病→治未病的转变，其中就受《六祖坛经》的影响。

如同江河治理，仅在下游治污、研发打捞工具是不行的，源头治理才是根本，有禅宗基础会更理解"绿水青山就是金山银山"这句话的深刻道理。

第十一节　重读《大医精诚》有感

2015年我参加北京大学哲学系举办的国学与国医班学习，问道北大哲学系教授楼宇烈先生，从哲学、禅学和国学方面似乎厘清了对生命的一些认知。2018年我拜师学习中医，师父的第一堂课安排的是学习孙思邈《大医精诚》和星云大师的《贫僧有话要说》。

从北京回来的路上就开始收听星云大师的《贫僧有话要说》讲座，在工作闲暇之余，在睡前、醒后、早餐时间听完了40讲，接着又重新学习了《大医精诚》。

一名优秀的医生，不光要有精湛的医疗技术，还要拥有良好的医德医风。技术是用来为人民服务的，不是用来挣钱的。经济社会离不开金钱，但金钱不是我们的全部。学习中医首先应该具有良好的医德，要有菩萨心肠；同时，要博极医源，精研医术。要做苍生大医，勿做含灵巨贼，尤其在世风日下的今天，先做好自己，再影响家人及社会。

我有一个感觉，学中医若是单纯作为一个谋生手段的话，医术精进慢。若发誓愿救天下穷人之苦，医术天天进步，有时似若天助。近几个月来，我在我们当地一共讲了十堂传统文化与中医养生方面的课，就如老师给我们讲课，志超师弟在南京开课一样，堂堂气氛热烈，反响良好。社会是那么期盼优秀传统文化和中医健康养生知识的传授，未来还有不少场的报告在等着我。健康中国，我们责无旁贷，未来社会还需道德引领。尤其作为中医，有一颗平常心是很重要的。

星云大师还有师父都是靠勤奋努力才有今天的，当然也有他们的天赋因素。我也认为靠天越近，天赋予的相对越多，这也是天赋。你仰望星空了吗？你努力了吗？让我们在恩师指点下共同努力，慈心一片、造福一方！正如正在南京中医药大学求学的志超师弟所言：有意，无意，皆属天意。我续上一句：他恩，你恩，都要感恩！感恩老师，我们会不负众望！

第十二节　悦读经典，开启心慧

　　经典阅读到一定程度和时间，就变成了"悦读"经典，如同《论语》所讲"学而时习之，不亦说乎"，这就离开启心慧不远了。

　　"智慧"二字中的"智"和"慧"是有区别的。智偏重于头脑，头脑只能看到显形的外部世界；慧偏重于内心，心慧却能洞察隐形的内心世界。智可计算，如智商；慧不可测，靠觉悟。当今社会现实是：智人太多，慧人太少。学西医靠智，学中医靠慧。急中可以生智，静极才能生慧。

　　国学文化浩如烟海、博大精深，可概括成四个部分：经、史、子、集。经学是儒家的经典之学，是国学的灵魂，是一切学问的思想基础；史学是记录历史之学，是国学的血肉，体现着国学的精神，国学的精神总是在具体的历史人物和历史事件中展现出来的；子学是诸子百家之学，是国学的经络，展现了国学的丰富性；集学就是诗词文章之学，集就是指的文集，集是国学的外貌，展现了国学的优美。

　　孔子对中华民族最伟大的贡献是立人极、著《六经》。立人极就是建立人的最高标准，孔子的精神境界是最高的，所以被后圣推崇为孔圣人。孔子说："吾十有五而志于学，三十而立，四十而不惑，五十而知天命，六十而耳顺，七十而从心所欲不逾矩。"这就是他对自己人生的反思。从心所欲不逾矩就是最高的精神境界。传统社会中老百姓学读书人，读书人学孔子，孔子就是所有天下人的表率。后来的学者在学问上可以超过孔子，但是在精神世界上很难超过孔子。

　　孔子的第二大贡献就是修订六经。孔子把他在人生当中悟到的道理，修订整理成六经，成为中华民族二千多年的教材。从汉武帝到北宋的宋神宗，历朝历代的帝王一共钦定了十三部儒家经典，成为儒家十三经，历代研究十三经的学问称为经学。十三经是：《诗经》《尚书》《周易》《周礼》《仪礼》《礼记》《春秋公羊传》《春秋谷梁传》《春秋左传》《论语》《孝经》《尔雅》《孟子》。到了南宋的时候，出现了一位大儒叫朱熹。他认为十三经内容太多，太浩繁。一般人皓首穷经，也不能穷尽，他就对十三经做了一个简化工作，从十三经当中提炼出了四部书叫作四书，并为它们做了注解，这就是《大学》《中庸》《论语》《孟子》。这四部书传了八百多年，影响深远。四书载了一个道，就是宋儒所体会的人生大道。五经是《诗经》《尚书》《礼记》《周易》和《春秋》五部儒家经典的合称，是"十三经"的一部分。这就是我们常说的"四书五经"。

经学对于中华民族的意义就是建立了中华民族的民族精神，构建了我们的国学之魂。国学之魂是从四个方面体现的，即中华民族的宇宙观、世界观、人生观和价值观。中华民族的宇宙观是"天人合一"，世界观是"协和万邦"，人生观是"自强不息"，价值观是"忠孝节义"。

读四书要反复读、精读，同时要注意学习的次序，尤其对年轻人。一般读这四部书的次序是：先读《大学》立格局，顶天立地、修齐治平；次读《论语》成规矩，礼义廉耻、忠孝节义；再读《孟子》养浩然之气、法古今完人；最后读《中庸》学处事方法，致中和，天地位焉，万物育焉。

不忘本来，才能开辟未来。与经典作伴，与圣贤为友。悦读经典，开启心慧。

朋友们行动起来吧！

第二章 读懂阴阳加深认识

第一节 中医里的阴阳和五行

中医讲究阴阳，所有的认知都建立在阴阳的基础之上。学中医就是学阴阳，学中医就要读懂阴阳。《易经》里说："一阴一阳之谓道。"《黄帝内经》讲："阴阳者，天地之道也，万物之纲纪，变化之父母，生杀之本始，神明之府也""治病求本，本于阴阳"。《荀子·礼论》说："天地和而万物生，阴阳接而变化起。"罗大伦先生写了一本书，叫《阴阳一调百病消》。可见，阴阳是多么的重要。

先说说自然界的阴阳。每天早晨一个火红的大球从东方冉冉升起，傍晚又夕阳西下，这个大球它的阳气在天空中是最多的、最阳的，阳气太盛了，故称太阳；太阳落山，阳气下降，夜幕降临，阴气上升，月亮出来，月亮称太阴。每天日出日落，每月阴晴圆缺，每年春夏秋冬依次更替，草长莺飞、花开花谢、潮起潮落。

远古的人类，观察自然、思考自然、思考人和自然的关系。仰观天文，俯察地理，中知人事。仰观天文，天空有太阳和月亮，形成昼夜；俯察地理，地面有万物而且四季交替。白天是明亮的、温暖的，这就是阳。夜间是黑暗的、寒冷的，这就是阴。春天夏天日照时间逐渐延长，气温逐渐升高，这就是阳；秋天冬天日照时间逐渐缩短，气温逐渐下降，这就是阴。于是地球上就有了阴阳二气之分。

我国第一部按部首编排的字典——许慎的《说文解字》说："阳，高明也。"又说："阴，闇也。水之南、山之北也。"从"阴"的释文可以推知,"水之北、山之南,谓之阳"。阳与地势、光照有关,朝向日光者为阳,背向日光者为阴。我们现在常说的阴天与晴天,阴面与阳面,即是如此。由于中国位于北半球,且地势是西高东低,河流走向大多是自西向东,即所谓"一江春水向东流",因此太阳大多是从南方照射到山的南面,河流的北岸。如山东的济阳县在济水(黄河)之北、蒙阴县则在蒙山之北。华阴市、洛阳市、衡阳市、江阴市等也是如此。咸阳市地处九嵕山之南,渭河之北,山水俱阳,故名咸阳。

再继续说,古人在生活劳动中思考和发现,向阳处温暖明亮、生机旺盛,背阳处寒凉晦暗、生机萧条,于是将阴阳的含义引申为,凡是具有温热、明亮、向外、运动、上升的事物或现象都属于阳;相反,具有寒冷、黑暗、向内、静止、下降的事物或现象则属于阴。而与太阳有关的事物,如日与月、白与昼、天与地、上与下、阴与晴等亦分属阴阳。由此形成了阴阳的抽象概念。

地球自转 24 小时是 1 天;月亮绕地球公转一圈是 27~30 天,称为 1 个月;地球绕太阳 1 周 365 天,是 1 年。地球上所有生物,无不受太阳和月亮周期性变化的影响,这是大自然的规律、是万物的运行规律,人是万物之一,也逃脱不了这一规律。每天、每月、每年的运行规律,阴阳运行之规律是大道,是绝对的真理。因此,"阴阳"并不"怪气","不阴不阳"并不坏。

再说说五行。地球除了受太阳和月亮的影响外,还有水星、金星、火星、木星、土星,也就是五大行星,这是按离太阳由近到远的星球距离说的,地球就在金星和火星之间,月亮是地球的卫星,这就引出了五行:木、火、土、金、水。中医书上讲所谓五行是指木、火、土、金、水五种物质的运动变化,是物质能量循环变化最根本的五种物理能态。古人认为,天下万物皆由这五类元素组成,它们彼此之间存在相生相克的关系。地球主要受太阳、月亮和五大行星的影响,这七大天体又称七政。现在我们每周七天,基督教的礼拜七天,禅宗的打七,释迦牟尼佛菩提树下七日悟道，是巧合还是天意？量子理论、引力波正在破解这些问题。

另一角度讲，一年四季春生、夏长、秋收、冬藏，这是自然现象，古代先贤们发现了这一自然规律并进行了总结，在夏秋之间加入了长夏，就形成了"生长化收藏"。五行揭示的是自然界气运动基本规律。春风唤醒了在山洞中冬眠的蛇和潜藏的蛰虫。古人观察到春季的这种动植物的生长状态，就认为是一种气的展放运动，展放运动支配着这时自然界一切生物的生命活动。

冬季，气的运动形式变为潜藏。蛇在山洞中冬眠，盘成一团、缩小体表面积、减少体温的散失；狗熊也在冬眠。仰观天文，俯察地理，中知人事是春夏秋冬四季的不同变化。一年四季气的展放、上升、平稳、内收、下降的活动，这就是五行。五行就是气的五种不同的运动方式，用"木、火、土、金、水"这五个字来代替，自然界气的展放、上升、平稳、内收、下降，气的这种五态的交替运动，才化育了万紫千红的生命世界。所有的生命无不被打上五行的烙印，阴阳的烙印。大家说五行的烙印在哪儿呢？像桌子就有，这是五材之一，木头，它有年轮。春季，气开始展放，细胞开始增大；夏季，气上升，细胞最大；秋季，气开始内收，细胞缩小了；冬季气潜藏，细胞几乎不长了，这就形成一圈年轮。不仅树木有年轮，马、牛、羊的牙齿上也有年轮。在农村买一匹马，看看多大了，看看牙齿。大鱼的鳞片上，乌龟的背壳上都有年轮，南极洲的冰层上也有年轮。孙悟空修炼了那么多年，他总想"跳出三界外，不在五行中"，可是如来佛用手把他抓住了，告诉他得受大自然的支配。这个手并不是如来佛的手，而是代表五行。人类为什么长五个手指头，大自然的造化。孙悟空还执迷不悟——我这么大本事，我怎么还逃脱不了外来的支配呢？如来佛把他扣在了五指山下。咱们中国名山大川有多少，为什么扣在五指山下呢？如来佛告诉他，你仍然要受大自然的支配。所以五行非常有意思，它就是这样把人和自然联系起来的。

五行对应五脏，木火土金水对应肝心脾肺肾。木气是展放的，木对应肝，肝气应当是疏泄的，应当是展放的，疏肝可以治疗许多病。金气是收敛的，金对应肺，肺主肃降，肃者，缩也，收也。那么脾和胃——中土，它们的气机是平稳的，而在胃的降浊、脾的升清的这种相互运动中，总体上保持了脾胃气机的相对稳定状态。

中国古代的科学都是建立在阴阳五行的基础之上，阴阳五行是古代中国科学的核心。著名历史学家顾颉刚先生说，明白了阴阳五行就打开了中国科学殿堂的大门。

春夏秋冬四季更替、温热凉寒温度四季变化。日复一日，月复一月，年复一年；潮起潮落，花开花落，草长莺飞。药物得天地的偏性，所以药物有四性，又称四气，就是指寒、凉、温、热四种药性；又有酸、苦、甘、辛、咸五种不同的药味，称五味。这就是我们中医平常所提的四气五味。中药是有毒的，中药治病就是以偏纠偏，大毒治大病，小毒治小病。食物得天地之性，大多性平，但也有温热和寒凉之分。

第二节　阴阳思维的医学价值

一、阴阳的属性

1. 阴阳的对立制约

（1）阴阳对立，即阴阳相反。如上与下，左与右，天与地，动与静，出与入，升与降，昼与夜，明与暗，寒与热，水与火等。

（2）阴阳制约，即阴阳相互抑制、相互约束，如春、夏、秋、冬四季有温、热、凉、寒的气候变化。春夏之所以温热，是因为春夏阳气上升抑制了秋冬的寒凉之气；秋冬之所以寒冷，是因为秋冬阴气上升抑制了春夏温热之气的缘故。

2. 阴阳的互根互用

（1）阴阳互根，即阴阳相互依存的关系。如上为阳，下为阴，没有上，也就无所谓下，没有下，也就无所谓上。

（2）阴阳互用，即阴阳相互资生、相互促进的关系。"阳根于阴，阴根于阳，无阳则阴无以生，无阴则阳无以化。"阴阳的互根互用，是事物发展变化的条件。

3. 阴阳的消长平衡

阴阳的消长平衡，是事物运动变化的量变形式。子夜阳生，日中阳气隆，机体的生理功能由抑制逐渐转向兴奋，即是"阴消阳长"的过程；日至黄昏，阳气渐衰，阴气渐盛，机体的生理功能也从兴奋逐渐转向抑制，即是"阳消阴长"的过程。

4. 阴阳的相互转化

阴阳转化是指在一定的条件下，阴或阳可以各自向其相反方向转化的运动变化形式，即由阴转阳，由阳转阴。

二、阴阳思维的重要性

有句话叫"知其要者，一言而终；不知其要，流散无穷"。什么是"知其要者"？说的就是阴阳的把握，把握了阴阳就把握了问题或事物的核心。

"阴阳顺逆妙难穷，二至还乡一九宫；若能了达阴阳理，天地都在一掌中。"说的也是阴阳思维的重要性。

可惜被科学洗脑的我们，相当长一段时间对阴阳是误读的，如《沙家浜》的歌词对白"他神情不阴又不阳""她态度不卑又不亢"。"不阴不阳"含有贬义，"不卑不亢"是褒义，实际上"不阴不阳"是很好的一种状态，一个人太阳或太阴说明都偏性太强，不是什么好事！作为我们中华民族古代科学的核心和基础的阴阳，近现代在人们心中失落了。

三、阴阳思维的医学价值

中医思维中最重要的就是阴阳思维，刚才讲"阴阳者，天地之道也，万物之纲纪，变化之父母，生杀之本始""治病求本，本于阴阳"。

中医治病原则就是，阴病阳治，阳病阴治。举例来说：你若是从冰天雪地中走来，如早早起来去查干湖捕鱼的人们，晚饭时是离不开烈酒的，酒是一味能驱走身上寒气的中药，这就是为什么东北猎人冬天外出捕猎身上要带火种、带酒；而炎热的夏季，烧锅炉的炼钢工人和高空作业的人们，从一线下来后需洗个凉水澡，来个绿豆汤或降温茶，吃饭时可来杯冰镇啤酒，此时烈酒是不合适的。东北人、西北人喝烈酒，南方人喝凉茶，虽说是生活习惯，更重要的是所处的地理环境气候使然。

当代医学脱胎于解剖与生理病理。如庖丁解牛，深入下去已目无全牛，眼中就是牛骨、牛肉、牛内脏。医学也是，都是细胞、线粒体、核酸、基因之类。你研究的那一部分并不代表生命的全部，如同盲人摸象，所以你研究越深，离人的整体性就越远。

为了避免这样偏离的问题发生，需提前建立一个大的思维，即阴阳思维，西方科学的基础是数学，中国古代科学的思维是阴阳，阴阳思维应用于生活工作的方方面面，如建筑、艺术、医学、宗教等。

医学更需要阴阳思维。最早的学科划分是阴阳思维：内、外、妇、儿。妇科，寓示男女分开。儿科，寓示老少分开。它们都无形中践行着阴阳思维，阴阳思维中蕴含有万事万物运化的奥妙。

万事万物离不开阴阳，一切都由阴阳构成，白天是阳，夜晚是阴；天是阳，地是阴；男人是阳，女人是阴……有阴就有阳。塞翁失马，焉知非福。祸兮，福之所倚；福兮，祸之所伏。

我们在看人、看社会、看世间万事万物时，懂得阴阳思维，就能参透很多事情，选择出最适合自己的出路。

就拿2022年年底的新型冠状病毒疫情群体"阳过"来讲，家中若有这几种中成药早期应用也即可化解许多问题，如荆防颗粒、双黄连口服液、小柴胡颗粒。阳的过程中，出现高热、头痛、咽喉肿痛、项背痛、全身痛患者用柴葛解肌汤和银翘散加味方，咳喘患者用清肺排毒汤，有这几种中药套餐，应对这次全国集中"阳过"的疫情，事实证明有备而少患甚至无患，尤其为家中有老人的提供了宝贵的支撑手段。

服用方法，根据总结形成的"顺口溜"：怕冷受寒吃荆防，晨起咽干来双黄（连），忽冷忽热小柴胡，咳喘胸闷排毒汤。相关的中成药，也是可以变通的，诸如没有双黄连口服液，可以用银黄口服液、蓝芩口服液、银翘解毒片或金银花、板蓝根颗粒替代。没有荆防颗粒，可以生姜、葱白（带须）、紫苏、红糖煮水热饮令出汗，或紫苏梗煮水泡脚。连花清瘟胶囊适合热性体质咳喘患者，典型体征如头大脖子粗、口臭便秘、舌苔黄厚腻者，对寒性体质如体质瘦弱、平时怕风怕冷、腹凉腹泻、舌淡苔薄白者禁用。

我有一个体会和观察，当今身体若出现轻度不适，最方便也最快的处理方式还不是去医院急诊，而是身边床头有药，即便身边没有，家门口的药店多是开着的。若选一种能对症的药先用上能减少后续带来的诸多麻烦，选对药的关键是辨清病的阴阳属性和药的阴阳属性，当然有医生面诊或咨询是最好了，若自己懂得阴阳之辨岂不更好。

譬如普通感冒：受寒诱发的为风寒感冒，用荆防颗粒、葛根汤颗粒等热性药物，寒则热之；感觉咽喉不适疼痛并不恶寒还怕热可能为风热感冒，用上面所说的双黄连或银黄口服液等寒药，即热则寒之；夏天外感风寒、内伤湿滞亦即夏季感冒用藿香正气水。这种处理方式，我和我的家人都体验过，和我在一起的朋友有的也体验过，由于是早期处理又用的是中成药，成本低、副作用少，把问题扼杀在摇篮当中，身体自然会健健康康。

中医治病原则就是，阴病阳治，阳病阴治。在阴阳这一大思维下吸收现代科学技术丰富自己，也就是以道驭术。这是符合事物发展规律的，其生命力是长久的，这也是中国未来新医学的发展方向。

第三节　西医西药的阴阳属性

中医认为万物皆有阴阳，人为万物之一，人体有阴阳，气为阳、血为阴，上为阳、下为阴，外为阳、里为阴，背为阳、腹为阴，六腑为阳、五脏为阴。西医西药也有阴阳。大出血患者来医院急诊先吸氧气，建立输液通道快速补充生理盐水，再去验血输血，这时吸氧气补气为阳，输液输血补阴液为滋阴。中医理论中有"精血不能速生，元气所当急固"的说法，现在的快速输血抢救失血性休克是古中医实现不了的，这一技术弥补古中医的不足。手术切除肿瘤属于中医的攻法，抗生素、抗肿瘤药为寒凉药属于中医的清法、消法、攻法。有机磷农药中毒及时洗胃属于中医的吐法，现在的营养支持属于中医的补法。

具体的西药也有它的阴阳属性，举例如下。

1. 利血平，性凉，适合于热证患者，对于阳气郁闭的高血压、面红目赤、急躁易怒、失眠多梦、烦躁不安、脉数患者有治疗作用。注意事项：虚寒性消化道溃疡（腹泻、恶心、呕吐、食欲缺乏）、抑郁病史者、孕妇及哺乳期妇女禁用；窦房结功能减退、癫痫患者应慎用。

2. 阿托品，性热，有抗胆碱作用，可温通血脉治疗心动过缓，温里缓急止痛治疗内脏绞痛，对抗寒毒（有机磷农药中毒）。注意事项：热证面目红赤、腹胀便秘、口渴、神昏谵语、舌红、脉数者禁用。

3. 阿司匹林，性凉，有祛风止痛、疏散风热、祛风湿热之功效。主治特征：

（1）祛风止痛：抑制前列腺素及其他能使痛觉敏感的物质（如缓激肽、组胺）的合成，治疗各种热性疼痛（头痛、牙痛、神经痛、肌肉痛、骨骼疼痛、月经痛）。该品仅能缓解症状，不能治疗引起疼痛、发热的病因，故需同时病因治疗。

（2）疏散风热：作用于下视丘体温调节中枢引起外周血管扩张，皮肤血流增加、出汗，使散热增加而起解热作用。治疗热证发热。

（3）祛风湿热：通过解热、镇痛、消炎作用，治疗风湿热痹疼痛，为治疗风湿热的首选药物。用药后可解热、减轻炎症，使关节不适症状好转，红细胞沉降率下降，但不能去除风湿的基本病理改变，也不能预防心脏损害及其他合并症。其也被用于治疗类风湿关节炎、骨关节炎、强直性脊椎炎、幼年型关节炎等。

（4）凉血活血：抑制血小板前列腺素环氧酶活性，从而防止血栓烷 A_2 的生成，抑制血小板聚集。治疗热性血栓性疾病（脑梗死、冠心病、动脉粥样硬化等）。

注意事项：虚寒性胃肠道疾病慎用，阿司匹林过敏、出血性疾病禁用。

4. 硝酸甘油，性热，温通血脉。治疗寒凝血瘀心肌缺血的心绞痛，伴见面色苍白或青黑、脉迟缓或迟弱。

5. 肾上腺素，兴奋α和β受体。其性热，①回阳救逆：治疗阳气衰微的心跳微弱无力、血压下降、呼吸困难、四肢湿冷、脉迟弱；②温肺祛风平喘：治疗寒证过敏性哮喘。热证患者慎用。

6. 多巴胺，兴奋多巴胺受体、肾上腺α与β受体。其性温，回阳救逆，温通血脉，治疗休克、少尿、四肢厥冷、脉微弱。

7. 硝苯地平，钙通道阻滞剂。其性热，温通血脉。

8. 厄贝沙坦，性凉，凉通血脉。用于治疗原发性高血压、合并高血压的 2 型糖尿病肾病。

9. 美托洛尔，性凉，治疗心火亢盛。心率缓慢、脉弱者慎用。

10. 胺碘酮，性寒，清心泻火，治疗心火亢进、心动过速、舌红、脉数的房性期前收缩、室性期前收缩、短暂房性心动过速、反复发作室上性心动过速、心绞痛患者，阳虚患者禁用。

11. 特拉唑嗪，性温，温通血脉。临床用于治疗良性前列腺增生症所致的尿频、尿急、排尿困难等症状；高血压，伴见面白或青黑、肢冷、脉弦紧。注意事项：热证高血压、面红、急躁易怒、便秘、脉数患者慎用。西医研究，特拉唑嗪是一种α-肾上腺素受体阻断剂，可以降低外周血管阻力，可放松血管平滑肌，降低血压，主要降低舒张压；还能放松前列腺和膀胱颈部的肌肉，使小便更顺畅。

12. 维生素C，性凉，养阴去火，扶正补血，生津止咳。治疗阴虚火旺性出血，与西医用维生素C治疗维生素C缺乏病牙龈出血、皮下出血点相一致。

13. 氯化钾，性寒，滋泻阴火，补充血钾，治疗低血钾症、脉细数。

14. 胰岛素，性凉，滋阴泻火、生津止咳。主要用于阴虚火旺、津液不足导致的血糖升高、口渴多饮、消瘦、乏力、脉洪大无力或脉细弱。对于肥胖患者应慎用。

15. 呋塞米（速尿），性寒，利水消肿排毒。

16. 硫酸亚铁，性寒。主治血热导致的各种慢性失血（如月经量过多、慢性消化道出血、子宫肌瘤出血、钩虫病失血等），或营养不良、妊娠、儿童发育期等的缺铁性贫血。

值得特别说明的是，以上西药的阴阳属性研究来自贾海忠教授的授课笔记内容。

第四节　对中医本质的认识

北京大学哲学系楼宇烈先生讲：中医被古人称为"生生之学"，是关于生命智慧和生命艺术的学问。不能把中医视为单纯的疾病医学，它具有丰富的人文文化内涵，是包括哲学、艺术、宗教等在内的一种综合性的人文生命学。

现代人对中医的理解往往是"跟西医相对的中国的医学"，但如此一来，中医这门具有深刻内涵的传统学问就被淡化、被解构了。实际上，中医具有更深层的含义,我们将其内涵阐发出来,才能够真正了解其深刻的价值意义。

一、中医的第一个含义:上、中、下的"中"

古语有云:"上医治国,中医治人,下医治病。"自古以来,善为医者,不仅能治病救人,而且能以医理论国事,治病与治国、治人,融会贯通,一脉相承。从这个意义上甚至可以讲,"中医"是治人的,而不仅仅是治病的。

换言之,中医把人看作一个整体,而不仅仅看"病"。如果仅仅看病治病,那便是下医。同时,把握了医道的精髓,既可以去治人,也可以去治国。中医的这层含义与今天大不相同,如今学了医就只能去看病。

宋代政治家、文学家范仲淹曾说过:"不为良相,便为良医。"良相是治国的,良医是治人的,但治国、治人、治病的道理是相通的。所以宋代大文豪苏东坡说:"物一理也,通其意则无适而不可。分科而医,医之衰也。"中医需要把握道的根本精神,否则只会沦为囿于成规与定法的"下医"。

二、中医的第二个含义:不治已病、治未病

《汉书·艺文志》中有一句话:"有病不治,常得中医。"有病不治,往往能够得到中等水平的医生经手治疗那样的效果。《黄帝内经》记载:"圣人不治已病,治未病。"有病不治,就是说不治已病。因此,中医不是治已病的,是治未病的。治未病,也就是让每个人都能够保持身心的健康。

历史上曾流传这样一个故事。

魏文王问扁鹊:"子昆弟三人其孰最善为医?"扁鹊曰:"长兄最善,中兄次之,扁鹊最为下。"魏文侯曰:"可得闻邪?"

扁鹊曰:"长兄于病视神,未有形而除之,故名不出于家。中兄治病,其在毫毛,故名不出于闾。若扁鹊者,镵血脉,投毒药,副肌肤,闲而名出闻于诸侯。"

扁鹊是春秋战国时期的名医，因医术高超被奉为"神医"。然而，扁鹊自认为自己医术并不高明，因为只是治"已病"，真正高明的是治"未病"，让人不生病。所以中医是"不治已病，治未病"的，不要等到有病了再去治，最好还是不要生病。

三、中医的第三个含义：不能依赖药物，药只是起辅助作用

清代学者钱大昭在注释《汉书·艺文志》时说："时下吴人尚曰：'不服药为中医。'"他是说，到今天为止，吴地的人仍以不服药为中医。中医不是以服药为主的理念可能在清代相当盛行。曾国藩的儿子身体比较虚弱，他在家书里告诉儿子："治心病以'广大'二字为药。治身病要以'不药'二字为药。"俗话说"是药三分毒"，能不用药就不用，再好的医生也可能在用药过程中产生偏差，这会导致病情加重甚至死亡，良医十个人里面能够治好八个人就不错，庸医十个人里面有八九个会让他给治坏。因此，用药要慎重，能不服药就不用，这是清代的理念。

现在流行的自然疗法流派有七项原则，其中一个原则，即能不动手术的尽量不动，能不吃药的尽量不吃，要调动人体自身的修复能力。其实，在中医里早就有这样的理念了。当然，但凡事情都不能绝对化，需要用药时还是要用药，但不能依赖药物，药只是起辅助作用的。

四、中医的第四个含义：讲究"中正平和"

这跟中国传统文化的生命观是一致的：生命不是造物主或神创造出来的，生命是天地之气达到和谐状态而产生的。因此，每个生命都是天地之和气而生的。生命因"和"而生，那么怎样维持其生命力呢？也是要靠"和"。中医用"中"的概念来调整人体各种的不平衡、不中正、不平和。生命因中正平和而产生、延续，这是中医最核心的价值观、思维方式。"中正平和"是一种生命的动态平衡状态，这种平衡状态不是固定式的，而是"动态"的、"变易"的。

因此，中国人必然强调一个"中"，或说"中和"或"中庸"。这

就是要把握一个分寸，把握一个度，但是这个度不是不变的，它是随着时间的变化、地域的变化而变化的。"中"是一个不变的原则，但是这个原则在不同的环境和时间里面，是要发生变化的。所以，这是一个动态的平衡，我们要"致中和"。

中国哲学很重要的特点，并不是仅仅确定某一个事情的一种性质或者一种特征，而更在讲这些性质互相之间的一种关系，它们之间的一种转换，所以非常强调一个"中"，还强调一个"时"。中国哲学里面讲的"时"，既包括时间也包括空间，是指从时间、空间两个层面来调整"中"的原则，这些都是中医的诊断治疗或者预防的根本原则。

中医离不开中国整体的文化和哲学，中国整体的文化和哲学也离不开中医。中医在实践中的运用，尤其在养生方面，也促进了中国哲学思维方式的提升和升华。同时，人对自然万物认识的加深和扩展，往往伴随着人对自身生命认识的深化。所以，中医可以说是一种生命哲学。

第五节　对中医治病的认识

一、重新认识感冒

作为骨科医生的我，有很长一段时间是不重视治感冒的。认为人患了感冒可以自愈，人体可以抗、可以拖、可以不管，认为到了一定的程度再去用抗生素、激素也不晚。可是，我又每每容易感冒，我每年会感冒一二次，多是因受寒，刚开始就是硬抗和拖延，有时也会用些感冒中成药，也没想对不对证，大多情况下效果一般，拖不过去以抗生素、激素收场，我的同行也大多如此。当我在生活中看到一些疑难重症乃至死亡的患者其起因是感冒诱发时，我对这一最常见、人人绕不开的疾病进行了思考。

感冒病毒首先侵犯的上呼吸道，鼻咽部黏膜首当其冲，鼻咽痒、流清鼻涕、打喷嚏是伤寒感冒的早期表现。其实，这一阶段是中医中药处理的最佳时机，也是强项，方法也很多，凡是升阳发汗的举动都可以驱寒外出、化疾为安。

天佑中华有中医，中成药荆防颗粒（荆防败毒散）或《伤寒论》的经方就可以轻松搞定，解解肌、透透表、散散寒、出出汗就好了，问题基本就解决了。遗憾的是受西医教育那一套的影响光想着明确病原，和敌人开战，看西医给的是抗生素、抗病毒药物、激素、维生素及抗过敏药物。而在用中药时，若开的中成药不对症，也有"诱敌深入"而令病情加重的危险。

一边挂着吊瓶一边工作的西医师比比皆是，我原也是这队伍中的一员，习学中医后才明白精神虽属可嘉，实乃无知的表现，都是早期有表现不重视侥幸拖延，践行"乱已成而后治之，病已成而后药之"，漠视"不治已病治未病，不治已乱治未乱"。中医经典说得很明白，寒邪作怪入侵，为表证寒证，早期只需升发人体内阳气靠机体自卫队便可将邪驱赶，不需调特种部队参战。

中医认为受寒感冒了，是寒邪侵入肌体，早期在体表为表证寒证阴证，故怕风、怕冷、恶寒，表现为鼻咽痒、流清鼻涕、打喷嚏，项背僵紧不舒，舌淡苔薄白、脉浮，这时用升阳解表解肌透邪出出汗就好了，《伤寒论》有桂枝汤、麻黄汤、葛根汤，我更喜欢《温病条辨》的荆防败毒散，越早用越灵验。若出现咽喉不适，说明疾病在进展，寒邪化热，半表半里，应选双黄连口服液、小柴胡汤颗粒。

习学中医后对咽喉这半表半里的关卡，认识上发生了大的转变。学过历史的人都知道明朝灭亡的故事，山海关关口一破，朝代更迭。同样，作为我们人体最重要的关口——咽喉，对其重要性也需要重新认识。俗语讲，一夫当关，万夫莫展。我们人体很多疾病的发生，如淋巴结炎、气管炎、肺炎、脑炎，风湿免疫类疾病如风湿性心脏病、血管炎、关节炎，还有肾病、甲状腺疾病、颈椎病、亚健康等，都与早期咽喉感染有关。

早期咽喉不适是邪毒入侵给人体发出的警报,可是我们往往漠视这一警报,直至战争打响,我们才开始重视,错过了最佳处理机会。

往往早期完全可以很简单处理的小疾,最后酿成了难以治疗的大病,搭上生命的也不少,实在不应该。在中医看来人体若出现咽喉不适,是表证向里证传变的信号,中医认为这是半表半里的少阳证,这时中医处理很简单。小柴胡汤便是对付这一小疾的法宝,可以再合上金银花、连翘、马勃、玄参、僵蚕、牛蒡子、补骨脂等。认识到咽喉的重要性和对付其不适的法宝以后,我和家人便告别了抗生素、激素输液时代,基本上一旦出现咽喉不适,就用这法截断。这一擅解半表半里的主方,我认为它的靶点部位就是咽喉,屡用屡效,名不虚传,关键是也把体内摇摆不定的异类一并和解清算。

感冒一次本应是激发体内自我免疫,是身体保卫系统的一次拉练。遗憾的是每次机会来临,我们想的都是外援。抗生素或激素,尤其激素的反复应用是对机体免疫反应的抑制,是对机体免疫功能的一次削弱。感冒是提升身体免疫力、和解平衡机体、清除异己很好的机会,可是我们往往错过。肿瘤疾病高发,有研究就是细胞免疫应答缺陷。

国家已发出了号召,中西医并重、中西医结合、中西药并用,新型冠状病毒感染疫情中医药的早期介入,当时被写入国家方案,群众性的应用成效得到证明。

西医一枝独大局面渐渐改观,西学中大势所趋,利己利他利社会,早学早受益,学懂终身受益。

我自己和家人近十年应对感冒的经验是:① 注重勤洗手,未净污染手,勿碰眼鼻口。我认为感冒病毒传播,接触传播是第一传播,即你打喷嚏感冒病毒染手,你和我握手又传给了我,我抠鼻揉眼病毒黏膜种植感染。② 早用中药,口诀是:受寒怕冷吃荆防(颗粒),咽干咽痛来双黄(连),忽冷忽热小柴胡(颗粒),早服加倍保安康。早期对症服药,基本半天就可以搞定。

有一次感冒后我拖着不管，结果咳嗽不止拖成支气管肺炎，历经一个多月，最后输注阿奇霉素治疗才好。后来我就按上述所说的中医思路处理，近十年来就没有正经感冒过；其实，不是不得感冒，只是提前采取了措施，在感冒初期就把问题给化解掉了。我佩服能化险为夷的高手，更崇拜不陷于窘地的高人。西医有高手，中医有高人。

二、浊毒证、湿毒证

近几年来，经常找我求治的有一类患者，舌暗红苔黄腻，脉弦滑或濡滑，口苦咽干，能食能饮，大便黏滞不爽，体检报告有三高或没有，有的症状少或轻，有的症状明显，如心慌、胸闷，有压抑感，有气喘不到底的感觉；有的头晕、健忘，还焦虑易发怒，一些小事总放不下，腰酸背痛下肢困重乏力，上午呵欠连连。这从西医看或许要进一步检查才能下一个诊断，但在中医看来，辨证已很明确，这是浊毒证、湿毒证。西医可能还在诊断上徘徊犹豫，处理上只是告知饮食运动和用一些对症的西药，或建议进一步检查，中医已严阵以待开始治疗了。

中医认为，人体患病有一个从郁→淤→瘀的过程，用物理语言来讲就是从气态→液态→固态。在郁和气的层面，中医是强项，方式方法很多，衣食住行游乐玩都行，养生治未病，即是指此；淤和液态是指血液流体力学或血浊已经发生，有些指标在先进的仪器上已有所表现，有症状西医可能重视，无症状西医容易忽略，这时间段看中医从性价比看最合算；到了瘀和固化层面，即患病了，瘀在脑为中风，在心脏为心肌梗死，在脏腑则为肿瘤，这个阶段检查就很明确，西医在这就是强项，如脑梗死、心肌梗死的溶栓，血管的介入，手术切除肿瘤，这时中医可以是补充，有时也可能成为主力，总体上还是以西医为主，中医配合。明白了疾病的发展阶段，懂得了患病是从郁→淤→瘀的过程，我们就可以有的放矢，针对性出台一些对策和方法。

浊毒证、湿毒证是疾病发展的第二阶段，或即将或已发展成第三阶段的早期，这个时间段西医检查、有效的西药可以用，但千万不要错过中医。走过路过千万别错过，这一阶段疾病属可逆期，治好了可逆转病机，可益寿延年还省费用少受罪，怎么刚才说性价比高来。若不重视那就等着疾病发生，如大火燃烧，那就救吧。战场在本土，在自家，在自己身体上，即使您胜利了也不是赢家，失败了家也没了。这就是为什么肿瘤手术放化疗都做了，医生说治疗很成功，可是患者失去生命，您应懂的！

针对浊毒证、湿毒证，国内有很多中医名家都有研究。人体患浊毒湿毒证，西医并无好法，西药也只是降几个实验室检查指标（就这样研究出来的），不良反应、并发症都还未研究透。可能有效，大多盛名之下，其实难副。中医中药则不然，中医经典《伤寒论》《温病条辨》理法方药完备，治病效果也杠杠的。

举例 同学夫人何某，56岁，在青岛照看外甥，因心慌胸闷压气于2020年8月16日预约来诊，此前在青岛某医院行心电图、心脏彩色超声等相关检查，并无大碍，服西药效不显。项背紧不适，饮食睡眠可，大便黏滞不爽。刻诊：舌暗红苔黄腻，脉弦滑。西医诊断：冠心病。中医诊断：浊毒证、湿毒证。治则：化湿解毒，活血通络。予升解通瘀汤合四妙勇安汤加减。中药颗粒剂：黄芪30 g，柴胡10 g，升麻10 g，桔梗10 g，知母20 g，党参15 g，山萸肉15 g，龙骨30 g，牡蛎30 g，三棱10 g，莪术10 g，益母草30 g，当归30 g，金银花30 g，玄参30 g，葛根30 g，丹参30 g，琥珀6 g。7剂。每日1剂，开水冲泡，分早晚两次饭后服。服完7剂后，症状基本消失，又主动来取10剂，后间断服中药3个月，以上方为主方加减，现已恢复正常。

升解通瘀汤是师父贾海忠传予我们的，组成：黄芪、柴胡、升麻、桔梗、知母、党参、山萸肉、龙骨、牡蛎、三棱、莪术、益母草等。这个方又出自我师爷中日友好医院心内科主任、全国名老中医史载祥教授之手，是由张锡纯的升陷汤又加了一些化瘀益气收敛药而来。师爷的师父是国医大师朱良春，传承的是章次公，再追溯就是民国名医丁甘仁，这样传承一脉。学中医要有传承。

升解通瘀汤加减范围很广。其功效升陷解毒，活血利水，主治难治性心绞痛，属大气下陷、血瘀络阻者，症见胸闷胸痛、气短乏力，或兼下肢水肿，舌淡暗质嫩或舌紫。我们以此方为基础，再合上相应方剂治疗湿毒证，体会效果确切。舌苔厚腻湿毒明显者，合用三仁汤、四妙勇安汤、抵当汤，加些芳香药；瘀证明显者合血府逐瘀汤、丹参饮；阳虚证明显者合二仙汤、瓜蒌薤白半夏白酒汤；阴虚者合炙甘草汤、鳖甲复脉汤；脏躁者合用甘麦大枣汤；心律不齐者，苦参、甘松是必用的，还有琥珀；忽冷忽热合二至丸；气虚明显者合生脉饮、四君子汤。作为一个骨科医生会治心脏病，就是从升解通瘀汤这方开始的。

三、天气预报与患病警报

每当听到天气预报说西北有一股冷空气要来袭，原来晴日当空或雾霾笼罩的天气可能就要转换了。果不然，几天后冷空气如约而至，气温大幅度下降，冰雪降临了。过去靠天吃饭的农民是观察天象、领会天气的高手，城里习惯了在楼房中工作生活的人们对天气的关注程度不高。在过去很长一段时间没有天气预报的年代，从事农业生产的人们也积累了一套观察判断天气变化的经验，我们叫谚语，常识课本也提及，"月亮挂风圈，一刮连三天""八月十五云遮月，正月十五雪打灯""燕子低飞蛇过道，大雨不久就来到"。

从晴天→多云→阴天→温度下降→下雨→下雪→下冰雹，人类防洪防涝防寒，疏水除雪清理街道，艳阳出来，天气回暖，洪水退去，冰雪融化，从冰雪→水→水蒸气，也就是从固态→液态→气态。水分子完成了一个循环。天布五行，以生五类。适者生存，不适者淘汰。斗转星移，四季轮回，生生不息。

人是大自然的动物，是高等级动物，虽然现在已经掌握了科学技术等劳动工具，在大自然面前看似伟大，实则渺小。"冷风如刀，以大地为砧板，视众生为鱼肉；万里飞雪，将穹苍作烘炉，熔万物为白银"，看这气势，你还敢说人定胜天，还是奉天承运，好好干活。"一泓晓色玄霜重，半夜天风黑水乾"，说的都是自然的力量。尊重自然，适应自然，顺应自然，自然而然，道法自然，是明智之举。

联想到人体，百病皆由气生，气生郁→淤→瘀，在气和郁的层面当今的医学设备是查不出来的，待查出来都是淤到瘀的层面，也就是液态、固态的变化，心脑血管病变如心肌梗死、脑梗死或脏器肿瘤，能确诊都是在固态层面，拟诊的在液态层面；已确诊的，此时是西医的强项了，消融、介入、搭桥或手术切除。

中医四诊望闻问切，传得神乎其神的是脉诊，实际最厉害的是望诊，望而知之谓之神，切而知之谓之巧。扁鹊见齐桓公断病，靠的就是望诊。从患者进屋的那一刻，其言语举止行为已尽收高人眼底，已有了大致判断，如气郁、气虚、阳虚、阴虚、痰湿、血虚、血瘀。在生气→郁→淤这个层面，中医的望闻问切可以很简单地判断出，即"君有疾在腠理，不治将恐深"，齐桓公曰"寡人无疾"。连君王都不相信，更不用说当今信奉仪器检查为圭臬的有钱人了。

阳化气，阴成形。天气变天，起风了，天阴得越来越重，阴成形，下雨下雪开始了，人工降雨雪也是在这个阶段发生作用。人体得病也是，成天憋屈着个脸没有晴天，时间一长阴成形，肿瘤长出来了。怎么治疗呢？西医是切除，放化疗抗肿瘤。中医讲，阳化气，提升人的阳气，阳气出来，固化→液化→气化，化有形于无形，太阳出来烟消云散。

在气化阶段，也就是郁的阶段，手段颇多。律吕调阳，"将进酒，杯莫停，与君歌一曲"，音乐可以治病，烟酒茶都可怡情解郁祛病。书法绘画可以养生。美味佳肴，食疗。运动可以治郁，体疗。动之以情，晓之以理，良言一句三春暖，情疗。去医院，医疗。不行了，不治了，不疗。食疗，体疗，情疗，医疗，不疗，我们称为五疗。

四、符合自然规律的中医治病八法

中医治病八法，即汗、和、下、消、吐、清、温、补。具体治法是针对具体病证而拟定的，属于个性的，各具特定应用范围。

（1）汗法：也叫解表法或解肌法，是运用发汗解表的方药，以调和营卫，逐邪外出，解除表证的一种治疗方法。其适用于外感疾病初起，病邪在表，症见恶寒发热、头痛身痛、苔薄、脉浮等。此外，水肿病腰以上肿甚、疮疡病初起、麻疹将透未透等有表证的患者，也可以运用。

（2）和法：也叫和解法，是用和解或疏泄的方药，来达到祛除病邪、调整机体、扶助正气的一种治疗方法。和法的应用范围很广泛，除了适用于外感病中往来寒热之少阳证外，凡是内伤病的肝胃不和、肝脾不和、肠胃不和、肝气郁结的月经不调及肝木乘脾土之痛泻等脏腑不和病证，都可以应用。

（3）下法：也叫泻下法，是运用具有泻下作用的药物通泻大便，攻逐体内实热积滞和积水，以解除湿热蕴结的一种治疗方法。其适用于寒、热、燥、湿等邪内结在胸膈、肠道，以及水结、宿食、蓄血、痰滞、虫积等里实证。

（4）消法：也叫消导法或消散法，包括消散和破消两方面，是运用消食导滞行气、化痰、利水等方药，使积滞的实邪逐步消导或消散的一种治疗方法。其适用于气、血、食、痰、湿（水）所形成的积聚、癥瘕、痞块等疾病。

（5）吐法：也叫催吐法，是利用药物涌吐的性能，引导病邪或有毒物质从口中吐出的一种治疗方法。其适用于食积停滞胃脘、顽痰留滞胸膈、痰涎阻塞于气道而病邪有上涌之势的患者，或误食毒物尚在胃脘等疾病。此外，有时吐法还可以代替升提法用于癃闭或妊娠胞阻等疾病。

（6）清法：也叫清热法，是运用寒凉的方药，通过泻火、解毒、凉血等作用，以清除热邪的一种治疗方法。本方法治疗范围广泛，凡外感热病，无论热在气分、营分、血分，只要表邪已解而里热炽盛的患者，都可以应用。

（7）温法：也称祛寒法，是运用温热的方药来祛除寒邪和补益阳气的一种治疗方法，其应用回阳救逆、温中散寒的方药，以达到消除沉寒痼冷、补益阳气的目的。

（8）补法：也叫补益法，是运用具有补养作用的方药，以益气强筋、补精益血、消除虚弱证候的一种治疗方法。其适用于各种原因造成的脏腑气血、阴阳虚弱或某一脏腑虚损疾病。

中医治病八法是符合人体代谢和排毒自然规律的，弄清楚了中医治病这八法就明白了中医为什么能治病。汗、和、下、消、吐、清、温、补，在中医治病的八大法中，汗法是居首位的。《黄帝内经》记载："体若燔炭，汗出而散"，意思是说，即使身体发热很重，只要汗出，热即可退去。可见，通过药物或其他方式，使人体发汗、出汗，就可使病邪随汗外泄，此谓汗法。

汗法主要用于治疗表证，凡病变部位在皮肤、肌肉、经络，主要表现为发热、恶寒、舌苔薄白、脉浮等，感冒伤风及各种传染病的初起均属于表证。根据《黄帝内经》"其在皮者，汗而发之。其有邪者，渍形以为汗"的思想，对于表证，往往首先以发汗的方法来治疗，我们常用的方药是荆防败毒散，市售有荆防颗粒，当然《伤寒论》中的成方如桂枝汤、麻黄汤、葛根汤也很好。

由于表证有表寒与表热之分，因此，汗法也分为辛温发汗、辛凉发汗两种。第一种为风寒表证，主要表现为恶寒发热、头项强痛、肢体酸痛、口不渴、无汗或汗出、舌苔薄白、脉浮紧或浮缓等，此时需要用辛温解表药来辛温发汗，此类药物发汗力较强，如麻黄、桂枝、荆芥、防风、生姜等。第二种是风热表证，表现为发热重、汗出不畅、口干微渴、咽喉肿痛等，所用的药均为辛凉解表药以辛凉发汗，发汗力比较弱，如薄荷、牛蒡子、桑叶、菊花、金银花、连翘等。

其次，汗法在四季的运用还略有不同。夏季感冒，往往发汗以后，尽管热度有所减退，仍然会身热有汗、心烦口渴、胸闷泛恶、不思饮食、腹痛便稀，治疗就必须解表兼清暑利湿，香薷饮、藿香正气水（散、丸）最为适宜。其他春、秋、冬季，运用汗法时也各有不同。

中医汗法在临床上的应用非常广泛，清代程国彭在《医学心悟·论汗法》中说："百病起于风寒，风寒必先客表，汗得其法，何病不除！"因此，汗法在临床上除用于感冒与多种传染病早期外，还可用于支气管炎、病毒性肺炎、百日咳、急性肾炎、风湿病、神经痛及荨麻疹等某些皮肤病，甚至是抑郁症的治疗。

值得注意的是，运用汗法时还须根据患者的个人体质情况区别对待。如平时多汗的人，中医称为表虚；贫血或者流产以后，中医称为血虚；呼吸短促、四肢乏力，中医称为气虚；以上三种人及老人、小儿、孕妇及体质虚弱的患者，用发汗药时均应谨慎。

举一个用中医汗法治病的例子：2018年春我去南通参加"章朱学派"中医会议归家途中，近临沂地界下车去了一次卫生间，下车后冷风呼呼地刮着，使劲吹着我的单衣，体会了一把半天时间的温差之大（在南通上车时气温是26℃，临沂气温13℃），感觉受凉了。到家后（也就是受凉2小时后）感觉腹部隐痛，排了两次稀水样便。临近中午时在车上手扒了一个橘子吃，我也怀疑是这惹的祸。

怀疑肠道感染，回家后就吃了2片头孢克肟分散片。随之而来的是浑身怕冷寒战需盖三床棉被，初测体温38.4℃。

学中医的我清醒地认识到，下利腹隐胀痛是太阴里虚证，身体怕冷太阳表证，是里虚挟表。师父贾海忠先生讲，五苓散就是西医的抗生素，中医能治感染。因为第二天事多，我要双管齐下，中西医并重，中西药并用，抗生素已口服下去了，中药马上用。

我嘱夫人把原先家备的荆防颗粒找出来，和我随身携带的茵陈五苓散颗粒剂，用量荆防颗粒三包、茵陈五苓散半剂，一起混合开水冲泡，趁热喝下。

一小时后体若燔炭，两小时后全身汗出，且汗出期间两次小解，喝了一碗开水，感觉身体好受了很多，退去一层棉被。我对夫人讲邪毒排出来了，是汗解、尿解、便解，第二天应该能按时上班。

次日六点醒来，测体温36.4℃，头有点晕乎乎的，腰背酸痛，被窝潮湿，再退去二层棉被，汗毕后去冲了一个热水澡，饮用一碗热水，在床上休息了一会。大米稀粥刚煮好，饮用半碗，在室内来回踱了百步，头晕身痛似乎又轻了些，时钟已近八点，上班去，上午还约了不少患者呢。

此种发病情况我十年前有一次，情形完全类似，我是挂了五天抗生素糖盐水、三天的激素恢复的。

学中医后自己身体不适是体验中医、领悟中医最好的机会。这次起因显然是身体受凉所致，那个橘子可能是我过虑了，因为前一天晚上我也吃过，没有异常反应。

受凉后腹泻怕冷发热，中医讲太阴太阳合病，西医认为是肠道感染。治疗上，西医用抗生素激素，中医则温里与解表。虽最终都能治愈，西医采取的是对抗和抑制，中医是调动机体机能愈病，从社会治理解决问题的思路看，高下自明。至于中医效果，谁用谁知道。

我服抗生素，是担心肠道感染腹泻不止，第二天上不了班会耽误很多事。可能有中医会问这不用抗生素，中医完全也能治好。这我相信，问题是既然中西医都认可是肠道感染，抗生素对这类病又有效，用点也是无可厚非的，只是掌握用的时机和量，中医处方时寒凉药少用或不用，抗生素是我们中医处方总体下的一部分。学中医的我用抗生素中病即止，不去坚持服几个疗程，这次我只是服了两片。荆防颗粒主方就是荆防败毒散，早期受寒凉应用效果奇佳，但要早用，越早越好。

第三章 西学中感悟

第一节 西学中，为什么学

中西医学是两种不同的医学体系，各具自己的优势和不足。有人问我，你讲西学中，为什么不提中学西？我们这一百年来学习的不就是西方吗？学到今天，迷失了方向，光认指南，似乎找不着北了，我们背宗忘祖了。西学中，就是叫你认祖归宗。为了更好地认祖，我们比较一下中西医各自的优势和不足。

一、中西医学比较

中医博大，西医精深。中医重道，西医重术。中医模糊，西医精准。中医重视整体，西医聚焦局部。中医重视时间，西医注重空间。学西医靠智，学中医靠慧。

西医治人的病，中医治病的人。西医把病当物，中医把病当人。中医使人糊里糊涂地活，西医叫人明明白白地死。中医望闻问切，望而知之，切脉浮沉辨阴阳表里寒热虚实；西医望触叩听，检验心电、超声、CT、核磁共振以查明脏腑。中医治病八法汗吐下和温清消补，以和为贵；西医治病切掉用抗生素激素维生素，能抗则抗。你中药太苦，我西药方便。

中医简便验廉，社会效益好；西医检查用药，经济效益高。中医看病重主观感受，西医看病重客观检查。中医看病一人一方，西医用药千人一面。

中医治肿瘤重在调和，西医治肿瘤斩尽杀绝。

当今社会离了西医不行，未来社会没有中医不中。中医要是吸收西医，那中医博大又精深，孰可比肩；西医要是拥抱中医，那科学技术回归人性，绝对称雄。

中西医相互握手拥抱，互相弥补对方的不足，形成一种新医学，那真如五岳泰山，唯我独尊。

二、时代需要中医

当今已进入小康社会，温饱已解决，吃饭已不是问题。慢性代谢类疾病、肿瘤类疾病泛滥，情志病高发，对付这类疾病，单凭西医已显捉襟见肘之态，而中医在这方面优势明显。

西医诊病，很注重物理检查和辅助检查。疾病发展到能用眼直观看出来，用手摸出来，用仪器查出来，多是固态层面，且要成长到相当的规模才能查出来；部分在液态层面也能化验出来，但在气化层面和转化为液化层面的早期过程，仪器是很难查出来的。而中医的望闻问切，可能就早已窥测到了问题的到来，扁鹊见齐桓公说的便是。

人体患病是从郁→淤→瘀导致脑梗死、心肌梗死、脏腑肿瘤形成的过程。致病因素、靶点、部位明确的疾病，西医有一套行之有效的办法，缺点是不能准确治疗生理指标异常的疾病。西医发展到今天，已从细胞→分子→原子→质子→电子→量子，虽可以一直分下去，但越分越渺观，越分越困难。西医学越分越目无全人，正如樊代明院士所讲，西医学离科学愈近，离人性愈远了。

譬如新型冠状病毒感染疫情发生后西医专家一直在寻找病毒，研究病毒，研究抗病毒药物，研究疫苗，可是病毒正在肆虐，药物和疫苗研究是需要时间的。还有就是即使研发出来，病毒变异了，抗病毒药物或疫苗也可能就无效了。

中医在这方面和西医就不一样，举例来说：室内有一个垃圾桶，桶内爬满了虫子，西医的办法就是研制杀虫剂把虫子杀灭，问题是虫子杀灭了，其他的如苍蝇、蚊子又来了，始终杀不尽。中医则不一样，中医是把垃圾桶拿走，改变室内环境使室内清洁，害虫自然也就不过来了，相比较哪个手段更高明便一目了然。中国历史上瘟疫发生过数百次，都是中医中药对付过来的。

三、中西医学互补，形成一种新医学

20世纪60年代的西学中，主要是中医理论和中医技术的学习和交流，对中医药文化和传统文化还存有偏见，缺乏文化自信和道路自信，中医发展的根基缺乏，后劲不足是自然的。中西医结合虽然出了一批成果，如中西医结合治疗骨折等，出现了一批有深厚西医专业背景而又精通中医药疗法的西学中专家，但由于在中西医结合的认识上不一致，未形成完整的中西医结合理论体系。后来由于改革开放、西学东渐等诸多因素，加上西医的主流医学地位，中医与西医的双向学习交流途径中断，西医很少学习中医，中医也渐趋西化。

党的十九大报告明确提出："中国特色社会主义文化源自于中华民族五千多年文明历史所孕育的中华优秀传统文化。"传统文化和中医药文化同根同源，一脉相承，中医传承发展的根基有了，有传统文化这大根脉支撑，中医这棵树肯定能长的根深叶茂。

西医有西医的长处，中医有中医的特色。当今西医发展遇到了瓶颈，西医也在寻求突破。有西医专家讲，今后的中医肯定是发展的西医，这话讲得有道理，说白了西医已经在吸收中医，中西医并重、中西医汇通、中西医结合，已在路上。

第二节 西学中，学什么

一、要学习体悟中医的阴阳思维

传统文化讲阴阳，中医讲阴阳，一阴一阳之谓道。《黄帝内经》讲："阴阳者天地之道也，万物之纲纪，变化之父母，生杀之本始，神明之府也。治病求本，本于阴阳。"

著名历史学家顾颉刚先生讲，把握了阴阳就把握了传统文化的核心。阴阳是中医的基础，也是中医的核心，因此学中医，把握阴阳就抓住了中医的基础和核心。我们很长一段时间对阴阳认识不够，阴阳是大真理、大道理，把握了阴阳就把握了事物发展的大规律。

我觉得西医工作人员学中医先补上阴阳这一课，读懂了阴阳，也就把握了中医的精髓，阴阳一调百病消。学习后你也就明白了我们常讲的文化自信、理论自信。

二、要学习中医的九种体质辨识

国医大师王琦院士讲：大千世界，人的体质分为九种，一种平和，八种偏颇。即平和质、气虚质、阳虚质、阴虚质、痰湿质、湿热质、血瘀质、气郁质、特禀质。每个人所处的环境不同，日常生活不同，体质也不同，认清自己的体质，才能对症下药。什么人怎么治，辨清体质用对药。

三、要熟读中医经典

我在北京大学哲学系举办的国学与国医班学习时的课程是《国医十三经》。具体是：《医学三字经》《濒湖脉学》《药性赋》《验方集解》《黄帝内经·素问》《黄帝内经·灵枢》《难经》《神农本草经》《伤寒论》《金匮要略》《湿热论·温热论》《温病条辨》《易经》，共十三本。这其中就包括中医人常讲的中医"四大经典"和"四小经典"。

第三节 西学中，怎么学

读经典，跟明师，勤临床。读经典可以先易后难，也可先难后易。要看你的悟性，就像竹虫，你可以钻进竹内从下往上一节节啃，也可以先从外面快速爬上高处去啃尖芽，一览众山小，坐看云卷云舒。

一、先易后难

我正式拜的中医师父是贾海忠先生，他原在中日友好医院工作，是北京中医药大学兼职教授，现在是慈方中医馆掌门人。我是第一批拜师学员，由于弟子众多且有些是非医疗卫生人员，仅是中医爱好者，贾师教我们学中医是先易后难，先修心再修医。

拜师仪式结束后，师父给我们布置的作业是读《心经》、星云大师的《贫僧有话要说》、孙思邈的《大医精诚》，还要我们读后写心得体会，师父亲自点评。

师父讲，学中医先修心，心性修好开悟了，学技术势如破竹。当时还不理解，从以后学习中医的过程中体会到了师父的用心良苦，师父带教的高明。应了《西游记》开篇句："灵根育孕源流出，心性修持大道生。"师父带徒学习中医的课程由易到难，次第展开，步步进阶。

先是讲解《医林改错》，紧接着讲《脾胃论》《医贯》《医学衷中参西录》《温病条辨》，最后是《金匮要略》《伤寒论》《黄帝内经》，其中还有师父的创新发明《慈方中医纬脉理论体系》。

疫情发生前，师父每年有数次给弟子们面对面上大课的时间。边学边实践，跟诊有记录，医馆内有定期的疑难危重病例讨论。学习有微信群，每周六晚上固定时间病例讨论，弟子提问题师父解答，悟性差些的学员也能跟上，很适合西学中或没有中医基础的学员学习，我自然是受益者。

二、先难后易

西学中，也可以先从《黄帝内经》入手，把握天地阴阳，建立"天人合一"、道法自然的思维；再把握八纲辨证，纲举目张；学习体质辨识、中药方剂，专病专方。

从理论到实践，感受中医药治病的疗效；再回头体悟中医理论，从中医"天人合一"思维到中医的五行，再到中医的六经辨证、脏腑辨证、卫气营血辨证、三焦辨证，形成中医整体论、系统论的思维，再吸收现代科学技术，形成以中医思维为主导，以道驭术的中西医结合理论体系。悟性好些的，也可以这样学。但不管怎么学，最好有明师的指点。

有言：读万卷书不如行万里路，行万里路不如阅人无数，阅人无数不如明师指路，明师指路还得自己去悟。光说不练是假把式，还需勤临床。贾海忠先生就是明师，能点化弟子们开悟。

第四节 西学中，学了有何提高

中医学好了，利己、利他、利社会。

一、自身保健水平的提高——利己

具体说来，国医大师王琦提出的人类九种体质辨识的理论，对我影响很大。清楚地知道了自己的体质，从而知道哪些因素对自己的身体是不利的，哪些因素是有益的，践行有益的，远离不宜的。

我学中医前是经常患感冒的，每年有一两次，咳嗽、发热、咽喉痛，初期是拖着不管，或服用些治疗感冒的西药、抗生素，也用中成药，但并不考虑中成药对证与否，也不知道有感冒辨证这一说法，患者不知道，估计开中成药的西医大夫也不清楚。感冒有时能抗过去，有时抗不过去，抗不过去就以输液、抗生素、激素为主，其结果是身体越来越抗不过去。

学中医后知道了什么是风寒感冒，什么是风热感冒，什么是暑湿感冒。风寒感冒宜用荆防颗粒，风热感冒宜用银翘散，暑湿感冒宜用藿香正气水。早用快用，屡用屡效，十年来我和我的家人基本就没正经感冒过，这主要得益于中医的学习。中医主张治未病，治未病有三层含义：未病先防，既病防变，瘥后防复。这就是中医治病的根本和精髓。

二、专业临证水平的提高——利他

以我的专业为例，过去我从事的专业是西医骨科，以手术见长。对腰椎间盘突出症治疗多以手术为主，对没有手术指征或不接受手术的患者，西医保守治疗的方法我基本反复实践过，临床效果一般，很多情况下又不得不手术，问题是腰椎间盘突出症的手术和阑尾炎手术不一样，阑尾切去就好了，而腰椎间盘摘除会带来系列问题，即便微创手术也是，一致的观点是手术能不做还是不做。问题是不做手术西医又没有更好的办法，学习中医后知道中医在这方面可大显身手。

研学中医后的体会是：若讲手术治疗是西医的强项的话，中医中药应是腰椎间盘突出症保守治疗的特色。症状表现：腰痛，腰酸胀；腰活动受限；腿痛，腿酸胀；间歇性跛行；麻木；下肢抽筋（痉挛）；下肢无力（瘫痪）；患肢发凉；小腿水肿；骶尾部痛；大小便障碍。这些临床症状中医处理起来并不复杂且有很好的效果；随访进一步发现，中医中药对脱出的髓核有促进吸收的作用。

西学中改变了我以往对腰椎间盘突出症的认知，现在认为单纯腰椎间盘突出症就是个内科病，腰椎间盘无论突出还是脱出，非手术治疗效果显著，中西医结合保守治疗无效者鲜见，单纯腰椎间盘突出症保守治疗患者多功能良好、恢复原工作，也很少见有复发的。

三、符合国家卫生健康政策——利社会

毛泽东主席曾批示："中国医药学是一个伟大的宝库，应当努力发掘，

加以提高。"

习近平总书记讲:"中医药学凝聚着深邃的哲学智慧和中华民族几千年的健康养生理念及其实践经验,是中国古代科学的瑰宝,也是打开中华文明宝库的钥匙。"

预防为主,中西并重,中西结合,是国家的卫生政策,也是大政方针,上述三个方面都离不开中医。党的十九大报告明确提出:"坚持中西医并重,传承发展中医药事业。"

2023年的政府工作报告又提出:"坚持预防为主,加强健康教育和健康管理,深入推进健康中国行动。"同时提出:"加大中医药振兴发展支持力度,推进中医药综合改革。"

现在的形势逐渐明朗,即国家要求学,自身需要学,社会有需求亦即社会需要学。这也就是开篇讲的,学中医是时代的需要,社会的需要,自身的需要。

第五节　西学中,我的感悟

西医有西医的长处,中医有中医的特色。西学中提升了我认识问题的水平,拓宽了我服务社会的本领,增强了自我保健的能力。学中医利己、利他、利社会,是时代的需要,社会的需要,自身的需要;不但西医要学习中医,全民、全社会都要学习中医。

中医不仅仅是医学,它是数千年来国人的一种生活方式,它是国粹。作为一个中国人不了解自己的国粹是不合适的;否则,文化自信、道路自信,从哪里来?

努力学习成为一个好西医并不难,要成为一个好中医除了努力还需几分悟性。

由于专业背景、受教育程度、工作岗位不同,不同的群体可以有不同的学习方式：可以从文化层面领悟，可以从理论层面学习，可以从技术层面深入。

学中医，高层悟道，中层明理，基层驭术。高层领导、管理人员可重点领悟中医的文化；西学中人员要重点学习中医的理论；基层或一线医务人员要掌握几门中医适宜技术。

西学中倡导两头先学，即高层和基层。高层指的是西医院士群体、博士群体，西医主任医师、教授群体，这是中国科技界的精英群体。西医院士、博士、主任医师、教授这一群体悟性高，多有现代教育背景、谙熟西医，知道西医的长处和不足。

他们现在之所以如此优秀并脱颖而出，是因为他们对西医研究得很深且多有自己的研究成果。樊代明院士讲，医学离科学愈近，离人性愈远。西医已是脱缰的野马，到了回归人性正道上的时候了。

中医摸脉传递给患者的是希望，西医检查患者表现的是惆怅。中西医汇通、汇融、结合是大势所趋。从中西医结合处能发现具有重大知识产权的原创思维和原创成果，对全社会有示范带动作用。

"中医药是具有原创优势的科技资源"，事实确实如此，屠呦呦对青蒿素的研发、陈竺院士的三氧化二砷治疗白血病等国际认可的重大科技成果，都是中西医结合创新的典范。由此可预测，中国以后能获得影响世界的大奖，需从中医里面寻找智慧和灵感。

现在医院遵循的诊疗指南都是由以上精英群体完成，由于他们不认识中医，指南多模仿或照搬西方，有些并不适合中国国情，既然是中国指南应有中国元素，这种现象出现的原因其与个人素质无关，与他们所处的时代和受教育的背景有关。

国家只要倡导他们西学中，使他们有机会走近中医，中国医学必将是一场颠覆性的发展，并率先登上世界医学的高峰。汤钊猷院士讲："中国医学不能长期成为西方医学的延伸，相信第二个一百年目标实现时，有中国特色的新医学一定会出现。"

基层指的是在县级以下乡镇街道工作的医疗卫生人员。基层需要中医，中医的根脉在乡村、在民间，中医在基层本身就有市场。很多中医适宜技术，基层医务人员一学就会，一用就灵。

山东潍坊峡山区有个艾灸小镇，村民有病多是中医处理，简便验廉。国家主张健康下乡，医生进社区进家庭，签约家庭医生离不开中医中药养生保健理念和知识，懂中医的基层医生会更受欢迎。

西学中促进了我和家人的身心健康，提升了我的专业水平，完成了从专科到全科，从西医到中医，从治已病向防未病，从医学向人文的转变，由西医专科成为中医全科医生。天佑中华有中医，遇上你是我的缘。愿有岁月可回首，且与中医共白头。

谢谢中医！使我有缘站在这里，结识了你们。谢谢师父！引领了我，使我在中医学习的道路上，少走了弯路。谢谢大家！鼓舞了我，我会在中西医结合这条道路上走得更远。再一次感恩各位！

第四章 中西医并重、汇通、结合

第一节 中西医并重的思考和实践

疾病无国界，方法有中西；中西医并重，伟人已鸣笛！

全国卫生与健康大会指出：要着力推动中医药振兴发展，坚持中西医并重，推动中医药和西医药相互补充、协调发展。党的十九大报告强调：坚持中西医并重，传承发展中医药事业。本着上述指示，我们将中西医并重理念融入医学实践中，已显示出其神奇的魅力。

中西医并重，是说中医、西医在发展、运用中，要把它们放在同等重要的位置。在卫生健康问题上，在预防、诊断、治疗疾病的过程中，中医、西医要汇通、汇融，中西、西医要整合。学中，不弃西；学术，不离道。当今，离开西医不行；以后，全靠西医不中。要中西医合参，在国学文化倡导的自然生态医学大道下，吸收西方的先进技术，形成中国自己的医疗体系！

习近平总书记非常重视中医，指出："中医药学是中国古代科学的瑰宝，也是打开中华文明宝库的钥匙。"

习近平总书记为什么这样讲？什么是真正的中医？我们又会有多少人会真正清楚和明白？

北京大学楼宇烈教授讲："中国的中医，特别是中医理论，最全面地体现了中国传统文化的根本观念和思维方式。"也就是说，通过对中医理论的了解和把握，也就可以更深刻地体悟中国传统文化的根本精神和思维特点。北京中医药大学国学院院长张其成讲："用中医药文化撬动传统文化发展。"

中医的基础是阴阳，一阴一阳之谓道。二十四节气圆运动。五运六气是中医理论的源头。

中医是从"道"上诠释生命的。古人对医不是从术这个层面来讲的，"术只能盛极一时"；而是从道这个层面来讲的，"道则流传千古"。今人：医学发展由原来的崇尚医道变成了现在的片面追求医术！未来：通天地之道，明生命之理，晓变化之术。

实施层面：天人地合参（道），神气形同调（法），体病证并治（术）。

天人地合参（道）：疾病的发生有天的因素、地的因素，还有人的因素。所以我们医生也要仰观天文、俯察地理、中通人事。

神气形同调（法）：炼精化气，炼气化神，炼神返虚，炼虚合道。辨别体质主要根据国医大师王琦教授发明的"九种体质辨识法"。大千世界人的体质分为九种，一种平和、八种偏颇，即气虚质、气郁质、血虚质、血瘀质、湿热质、痰湿质、阳虚质、阴虚质、平和质。针对不同的体质进行不同的调理。

体病证并治（术）：体指的是体质，要对体质进行辨识；病指的是疾病，明确诊断是什么病；证指的是证机（包括症状）。中医治病应是辨体条件下的辨病，辨病条件下的辨证。辨体是把握人的全局，辨病是把握疾病的本质，辨证是疾病发展的某个阶段的诊断。

用中西医的方法，对体质、疾病、证症，统一调理。

辨病：辨病是指辨清患者的疾病，也就是明确诊断。明确诊断主要以西医的四诊合参和各种辅助检查结果。辨病是很重要的，病诊断不清会给随后的辨证带来很大的困难。现代西医这一套主要就是辨病，我们拿来应用便是。

辨证论治：辨证论治，对不对？也对，也不对！说不对是因为单纯讲辨证，很可能抓不住事物的核心，也理不清头绪，找不到治疗的方向。说对，因在晚期的一些患者或某些阶段病难辨的时候，辨证论治就可大显身手。证指的是证机（包括症状），辨证就是辨清证机。辨证需要中西合参、中医四诊合参，是什么机制导致的病机、症状，辨证分型，辨证施治，对症下药。真正辨证是在辨病的基础上的辨证。

总结：当今的医务工作者要转变思想观念，积极响应党中央的号召，坚持中西医并重，把西方的医疗技术引进吸收消化，并主动融入国学文化倡导的自然生态医学发展理念大道上去，形成中国自己的医疗体系，实现中华民族伟大复兴的"中国梦"，迎来中国发展的下一个辉煌。

第二节　中西汇通与医学发展

有学者讲"生物技术医学和人文社会医学是医学的一枝两花"，我觉得很有道理。现在西医医生接受的教育就是生物技术医学。用生物技术医学指导的疾病诊断与治疗，发展到今天似乎已见顶，再有大的突破似很困难。

近百年来科学技术的巨大进步带动了医学的大发展。譬如就我原从事的专业骨科来讲，很多诊断技术如 CT 和核磁共振的出现，使骨科疾病的诊断已不再是难题。很多治疗技术也是，如显微外科断指再植技术，关节置换技术，骨科微创技术，支架固定、带锁髓内钉固定技术、锁定钢板固定技术、椎弓根钉固定技术都已完善成熟或趋于成熟，外固定技术如高分子材料、外固定支具也是如此，留给骨科创新的空间已不大，顶多是继续完善和补充。治疗效果好的自然好，如老年股骨颈骨折的人工股骨头置换；不好的还是不好，如脊柱损伤导致的外伤性截瘫。

我们总是想攻坚克难，有一些艰难是很难攻克的。既然难以攻克，不妨换一种方式思考，如外伤截瘫病在康复上做文章就是很好的范例。对于一些不适合手术的老年骨关节病，在疼痛上做文章，如疼痛科出现就解决了好多疼痛难题。

再就是外伤，我们现在很重视由外力导致的骨折和器官损伤，应该说近百年来我们在创伤治疗上有巨大的进步，可是在外伤过程中患者受到的惊吓，如喜怒忧思悲恐惊七情，还有那伤后在地上受到的风寒湿，即风寒暑湿燥火六淫，现代医学是怎样解决的？很显然现代医学在认识上就不到位，更不用说去解决了。殊不知还有一种医学，叫人文社会医学，中医文化便属此类。

先举一个案例。某女，50岁，山东沂南人，其丈夫骑摩托车带着她急拐弯时摔倒，伤及头颈部，诊断轻度脑挫伤、颈椎病，心慌、头晕、肩背疼痛，西药输液、中成药治疗一个多月，效不显，准备出院，主管医生嘱来我门诊看。刻诊：舌暗苔黄腻，脉弦滑。中医辨证：瘀证，湿热证。处方：柴胡加龙骨牡蛎汤加味7剂，患者带药出院。吃完7剂药复诊，不适十去其八，又取7剂药治愈。举这例子是说，看得见摸得着的病西医是强项，还有在气化层面既看不见又摸不着的毛病，也就是各种检查正常，而患者主观症状又明显的不适，西医束手无策，中医可伸手便擒。

反对中医的人士，始终是质疑经络的存在，我们也有很多科研人员总想着把经络线给解剖出来。我们现在常用手机联系对方，这手机线好解剖吗？它是功能性存在，基站破坏了无信号了，你解剖个啥？经络线岂不就是如此吗？单纯科学技术可能很难破解，量子理论倒是有可能。

我们总是说眼见为实，认为看得见摸得着的才是真的，那充耳不闻、视而不见是怎么回事？那虚无缥缈、玄之又玄的神秘东西，现代科学技术手段还一时难以破解，难道就可以否定吗？牛顿、爱因斯坦等大科学家最终走向神学，难道还不明白吗？科学技术只能揭开生命现象的一部分。

中医不仅仅是中药，它是一种医学体系，有人文社会医学属性，也有生物技术医学成分，它也需要发展和完善，当前在继承前人经验的基础上，一定要吸收现代科学技术知识，海纳百川，有容乃大。

有西医专家讲，以后的中医一定是发展的西医，这句话讲得很有水平。西医去吸收中医中优秀的部分来武装西医，那时已分不出中西医。就是一种可被大众广泛接受、融天地人、汇生物技术医学与人文社会医学为一体的一种新医学。

科学技术背景下诞生的人性缺失的西医回归人性，科学技术层面缺乏的中医这尊神宇也回归殿堂，中西汇同走向大同，江河汇流形成大海。

第三节　对中西医结合的理解：认识论与方法论

一、中西医结合的认识论

在遭遇到新型冠状病毒感染性肺炎疫情暴发后，全国各地都采取中西医联合救治的方法，取得了良好的效果。但时至今日对中西医能不能结合，怎样结合，学术界在认识上并不统一。

国医大师孙光荣讲："要从两种医学认识上的结合，上升到结合的认识论，要从两种医学方法上的结合，上升到结合的方法论。"受其启发，我在中西医结合的认识上做了一点探索，现汇报如下。

1. 中西医能不能结合

中西医结合，是20世纪50年代我国在医学领域的首创，70年来有了一定的发展，但在结合的观点上看法并不一致。有很多专家学者认为，中西医是两种不同的医学理论体系，理论层面完全不同，是两股道上跑的车，中西医没办法结合。理论上不能结合，但在实践上可以整合、融合或者联合，我最早也是这种观点。这就是现在所谓的中西医结合，用中医的药，加西医的器材、设备和部分药物，各自发挥所长。

拜师贾海忠先生学中医后，受其启发，我对中西医结合有了新的认识。师父举一个例子：站在地球上看，南极、北极很难结合，或者说不能结合；若后退一步到宇宙中，地球南极、北极的结合正是一个完美的整体，形成地球。因此，能结合、不能结合是看问题境界的高低。

这也就是孙光荣国医大师讲的，光从中医本位和西医本位上去认识结合，去谈结合，是很难谈得拢的。但从二者结合上再上一个层次去认识，二者结合则不成问题。两股道上跑的车为什么不能结合？它们的存在恰好就是一个完美的铁路调度系统。抗击新型冠状病毒感染性肺炎疫情武汉大会战的人员组织形式，也很好地诠释了这个问题。

2. 中西医怎样结合

（1）对中医、西医的认识　中医认为生命是一个整体，通过调节生命运动，可以达到改变物质结构即治疗疾病的目的，中医是从"道"上诠释生命的。

西医是将现代科学对非生命物质的研究思维移植到医学上来，希望通过研究物质结构来改变生命运动，西医是解释生命的"理"。

中西医的区别：中医重视整体，抽象模糊，中医讲的是"道"，中医关注"病的人"，中医重视时间；西医重视局部，具体精准，西医讲的是"理"，西医关注"人的病"，西医注重空间。

（2）以西医为主导中西医结合　改革开放40年来，科学技术发展日新月异，西医发展进入了快车道，符合与时俱进的时代潮流，已广泛被大众接受，也牢牢掌握了卫生的话语权。

从每年颁发的诺贝尔生物医学奖就看出端倪，都是微观研究。西医把科学技术对物的研究移植到人体上来，把人当成物来研究，这就是西医。看问题的角度偏重于微观，以微观的视角来结合宏观的中医，自然会对中医的认识以偏概全，用手术刀和显微镜来解剖研究中医，自然目无全牛。一些很有成就的西医专家总想在实验室里去实证它，并认为这没有什么不正确，就是基于这种认识思想。

20世纪50年代倡导的中西医结合，也出了一些成果，如中西医结合治疗骨折，屠呦呦成功研发青蒿素并获得了诺贝尔奖等，这种形式的中西医结合并未深入和持续下去，渐渐走窄。

用西医的思维和方法审视中医，用西医或科学的方法研究中医，是有很大片面性的。从一个点上可以突破并获大奖，但从大保健角度看是远远不够的。中医重整体看问题宏观，西医重局部看问题微观，以微观指导宏观，以下犯上，不出问题才怪。

（3）以中医为主导中西医结合　中医理论是整体观系统论，中医讲道，偏于宏观；西医讲理，重视局部重解剖实证，偏于微观。以宏观指导微观，是很自然的事，是很容易成功的。

因此，中西医结合是基于在中医所述的"道"上，吸收西医所述的"理"上进行补充、结合。要用中国传统医学"天人合一"的自然生态医学思想重构西方医学，在中医生态理论的指导下促进中西医结合，具体技法上可以相互借鉴和完善。

"天人合一"的自然生态医学思想这个大"道"，是真理，是不能改变的。道德经讲"返朴归真"，西医这个"理"最终还要归到中医这个天人合一的自然生态医学理论这个大"道"上去。

3. 以中医为主指导中西医结合的可行性

中医从远古走来，根基为阴阳文化，是不变的大真理，主张整体观、系统论。西医从西方传来，是现代科学的产物，重局部微观实证。

如果说中医博大精深的话，那西医就具体精微。从辈分讲，中医是西医的长辈。从观念上讲，宏观指导微观很正常，微观指导宏观就丑态百出了。

中医太模糊，需要发展完善补充。西医的发展在于科学技术的发展，新的科学技术应用于医学使其发展日新月异。现在的西医理论、方法完备，正好能填补中国传统文化中原来重视道不重视术的缺陷，现在只需打通我们的智慧，选择出适合我们的理、法、技、术，并充实、完善，灵活运用便是。

科学重实证，医学中能用实证解决的问题基本上已解决得差不多了，如大部分单一因素导致的传染病和外伤等已不是很大的问题。

现代高发的代谢性疾病如糖尿病、高血压、痛风、癌症等受很多因素影响，单纯西医就不能很好地解决。

西医已走向微观，走向细胞、分子、原子、电子、质子、中子、夸克，物极必反，西医也在寻求突破。中医需要去吸收西医，西医需要回归本源、回归整体，恰恰这就是中医所倡导的。

中西医结合形成闭环——（中医）宇观→宏观→中观→（西医）微观—渺观→微观→中观→宏观→（中医）宇观。中医能实证的部分，西医帮助实证去获诺贝尔奖。不能实证也就是玄的部分，中医可以继续自我发挥，西医也不要急于去否定，留给未来解决，再不好解决的留给时间来解。这样中医大发展，西医回本源。把西医从迷失中拉回，把中医这尊神还回庙堂。

就拿中西医结合治疗骨折来说，为什么近30年来中西医结合治疗骨折发展不快未形成影响力，除了市场因素外，很大的原因是未去吸收当代的科学成果来完善自己，抱着小夹板不放。

难道符合生物力学的各种内外固定支架就不是中医吗？髓内钉技术不是中医吗？关节镜技术、股骨头置换术只属于西医吗？MRI、CT只属于西医吗？

中医治疗骨折的原则筋骨并重、动静结合、内外用药、医患配合，在这个大原则下，要充分吸收西方的先进技术来补充和完善自己。

就拿骨折治疗来讲，我们一直抱着小夹板不放，相反的是西医骨折治疗理念和技术不断完善，从 A0→B0→C0。C0 不就是我们中西医结合治疗骨折的理念吗？我们有一个好的治疗骨折的理念，在具体方法上未去发展创新，现在可以把这些成熟的理念和技术吸取进来。

再就是青蒿素的研究，我们不要争论它是西医还是中医。它的研发思路中有中医的思想，实际工作中用的现代西方科学技术。

4. 中西医结合新医学的阶段发展

第一个六十年的医学发展为新的中西医结合提供了基础和经验，第二个六十年中西医结合趋向成熟。

第二个六十年中西医结合发展阶段如下。

第一阶段：中西医并重，给中医自我完善发展的时间和空间。近百年来由于中医的根脉传统文化的缺失，中医的发展道路自然也是很不平坦，甚至萎缩。

当务之急是给中医自身一个发展修复的空间，挖掘传统经典中的优秀部分，然后在继承传统优秀部分的基础上，去发展和创新。

大量吸收西医的长处弥补中医的不足；同时，给西医以思考的时间，现在的西医自身发展也遇到了瓶颈，在一些多系统多靶点疾病的治疗上遇到了困难，也需要向中医寻求方法和智慧。

第二阶段：中西医汇通，自然而然就相互碰撞，交汇交融。

第三阶段：新的以中医为主导的中西医结合成熟，形成新的医学体系。

二、中西医结合的方法论

近百年来，我们习惯于"二分法"思维，也就以一种是两极对立、非此即彼的思维方式去看待问题，用是与非、对与错、成与败来评价事物或问题。

近些年来发生的变化是，人们思想上从两极走向了中介。现今在"一分为二"的基础上，再合二为一，就形成"三分法"思想。坚持"二分法"，丰富、发展和应用"三分法"解决现实问题，"三分法"是"二分法"的有益补充。"三分法"思维可化解工作中许多用"二分法"难以解决的难题，"三分法"是"中和"的哲学，也很符合当今社会现实。中西医结合的认识论和方法论，本身就是"三分法"思维的空间。

"三分法"思维可化解目前在中西医结合认识问题上的误区。来源于"天人合一"的中国传统医药学自然生态医学思想，是大"道"，是真理，是一。中医这个"道生一，一生二"，先生出了中医的理法方药；近百年又生出了西医，也就是现在的西医技术。而现在的西医是"公说公有理，婆说婆有理"。

中西医结合是由伟人提出，原想通过结合创造出新的医学理论体系，造福人类。通过多年的探索，中西医在理论上能否结合体现的是境界的高低，站在地球上看南北极很难结合，若退一步在银河系中看地球，南北极的结合形成完美的地球，因此理论结合是需要境界的，站在自己的本位去谈结合，很难结合好。

具体实践层面：高层结合，中层融合，低层整合。在现阶段西医强势、中医弱势的情况下，先谈整合，我们骨科发展走的就是这条道路。我曾在《医学与哲学》杂志发文《我国骨科发展应走中西医整合之路》，提出中西医整合治疗骨折是符合现阶段中国国情的新模式，中西医整合可更好地为骨伤患者服务。

樊代明院士提出中西医整合是未来的发展方向。因此，现阶段国家、社会应给中医提供广阔的发展空间和适宜的发展环境，让中医沿着自己的轨道去发展。近代以来，中医和我们的中国文化（其实中医就是中国文化的精华部分）一样，在我们的头脑中印下了糟粕的印象。伴随着中国传统文化的复兴，地道中医也会雨后春笋般地出来，并光彩夺目！

南京中医药大学校长胡刚教授认为："中西医学体系更深程度、更高层次的融合已成为可能，创建'中国医学'体系已初露倪端。"我们需明确的是，一定要在中医自然生态医学理论思想这个大背景下重构西方医药学，创建"中国医学体系"，不远的将来，人类将迎来中国的世纪辉煌！

第四节 以中西汇通治腰痛为例

一、从腰痛就诊看中西医思维的差异

以腰腿痛为主诉就诊临床常见,可以说自人类从站立行走开始,腰腿痛便多了起来。

西医门诊是像下面的这样看腰腿痛的。

医生:哪里不舒服?

患者:腰痛。

医生:多长时间了?

患者:一周了。

医生:下肢疼痛吗?

患者:下肢疼痛麻木。

医生:小便时痛吗?小便红吗?

患者:不痛不红。

医生:上诊断床上我查一查(望触动量检查一番)。

医生:可能是腰椎间盘突出症,做个腰椎核磁共振检查看看吧,再做个双肾B超除外肾脏疾患。

旁白:当今肿瘤泛滥的时代,检查是应该做的。患者检查B超显示无异常,MRI显示L4~L5椎间盘脱出。

医生:是腰椎间盘脱出了,神经根受压了,住院治疗吧,可以行微创手术。

旁白:有手术指征的,大部分患者恢复不错,仅有少部分患者恢复不满意。若无手术指征或患者不同意手术治疗,则予止痛西药、中成药和膏

药贴敷治疗；由于不辨证用中成药，大多数保守治疗的效果一般，迁延一段时间后再复诊，符合"保守治疗……时间无效"的手术适应证，医生建议手术也就顺理成章了。手术后效果差的，西医也颇感棘手，后去康复理疗。

这就是西医治病的思维、路径和方法。应该说对单一因素（机械因素）、单一靶点导致的疼痛麻木，其治疗效果是很好的。

中医门诊是像下面的这样看腰腿痛的。

医生：哪里不舒服？
患者：腰痛。
医生：多长时间了？
患者：一周了。
医生：下肢疼痛吗？
患者：下肢疼痛麻木。
医生：伸出舌头看看（望诊：舌暗紫苔黄。摸脉：脉紧涩）。
医生：受过凉湿吗？
患者：在矿下工作。
医生：活动腰部我看一下（顺摸了一下腰，腰部板硬）。
医生：是风湿痹病，属湿热痹。
旁白：从中医来讲，通过望闻问切四诊后，就可以出方了。现在的社会，中医师们不要排斥辅助检查，该做的检查还是要做的。
医生：你这次是想来查查，还是直接拿中药吃？
患者：大夫您决定吧！
医生：还是检查一下吧（MRI 显示 L4～L5 椎间盘脱出）。
医生：中医中药治疗。可以住院，中药内服，并行针灸推拿理疗。
患者：家中忙，不想住院治疗，愿意门诊中药治疗。

医生根据湿热痹病诊断，处以中药身痛逐瘀汤合虫类药治疗。同时交代服药禁忌，嘱日常行为举止和腰部保健操。

旁白：患者经中医中药治疗，绝大部分患者身体恢复，仅有极少数患者因中药难以下咽不能接受中药治疗或中医中药效果不好，或椎间盘脱出严重、疼痛麻木明显患者难以忍受寻求手术治疗。

从临床看腰椎间盘突出症患者，假以时日，经中医中药等系列治疗多可治愈，这就是中医治病的思维、路径和方法。

从西医就诊模式看，西医师重客观查体体征，重辅助检查，重西药和手术。

从中医康复就诊模式看，中医康复重患者主观感觉，重三因（天地人）致病，七情（喜怒忧思悲恐惊）六淫（风寒暑湿燥火）致病，重舌苔脉象，重辨证论治。

第一模式，西医处理：费用多，离不开现代化的仪器设备，离不开西药，依靠的是科学技术的进步。西医对单靶点或明确靶点的疾患，效果可立竿见影，但对多因素、多靶点的疾病，治疗效果就一般了。

第二模式，中医处理：费用少，注重情志及风寒湿邪等的调理，注重三因致病因素及体质调理，考验的是中医师的内功。

所以，西医和中医都有各自的优势和不足。就腰腿痛来讲，西医的诊断精准，辨病值得中医吸取学习，针对性的有效治疗手段可直接借鉴。

中医注重整体，注重体质辨识，注重天气、七情六淫等因素，注重环境因素致病。西医不好处理的一些疾患，可从中医这边去找解决问题的思路和方法。

总结：需要保守治疗的腰腿痛应该是由中医康复针灸理疗科完成，需要针刀封闭微创手术的去疼痛科，需开放手术的去骨科。

二、腰椎间盘突出症的中医中药治疗

1. 中西医致病机制

要想弄明白中医药为什么能治疗腰椎间盘突出症，必须搞清楚腰椎间盘突出症发病致痛机制。

西医认为腰椎间盘突出症是指腰椎间盘变性，纤维环破裂，髓核组织突出刺激和压迫神经根而引起的一种综合征。

根据腰椎间盘突出的程度，分膨出、突出、脱出、游离型。主要表现为腰痛、坐骨神经痛，同时可伴有腰部活动受限，受累神经根支配区的感觉、运动和反射的改变。

《腰椎间盘突出症》（胡有谷教授主编）第三版明确指出，腰椎间盘突出症所产生腰痛和下肢痛的机制已确认为两个主要因素：

（1）突出的腰椎间盘组织压迫腰骶神经病根。

（2）突出的髓核组织产生自体免疫反应损伤神经，使神经传导速度减慢。此外，已证实免疫球蛋白、氢离子和磷脂酶A2（PLA2）及椎间盘细胞中的肿瘤坏死因子（TNF），能使微血管血栓形成和血管渗透性增加。髓核细胞产生胶原酶、凝胶酶、白细胞介素6和前列腺素E2等蛋白酶，这些炎性介质与腰骶神经根痛有密切的关系。

针对疼痛机制中西医所采取的相应措施：

（1）对于机械压迫，解除对神经根的压迫，可以缓解疼痛麻木，这也是当今盛行手术切除椎间盘的原因。

（2）疼痛发生的第二个因素，即突出的髓核组织产生自体免疫反应损伤神经，由于神经根痛的机制中包含有炎性介质的因素，非甾体类抗炎症药治疗腰椎间盘突出症有效，临床实践也证实了这一方法。

（3）突出髓核组织产生自体免疫反应损伤神经根的重要机制是：炎症反应产生的炎性物质，能使微血管血栓形成和血管渗透性增加，这些炎性介质与腰骶神经根痛有密切的关系，也就是说改善了局部微循环、减少了炎性介质的释放和炎症反应，疼痛自然就缓解了。

在局部微循环障碍中，我们推测微静脉血栓形成可能是腰椎间盘突出症致腰腿痛发作非常重要的一个病机，推测理由有三：

（1）从解剖结构上静脉更容易形成血栓。

（2）对某些腰腿疼痛剧烈的患者我们应用身痛逐瘀汤合四妙勇安汤治疗，效果十分显著，而四妙勇安汤是治疗静脉炎、静脉血栓形成的主方，这也就是我们用中药治疗腰椎间盘突出症的重要理论基础。

（3）患者卧位时腰腿痛常常减轻，也说明卧位利于腰神经根静脉回流，减轻炎症反应。

中医认为腰腿痛属痹病。腰椎间盘突出症属于中医学"痹病""腰痛病"等范畴。《素问·痹论》记载："黄帝问岐伯曰：痹之安生？岐伯曰：风寒湿三气杂至，合而为痹。"主要由风、寒、湿、过劳及外伤等原因造成局部气血瘀阻，不荣则痛，不通则痛。

中医认为不通则痛，通则不痛。疼痛是经络不通气滞血瘀造成的，经络不通是外伤或风寒湿痹阻经络，气滞血瘀的表现，这和西医的观点最终是一致的。

中医认为久病必虚，久病必瘀，久病必入络。通过补虚、祛瘀、通络不仅能改善腰椎间盘突出症的诸般症状，还可使脱出的椎间盘髓核吸收或缩小。

中医认为肾主骨、肝主筋、脾主肉。经肾论治，经肝论治，经脾论治，也就是骨、筋、肉的综合治疗和调理，临床实践上行得通，治疗上有效果，理论上能阐明，治病更接近于求本。

2. 中西医治病机制

辨人施治、辨病施治、辨证施治，简称中医三辨疗法（辨人、辨病、辨证）。

辨人：辨体质，辨表里、寒热、虚实——辨阴阳。

辨病：明确诊断，鉴别诊断；分清轻重，判断预后。

辨证：腰椎间盘突出症中医辨证分型，简述如下。

（1）寒湿证：腰腿冷痛，静卧痛不减，畏风恶寒，肢体发凉，阴雨天疼痛加重，舌质淡，苔白或腻，脉沉紧或濡缓。治法：温经散寒，祛湿止痛。处方：身痛逐瘀汤合乌头汤加减。

（2）湿热证：腰部疼痛，痛处伴有热感，遇热或阴雨天痛增，活动后痛减，恶热口渴，小便短赤，苔黄腻，脉濡数或弦数。治法：清热利湿止痛。处方：身痛逐瘀汤合四妙勇安汤加减。

（3）血瘀证：腰腿痛如锥刺，痛有定处，日轻夜重，腰部板硬，痛处拒按，舌质暗紫，或有瘀斑，脉弦紧或涩。治法：活血祛瘀止痛。处方：身痛逐瘀汤。

（4）肝肾亏虚证：腰酸痛，腿膝乏力，劳累更重，卧则减轻。偏阳虚者面色㿠白，手足不温，少气懒言，腰腿发凉，或阳痿、早泄，妇女带下清稀，舌质淡，脉沉细。偏阴虚者，咽干口燥，面色潮红，倦怠乏力，心烦失眠，多梦或遗精，妇女带下色黄味臭，舌红苔少，脉弦细数。治法：调补阴阳，补益肝肾。方剂：独活寄生汤加减，偏阳虚者合右归丸，偏阴虚者合左归丸。

中医还有"八纲辨证"的概念，具体的八纲分别是辨阴阳、表里、寒热和虚实。八纲中辨阴阳是核心，而辨寒热、虚实、表里临床上辨清是湿热还是寒湿。为湿热者，舌苔黄腻，口苦，小便黄，局部有烦热感，可用身痛逐瘀汤原方，成方还有二妙散、三妙散清湿热。身痛逐瘀汤治疗湿热引起的阻塞经络的腰椎间盘突出的坐骨神经痛是非常有效的。为寒湿者，舌苔薄白，小便清长，口不渴，局部有明显的冷感。身痛逐瘀汤中的苍术、黄柏改成制川乌、制草乌。对于寒湿、湿热、血瘀三型都可以用身痛逐瘀汤加减，肝肾亏虚型用独活寄生汤加减。

3. 腰椎间盘突出症的中药治疗

（1）腰椎间盘突出症常用方：身痛逐瘀汤、独活寄生汤、四妙勇安汤、阳和汤、当归四逆汤、乌头汤、麻黄附子细辛汤、补阳还五汤、桂枝芍药知母汤、黄芪桂枝五物汤、活络效灵丹、丹鹿通督片、止痉散、防己黄芪汤、下瘀血汤、越婢加术汤、腰痹通、腰痛宁、筋骨痛消丸、桂枝茯苓丸、肾气丸、左归丸、右归丸、肾四味等。

（2）组方中常用的固定搭配：① 常用药对：黄芪 - 地龙，芍药 - 甘草，苍术 - 黄柏，蜈蚣 - 全蝎，乳香 - 没药，桃仁 - 红花，三棱 - 莪术。② 角对药：苍术 - 黄柏 - 牛膝，麻黄 - 附子 - 细辛，蜈蚣 - 全蝎 - 土鳖虫，杜仲 - 续断 - 怀牛膝，鸡血藤 - 丹参 - 川芎。

（3）组方常用的中药：地龙、黄芪、当归、川芎、桃仁、红花、牛膝、杜仲、葛根、独活、羌活、秦艽、香附、苍术、白术、黄柏、乳香、没药、乌药、五灵脂、威灵仙、金银花、玄参、防风、细辛、白芍、赤芍、甘草、地黄、桂枝、茯苓、党参、附子、川乌、草乌、延胡索、鸡血藤、首乌藤、雷公藤、络石藤、桑寄生、丹参、三七、虎杖、栀子、蜈蚣、全蝎、土鳖虫、穿山甲、大黄、木瓜、乌梢蛇、白芥子、马钱子、狗脊、防己、泽泻、牡丹皮、僵蚕、石膏、续断、鹿角霜、骨碎补、淫羊藿、补骨脂、枸杞子、焦三仙、生姜、大枣。

（4）腰椎间盘突出症患者的序贯用药：分期选用不同方药。

早期：疼痛麻木症状重，祛邪、祛瘀、通络、止痛，可予身痛逐瘀汤或独活寄生汤加减。

中期：疼痛麻木症状减轻后，可予建中汤、理中汤、黄芪桂枝五物汤加减。

恢复期：疼痛麻木症状消失，治当补益肝肾，以肾气丸善后。

脊柱平衡训练。善饮酒者，可药酒保健。药酒处方：高度白酒 10 kg，威灵仙 500 g，活全蝎 108 个，活土鳖虫 99 个。浸泡半个月，每晚餐前少量饮用。

（5）常见症状用药举例：根据典型症状，对症选药。

疼痛症状：腰椎间盘突出症的主要症状是腰腿痛，有的为腰背痛，有的是坐骨神经痛，有的表现为下腹部或大腿前侧痛，或单独，或相伴，或先后出现。①腰背痛，腰椎间盘突出症的患者，绝大部分都有腰背痛，或仅有腰背痛。发生腰背痛的原因主要是腰椎间盘突出时，刺激了外层纤维环及后纵韧带中的椎窦神经纤维。②坐骨神经痛，又名坐骨神经炎，就是沿着坐骨神经和其分支行经处的疼痛，疼痛机制在上文中已有阐述。

针对腰椎间盘突出症的疼痛症状，常用方药有身痛逐瘀汤、独活寄生汤、当归四逆汤、四妙勇安汤、当归芍药散、活络效灵丹、丹鹿通督片、腰痹通、腰痛宁等。

间歇性跛行：西医认为由于腰椎间盘突出压迫神经根，可造成神经根的充血、水肿、炎症反应和缺血。当行走时，椎管内受阻的椎静脉丛逐渐充血，加重了神经根的充血程度，影响血循环和氧含量，引起疼痛加重和肢体乏力。常用方药有身痛逐瘀汤、独活寄生汤、四妙勇安汤、当归四逆汤及通络虫类药等。

麻木症状：腰椎间盘突出症有部分病例不出现下肢疼痛而是肢体麻木感。西医认为此多为椎间盘组织压迫刺激了本体感觉和触觉纤维引起麻木。麻木感觉区域仍按神经根受累区域分布，麻木与神经根受压的严重程度无密切关系。常用方药有身痛逐瘀汤、独活寄生汤、当归四逆汤、四妙勇安汤、乌头汤及通络虫类药等。

肌肉痉挛症状：腰椎间盘突出症肌肉痉挛多发生于神经根长期受压后，其原因可能为神经外膜或神经束间纤维化，使神经根的感觉纤维应激阈值升高。中医中药有良效，常用方药有身痛逐瘀汤、芍药甘草汤、止痉散等。

肌肉瘫痪症状：腰椎间盘突出压迫神经根严重时，可出现神经麻痹、肌肉瘫痪。此型患者主张尽早手术，术后针灸、中药、康复治疗，内服补阳还五汤等。

马尾综合征：中央型腰椎间盘突出症，当突然巨大突出时，常压迫突出平面以下的马尾神经，出现膀胱麻痹、肛门括约肌无力，常表现明显的膀胱、直肠功能障碍。出现上述症状并突出物巨大，建议尽早手术，术后针灸、中药、康复治疗。可予身痛逐瘀汤合虫类药、马钱子、川乌、草乌等。

患肢发凉症状：也有称冷性坐骨神经痛，患者自感患肢发凉，系腰椎间盘突出刺激了椎旁的交感神经纤维，反射性引起下肢血管壁的收缩而致。中医处理有良效。常用方药有当归四逆汤、血府逐瘀汤、乌头汤、黄芪桂枝五物汤等。

小腿水肿症状：发病机制尚未明了，西医认为可能是神经根在受到机械性及局部无菌炎症的化学性刺激时粘连水肿，影响交感神经的传导功能，窦神经也可能发生异常短路，而使下肢相应的血管神经功能障碍。中医认为气机升降失司、气化不利所致，治当利水消肿、益气通阳，防己茯苓汤、五苓散常有良效。

腰椎间盘突出症的具体治疗可参见后面的医案部分。

第五章 中医辨治开方五题

第一节 中医三辨

辨体、辨病、辨证，简称中医三辨疗法，涵盖了中医体质辨识、辨证论治理论，吸收了现代西医的诊断治疗技术，体现了以中医整体观为主导，衷中参西、以道驭术的思想。近几年来我们将中医三辨疗法应用于医学临床实践，效果满意。

体指的是体质，辨体就是要对体质进行辨识；病指的是疾病，辨病就是明确诊断是什么病；证指的是证机（包括症状），是机体在疾病发展过程中的某一阶段的病理概括，辨证即是认证、识证的过程。

中医治病应是辨体条件下的辨病，辨病条件下的辨证。辨体是把握人的全局，辨病是把握疾病的本质，辨证是疾病发展的某个阶段的病机。用中西医的方法，对体质、疾病、证症统一调理。

辨体—辨病—辨证相结合，即是在体质、疾病、证症三者之间内在联系的前提下，根据"体病相关""体质可调""辨证论治"的理论，以辨体论治为基础，将辨体、辨病、辨证密切结合，进行综合临床运用的一种诊疗思想。

"亿万苍生，九种体质，人各有质，体病相关；体质平和，健康之源，体质偏颇，百病之因。"中医体质辨识为中医体质与易发健康风险的宏观对应开辟了新的标准化途径，在此基础上综合运用中医"天人合一"的整体观，"体病相关、体质可分、体质可调"的中医体质学说理论和中医调理方案，可以实现"未病先防"和"既病防变"的治未病目标。

体，是指生命个体在后天生长发育过程中与外界环境相适应而形成的个性特征，体现了"天人合一"的整体观，即人与社会统一，人与自然统一。

辨体，就是辨清患者是什么样的人和什么样的体质。来院就医的患者由于性格的不同、对问题认识的不同，有的主动配合医护人员积极要求治疗，有的只是来院看看，并未有积极治疗的思想准备。此时，若贸然决定手术，手术后患者恢复好也就罢了，若术后恢复不顺利、出现并发症或死亡，患者家属即使签署了手术同意书，其内心仍不平衡、不满意，最终有可能诉诸公堂。因此辨清患者是什么样的人，比怎样去治疗更重要。辨人，这就涉及传统文化中的玄学部分，如《易经》、面相、手相学等方面的知识。

对于体质辨识，王琦教授讲：大千世界人有九种，一种平和、八种偏颇，即平和质、气虚质、阳虚质、阴虚质、痰湿质、湿热质、血瘀质、气郁质、特禀质九个类型。对于不同类型的体质的患者，应予以不同的处理策略。如像林黛玉类型的人，属于典型的气郁体质，即使真心为她着想对她好，若方式不当，也未必能获得她对你的信任和好感。

病，即疾病，是指人体在一定病因作用下，出现机体内、外环境关系失调，阴阳气血紊乱，脏腑经络生理功能和形态结构发生改变，适应环境能力下降的异常生命过程。病是疾病发展全过程的概括。

辨病，就是分辨清楚、诊断明白患者得的是什么病，这就涉及我们所学的现代医学知识，西医望触叩听体格检查及各种辅助检查手段，形成西医的诊断。

证，是机体在疾病发展过程中的某一阶段的病理概括。

辨证是医生通过中医望闻问切四诊所收集的症状和体征等资料，通过分析、综合，辨清疾病的病因、性质、部位，以及邪正之间的关系，概括、判断为某种性质的证。证候是病机的反应，病机决定证候。辨证就是辨明证机，是什么机制导致的症状、病机。从而根据辨证的结果，确定相应的治疗方法，中西合参，对症下药。

中医三辨疗法——"辨体、辨病、辨证",既涵盖了中医的整体观和系统论,又把现代医学科学技术(西医)融入了进来。宏观与微观结合,中医与西医合参,人性与科技互融,辨体、辨病、辨证相统一并融合,以道驭术,应用于医学临床极大地提高了处置效果,意义重大深远。

第二节　中医开方

没学中医时,对中医师提笔就能开方感到颇为神奇。目光扫视一下患者,寥寥数语交流,看看舌苔摸摸脉象,数种中药渐次开出,标出剂量,写上用法,交代忌口,很是佩服。我在求学时得过一次急性鼻窦炎,发热,前额痛,吐黄痰,老人带着我去当地卫生院,一位姓吴的中医给我开了三剂中药,服用完就好了,记得处方有辛夷、苍耳子之类。

我大学上的是西医院校,虽有一年的中医课,只是记了几味中药和几个方,没形成中医思维。毕业工作后,遇到有想吃中药的患者,只是从书上照搬个方或从上级专家那抄来个方,说这个方可治什么病,看到类似患者,就套方应用,不会辨证不做加减,有时能碰上一两个有效的,大多数疗效一般。如那时我用独活寄生汤治疗腰椎间盘突出症就是套方,剂量按教材原量,不去辨证加减,疗效自然可想而知。

懂得了阴阳辨证,明白了阴阳表里寒热虚实,会看舌苔摸脉后,有茅塞顿开的感觉。根据望闻问切四诊,我把患者分成阴阳两类,再把古人的经方时方分成偏阴偏阳的属性,本着"寒则热之,热则寒之;虚则补之,实则泻之"的治疗原则遣方用药。如专家所讲"方向对了,虽不中,亦不远",多获良效。

继而,我们提出了"中医三辨",即辨人、辨病、辨证,并付诸临床实践。在辨人层面完全吸收王琦国医大师的九种体质辨识,在筛选出患者是阴性人还是阳性人、平性人的同时,辨清患者属于什么体质。再根据现代西医诊疗体系明确患者得的是什么病，即辨病；西医已有确切良效的，西医的方法技术应用便是，我们中医只是起协同作用。有些情况西医并无好法，中医便可出方，辨病是在辨人的前提下，这突出了以人为本，避免了西医重看病、少看人的弊端。

第三是辨证，强调辨病基础上的辨证，弥补了中医过往的缺陷，可避免漏诊误诊，有利于判断预后。

"抓主症，定病机，用成方，稍加减"，是跟西安民间老中医王幸福老师学来的，这是我开方的指导原则，使我们能快速出方，且多有良效，也便于交流、传承。

辨人、辨病、辨证既涵盖了中医的整体观，又把现代的科学技术知识吸收融入进来，做到理论和实践层面的中西医结合，是中西医结合医学模式的发展和完善。

我是骨科出身，经常有腰腿痛患者找到我，有的人豁达豪放，有的人沉默寡言；有的人大腹便便，有的人面黄肌瘦，西医治疗时可能很少考虑这些，这些体质因素直接影响中医出方。

当今的社会代谢病、肿瘤泛滥，一些辅助检查是应该做的，我每年都会遇到以右肩痛或腰背痛为主诉，检查后诊断是肺癌骨转移的患者，这单凭摸脉看舌象虽能出方治疗，症状也可能暂时缓解，由于多数患者预后不好，该类患者不弄他个水落石出，病家是不满意的。

就拿腰腿痛来讲，诊断明确了，单一因素单一靶点或少数因素靶点导致的疼痛，有效的西医手段直接应用便是，如痛点封闭、微创、手术治疗等，骨错缝筋出槽滑膜嵌顿等中医理筋手法治疗就有立竿见影的效果。

对六淫（风寒暑湿燥火）和七情（喜怒忧思悲恐惊）等因素所致疾病，西医往往难以奏效，中医辨证治疗就派上了用场，针灸理疗康复也大有作为。

过去我对典型的腰椎间盘突出症手术治疗偏多，研学中医后对其保守治疗有了更深刻的理解，或者说中医中药丰富了该类疾病的保守治疗，较西医那一套丰富有效得多。

如症状典型且腰椎 CT 或 MRI 明确的腰椎间盘突出症患者来诊，我们先辨人辨体质，该类患者多血瘀、寒湿、湿热体质，辨病已明确，只是还要鉴别一下，避免误诊漏诊。中医辨证是寒湿、湿热、血瘀还是肝肾亏虚，辨证遣方。备选的方有十余个，主要基础方是两个，身痛逐瘀汤和独活寄生汤。独活寄生汤适合肝肾亏虚型，身痛逐瘀汤适合血瘀湿热型，对寒湿型合桂枝汤、乌头汤，对疼痛麻木重者辨证加减合相应的方药如四妙勇安汤、虫类药物等。只要患者配合，假以时日基本上可以完全治愈。

还有不需关节镜手术治疗的膝关节半月板损伤，这类患者多寒湿，我们中医辨证后，用牛膝木瓜汤加减治疗，效果满意。

对老年瘙痒症，在中医辨证多为血虚阴燥，用当归饮子加减，多有奇效。

对急性阑尾炎患者的治疗，有手术指征的可以手术，但对不愿手术或时机不适合手术者，中医药辨证保守治疗就派上了大用场，附子薏苡败酱草方就可大显身手。

还有感冒的治疗，受凉受寒的早期，热性的一切行为和饮食，包括衣食住行游乐玩都可对付这寒邪，中药荆防败毒颗粒这时应用最佳；若入里化热，清热解毒是必须的，银翘散就派上了用场。抗生素就是清热解毒寒凉药，热证可上。

顺便说一下新型冠状病毒感染性肺炎疫情防控的中药用药，连花清瘟胶囊性偏凉，适合热性、壮人体质；清肺排毒汤偏温或平性，适合寒性体质或平性体质，它的适应范围更广，更适合早期服用。

总之，中医开方开的是方向。我很欣赏看中医名家开的中药处方，不喜欢罗列一大堆药物、辨证方向不明的处方。

辨人、辨病、辨证明确的处方，多有好的疗效，即使遇到个别效果不佳的患者，我们再仔细收集资料，重审辨病辨证，调整处方方向和剂量。当然亦可在诊断明确、方向正确的辨证指引下，创新方法，完善治疗，完善医学。

第三节　中医网诊

当今,中医是非常适合视频网诊的。这不,几年前我就曾给在青岛生活居住的表弟媳网诊,并用中药治好了折磨她四个月的上肢麻木。

表弟媳张某,45 岁,个体工商业者。三年前因左乳腺肿瘤在青岛肿瘤医院手术并行靶向治疗。今因右上肢麻木不适四个月于 2020 年春季求诊于我。当地 MRI 检查示:颈椎病,颈椎 4/5、5/6、6/7 间盘突出。

问诊:怕风怕冷、手怕凉,上肢不肿。不喜太热饮与凉饮。舌诊:舌淡裂纹无苔。脉诊:无。

中医三辨:辨体质——气虚质,阳虚质,阴虚质;辨疾病——颈椎病,乳腺肿瘤术后;辨证型——寒湿痹证。治则:益气养阴,温经通络。予葛根汤、当归四逆汤、麻黄附子细辛汤合一贯煎加减。

中药处方:葛根 30 g,黄芪 30 g,当归 10 g,炙麻黄 6 g,桂枝 10 g,白芍 15 g,通草 10 g,熟地黄 10 g,北沙参 30 g,麦冬 10 g,桑枝 30 g,淡附片 6 g(先煎半小时),细辛 3 g,生姜 10 g,大枣 20 g,炙甘草 6 g。7 剂。每日 1 剂,分两次服。

二诊,服后感觉全身及手足不再怕冷,气力好了些,肢体麻木稍减轻。予葛根汤、当归四逆汤、麻黄附子细辛汤、止痉散加减。

处方:葛根 60 g,黄芪 30 g,当归 10 g,炙麻黄 6 g,桂枝 10 g,白芍 15 g,通草 10 g,北沙参 30 g,桑枝 60 g,蜈蚣 2 条,全蝎 6 g,淡附片 6 g(先煎半小时),细辛 3 g,生姜 10 g,大枣 20 g,炙甘草 6 g。7 剂。每日 1 剂,分两次服。

三诊,麻木明显减轻,继服上药。

麻木由持续性明显减轻→间歇性发生→夜间偶尔发生→麻木完全消

失。上药共服 20 剂，后黄芪桂枝五物合玉屏风散善后半个月。随访至两年后，右侧肢体未再出现过麻木。

手机视频网诊，为不能或不方便前来医院就诊的患者提供了极大的方便。我的师父贾海忠先生很早便开网诊，我也经常为一些远在外地的亲朋好友视频看病出方。

问清患者身体不适的主要症状，嘱患者张口伸舌，看其舌质舌苔；遇有颈腰及四肢疼痛不适的，嘱其活动一下相应关节，看一下疼痛或肿胀的部位。

接着便开始一般情况的问诊：① 饮食情况，有无食欲，食后有无腹胀。② 有无口渴、口干、口苦。③ 怕风、怕冷、出汗、发热、体力情况。④ 睡眠、做梦情况。⑤ 大小便情况，有无便秘。⑥ 女性月经情况。⑦ 还有与主诉症状的鉴别问诊。

搜集完这些材料，对患者精气神情况便有了一个大体的判断，也完成了对患者体质情况的辨识。

因为现在外地寻求中医治病的患者，在这之前多有在大医院就诊或住院的经历，西医疾病诊断基本明确，大多也已西医治疗过，辨病也已完成。

我们需要完成的就是中医八纲辨证，即阴阳表里寒热虚实，具体讲就是：表证还是里证？虚证还是实证？寒证还是热证？最后归结为：阳证还是阴证？阴病阳治、阳病阴治，基本就可以辨证出方了。

这样中医三辨：辨体质、辨疾病、辨证型，简称为辨体、辨病、辨证即已完成。

可能有人会问没有脉诊能行吗？出的方有效吗？关于第二个问题，事实胜于雄辩，不再费口舌。关于第一个问题，我们详细聊一下。

关于脉诊我是下过功夫的，一是我们本村有一位老中医擅长脉诊，他推荐我看《伤寒论辨脉法平脉法讲义》《金氏脉学》《濒湖脉学》，还有国医大师李士懋有关脉诊的书籍。

二是我在医院工作多年，摸脉机会多多，研学中医后尤其对妊娠脉、肿瘤患者的脉、脏器切除患者的脉、危重患者的脉、濒临死亡患者的脉象一直探索。

三是我曾参加了扶阳脉诊学习班，老师手把手带教分组培训，其间也私自分别请二位带教老师给我摸脉，记录下来并不完全一样。

四是我跟诊一些门诊量颇大且疗效显著的名中医，发现他们并不在脉诊上下很大的工夫，但丝毫不影响他们出方的有效性。

《难经》讲："望而知之谓之神，闻而知之谓之圣，问而知之谓之工，切而知之谓之巧。"就是给中医望、闻、问、切这四种诊断方法，排了一个技术难度。大家觉得很神奇的切脉法，只是最末等的手段罢了。中医也有"舍脉从证"一说。

五是我曾参加过沈氏女科培训班。沈氏女科流传至今已600余年，沈氏女科经验是：舌定寒热，脉定虚实。他们重视舌诊，淡化脉诊。这恰恰适合我这样的西学中人员。

西学中人员的优势是辨病，对中医脉诊缺乏童子功。不是专门搞脉诊研究的，在脉诊上花太多时间和力气，是得不偿失。因为中医需学习的内容太多。现在很多病症不是诊断方面的问题，是疗效不好的问题。在疗效上下功夫，比单一在脉诊上沉醉，视野更开阔。

沈氏女科讲脉定虚实，实际患者的言谈举止方方面面，如语气、体态、行为、气息都透着虚和实，如林黛玉看一眼就知是虚、郁，肯定脉弱；张飞一瞪眼便知是实，肯定脉强。视频望诊问诊能弥补不能摸脉的不足。"望而知之谓之神"，真乃名言。

当然能面对面望诊、闻诊、摸脉更好，不是患者来不了吗？对一些路途遥远或不方便来院如疫情阻隔来不了医院的患者，隔空视频网诊有其自身优势；只需相关医疗单位再优化一些网诊流程，完善一下远程支付即可，届时此项诊疗可更好地服务于社会，患者在家就可以享受到好的中医师的饮食生活系列指导和送中药上门的服务。

相比于西医，中医更适合网诊。天佑中华有中医，中医助力健康，中医让生活更美好！

第四节　肿瘤治疗思考

一、肿瘤话聊

多年的西医学习让我一直认为西医的规范和指南是治疗肿瘤的标准。手术、放化疗、免疫治疗，能上则上。至于中医，西医的招数用完了确无好法了才想到，最后是"有枣无枣打一杆"。2019年我去杭州拜访了一位肿瘤治疗方面的中西医结合专家，看到众多肿瘤患者多有好的治疗效果，赞叹不已。又联想到最近几年，哪怕到国内顶级医院治疗的肿瘤患者的最终结果，令人唏嘘不已。

我们医务工作者和患者家属，多认为得了肿瘤应是积极治疗的，能手术则手术，能化疗则化疗，能放疗则放疗。假如我们去了几家医院，找了几个专家，当医院专家意见都统一时，自然我们是同意专家的意见。当专家意见不一致时，我们往往本能地向有一线希望去想，如手术可做可不做，放化疗可做可不做，常常尝试去做。

肿瘤发病机制目前并未研究明白，手术、放化疗仍在完善当中，且其对人体的损害程度是很大的。我们的建议是当众多专家意见不一致时，采取一票否决的观点，即可做可不做的，不做；要做的，是必须做的。我们常说，杀敌一千，自损八百。问题是肿瘤治疗不是这个算法，我们往往是杀敌一千，自损全部。这就引出了一个话题，不适合手术、不适合放化疗的患者就坐以待毙吗？显然不是。肿瘤患者的治疗我们有很多可以做，譬如中医。

我是西医外科出身，手术治疗肿瘤我是主张的，回忆以往的手术结果，中早期肿瘤患者手术多有好的效果，有相当多的患者可以延年。对于中医我们过去认识上有偏见，应该是中医治疗贯穿肿瘤治疗全过程，如果手术、放化疗是一票否决的话，中医是全程参与，每位患者都应享受中医的呵护。

中医和患者交流病情，比西医含蓄得多，中医摸脉带给患者的是希望，西医检查结果出来后病家表现的是惆怅。中医关注人的整体，专科医生难免以偏概全，找个中医评价一下体质状态，总体把握一下，不是很好吗？有专家讲，肿瘤患者只要胃口不败、精神不衰、体重不减，肿瘤就好治，临床工作中也确实如此。恰恰中医在此三方面可以有所作为，尤其中医顾护胃气，调理脾胃，是强项。

中医和传统文化同根同源，一脉相承，认为生和死是一对，即出生入死，既然死亡是必然的，你怕什么。孔子讲"不知命，无以为君子"，意思是"不懂得天命，就不能做君子"。我们当今是，太贪生怕死。我国有一位著名的医学大家讲，假如要选择一种病死亡，他愿意选择肿瘤。理由是，肿瘤查出后有相当一段时间你可做决策，可来安排一切。患心肌梗死太突然，来不及交代。患中风，又太受罪，包括自己和家人，对社会拖累也大，也交代不清。

患了肿瘤是给你的生命预留出一定时间的，可我们的选择是明明不可为而多有为，总想抗争，为了多活那几个月，动用了一切力量，自己受了罪，家人陪着累。倒不如像有的专家所讲，"留下一点钱，奉献给社会"，更有社会意义。

二、中药治肿瘤

1. 中药能治肿瘤吗？

中药能治肿瘤？不用你怀疑，若放在十年前，打死我也不相信。我认为：医院外科医生能治，肿瘤科医生能治，你中医先生算老几？尤其民间医生，即使找你的人很多，我也不相信，好了也是你运气好、碰上的。我大医院手术、化疗、放疗那是治肿瘤的，治好了水平高，治不好病是你的寿限到了，至于去看中医包括民间中医，那是在西医西药无效无法后，是"有枣无枣打一杆"。

前几年自己的亲人患了肿瘤，身边的一些同事和朋友患肿瘤的多了起来，其间亲身经历并耳闻目睹了一些，感觉到肿瘤治疗有些方面是不大对劲了。我一直在当地县医院工作，刚毕业那几年当外科助手，看到在手术台上被胸科专家们打开胸腔发现患者肿瘤转移已不能切除的情况，专家们只是取块活检手术结束，和家属交代病情实情，次日查房和患者交流手术顺利，患者面露感激之情，我们一脸的无奈。患者拆线出院回家，有点不舒服只是输点青霉素类抗生素，主任查房说回家上山掀几个蝎子（沂蒙全蝎是山东道地药材）吃，吃些鸡蛋、麦乳精、饼干、桃酥之类补补，也发现半年之内未见有几个死亡的，活一年以上的也不少见，见吃嘛嘛香的活得更长些。

倒是近几年，高级别的肿瘤医院出的方案，也完成了手术、化疗、放疗、免疫四项全能治疗，家庭保障也给力，结局却不尽人意，很多不到一年，有的半年多一点，就拜拜了。我的亲戚马某，男，38岁，北京某机关工作人员，查出肺癌，在高级别的肿瘤医院确诊并接受顶级专家制订的治疗方案，仅仅七个月就走到了生命的尽头。我的姐夫郭某，72岁，查出肺癌并在国内肺癌主委单位的肿瘤医院住院规范治疗，活了差一周就是一年的时间。

不幸的是就在姐夫去世后不久，母亲81岁查出了肺癌，有转移已不能手术，吸取上述教训，在服用靶向药一个月复查治疗无效后，果断放弃抗肿瘤治疗，由两位姐姐陪伴老人，吃玩俱应，该吃的该喝的都做了，除了取活检住院三周，临终前住院一个半月，大部分时间老人行为正常、生活自理。而我那两位亲人，一个七个月的时间几乎全在医院里，一个有2/3的时间在住院。我毫不怀疑这些顶级医院顶级医生们的医疗水平，我也毫不怀疑他们的医德，我也很佩服这现代化的先进设备。可有一点我没弄明白，都是按照最新的指南来的，怎么结果就这么不令人满意呢？

有一句话：有时会治愈，常常去帮助，总是在安慰！我们在安慰和帮助上出了问题。我们在没有好法好药的时候，安慰是最好的一剂良药，要不设置对照组的安慰剂怎么就总是有效果呢？帮助也是一剂良药，安慰和帮助能激发善心，鼓舞斗志，提高免疫力。

不能治愈的疾病面对患者恰当地表达是很重要的。从就诊模式看，中医摸脉给患者带来的是希望，西医检查患者表现出的是惆怅。再就是，对肿瘤这道多选题，我们做得有点急。手术、化疗、放疗是可选项，中医是必选项。也就是说肿瘤手术、化疗、放疗可做可不做的、意见不一致的，建议不做；中药可吃可不吃的建议吃。我们防治肿瘤的路仍很漫长，路上中西医要携手肩并肩作战！路漫漫，我们将上下而求索！

2. 查出了肿瘤，待手术期间不要错过中医治疗

生活中发现一个现象，有条件的患者在当地初步拟诊得了肿瘤后，家人的想法是怎样联系去上级医院继续检查并等待最终检查结果及专家会诊意见，等待住院手术、放化疗等。

若去北京上海等条件好的大医院，即使有熟人联系住院等待时间短则5～7天，长达半月之久，住上院还有一系列检查，真正开始手术放化疗基本是在从动念去上级找名院名家治疗十天半月以后，这十天半月多的时间里是中药介入最好的时机，却常常被患者家属及医生所忽视，笔者近几年注意观察这一现象并着手中药早期介入这一命题。

（1）中药早期介入可以调理患者的体质。肿瘤患者多体质偏颇，且有许多生活不良习惯，好的中医一眼便把你看穿，但好在中医看破不说破，西医则不然直至查破查穿。若患者早期看到了肿瘤转移的检查报告，胆小的多是心理崩溃，食水难咽，有的甚至从此一命呜呼！中医则会用恰当的语言及时劝诫你的不良生活习惯。易患肿瘤患者的体质多是气郁质、气虚质、痰湿质、血瘀质，对体质调理中医是强项。

（2）中药早期介入可改善患者的症状及功能。患者多因有不适症状就诊，一查患了肿瘤，这时中药早期介入效果非常好，有时用上中药后症状

会立即改善，患者甚至感觉我好了，不可能是肿瘤。可我们常常是在等待检查、等待住院、等待手术中错失中药早期介入的机会，症状改善、功能改善对疾病下一步的治疗有很大的帮助，尤其胃肠功能的改善。有专家讲得了肿瘤，只要胃口不败、精神不衰、体重不减，就好办。

（3）中药早期介入可以抑郁肿瘤细胞的增殖。肿瘤细胞有静止休眠期、活跃增殖期，有症状就诊查出肿瘤的患者，其肿瘤细胞在增殖活跃期，趁其不备用上有抗肿瘤作用的中草药、虫类药，可即时抑制肿瘤细胞的分裂增殖，为下一步检查治疗赢得宝贵时间，即使手术放化疗时间拖后亦无大碍；否则，白白浪费错失这一时机实在太可惜。

（4）中药早期介入有助于缓解患者心理压力。反复去医院检查给患者带来巨大的心理压力，我们都知道等待的滋味是不好受的，常人如此何况身患绝症的患者，及时找一个可靠的中医把脉诊病出方服上中药，面对面答疑回应患者关切的问题，中医术语颇多，回旋空间大，和患者交流简单、易懂，无恶性语言刺激。比西医的直白好得多：如做完检查，大夫问你和谁一起来的？叫你亲人过来，你在外面等一下。这一等不要紧，即使查无大碍，吃饭时你是没有食欲了。

（5）中药早期介入可以有利于后续的手术治疗。中药事先调理了患者的体质、改善了患者的症状及系统器官的功能，有充足的时间选择治疗方案，在身心状态良好的情况下接受手术，术后并发症也少、功能恢复得也快，术后复发率也低，何乐而不为呢？

举例：陈某，男，60岁，公司管理人员。两年前因腹痛、肠梗阻入住县医院外科，肠镜示结肠肿瘤晚期，B超及CT均示肝转移。先输液并中药灌肠缓解肠梗阻，肠梗阻缓解后中药内服并去上级医院待手术，术后继续中药内服并低剂量化疗，患者整个治疗过程恢复顺利，至今已两整年。半个月前复查一切指标均正常，自我感觉良好，现自驾车旅游走四方。

第五节　成药成方辨识知用

　　生活中身体若出现不适，若不是那种危及生命的重症，如心肌梗死、脑中风、呼吸困难、难以忍受的疼痛、出血、气管异物、外伤骨折等需医院紧急处理的疾病，最简捷的处理方式还不是去医院，因为现在的医院也是人满为患。通过新型冠状病毒肺炎疫情我们看到了，北京大医院急诊需等三四个小时，优化流程后也需一两个小时，所以家中若是有相应的中成药，即便家中没有，小区外药店林立，咨询一下懂中医的医生先用点中成药，指导一下饮食起居、注意事项，那是最快也是最简便的处理方式。尤其有手机视频可以中医网诊，感觉手机视频网诊、药店取药或送药上门这种形式，非常方便于患者，对医院门急诊也可减轻工作量，且从反馈看效果非常好。新型冠状病毒肺炎疫情暴发，我用微信指导了数百例患者服药，彰显了手机微信和中成药应用的价值，现重点谈谈怎样用对中成药。

　　先拿应对新型冠状病毒肺炎疫情说事，若家中事先备好这几种中成药或汤剂，且能做到早期服用，基本不会出大的问题。三种中成药：荆防颗粒，双黄连口服液，小柴胡颗粒。高热、头痛、咽喉肿痛、项背痛、全身痛患者，当地中医院多有已制好成袋的柴葛解肌汤和银翘散加味方（山东省新冠治疗1号方），咳喘患者服用清肺排毒汤，若没有事先熬好的就取药自己熬。

　　服用方法：怕冷受寒吃荆防，晨起咽干来双黄（连），忽冷忽热小柴胡，咳喘胸闷排毒汤。双黄连口服液（或其他剂型）没有可以用银黄口服液、蓝芩口服液、蒲地蓝口服液、银翘解毒片或金银花颗粒、大青叶颗粒、板蓝根颗粒中的一种替代。荆防颗粒没有可以生姜、葱白带须、紫苏、红糖煮水热饮出汗，或紫苏梗煮温热水泡脚泡至身上微微出汗。咳嗽黄痰可以用几天抗生素。连花清瘟胶囊适合热性体质、咳喘患者（头大脖子粗、口臭便秘、舌苔黄厚腻者），寒性体质禁用（体质瘦弱、平时怕风怕冷、腹凉腹泻、舌淡苔薄白者）。

这里面有一个阴阳、寒热、表里、虚实辨证问题。譬如普通感冒：受风寒诱发的为风寒感冒，为寒证、阴证，阴证阳治，寒则热之，用热性药物，如荆防颗粒、葛根汤颗粒等，如家中中药也不全，可多喝热水，电热吹风对准大椎穴劲吹至发烫汗出或捂被喝热水出汗，即可将寒邪祛除；感咽喉不适疼痛并不恶寒还怕热者为风热感冒，为热证、阳证，阳证阴治，热则寒之，用双黄连或银黄口服液等寒凉药；夏天外感风寒、内伤湿滞为暑湿感冒，用藿香正气水。

外感这一类疾病有一个传变过程，若能早期用对中成药，把问题扼杀在摇篮当中，能减少后来的诸多并发症，遗憾的是患者及家人或有的医护人员不重视感冒的早期处理。我和我的家人，还有信任我的朋友都有体验，对外感病早期处理简单有效，用中成药治疗成本低、不良反应少，符合身体代谢排毒规律，维护人体气血、内脏和谐平衡，能激发人体免疫力，身体自然易恢复健康。今重点就治疗感冒的常用中成药和骨科用中成药谈一谈。

一、感冒常用中成药和中药汤剂

1. 荆防颗粒

荆防，荆防，我爱你，就像老鼠爱大米。别弄错了，它不是一人名，它是中药荆防败毒散制成的颗粒剂，简称荆防颗粒。

看我爱到什么程度，床头上，书柜里，车里，门诊室里，手提包里，身上兜里都有几包，不小心受风寒了哆嗦了一下、喷嚏了一下、咽喉一不舒服，随即开包用开水冲上，喝上甜甜的、暖暖的，定静一下神，身上热汗微微，工作生活依旧，如此行为竟然使我近十年来就没正式感冒过。

荆防颗粒组成源自荆防败毒散，荆防败毒散出自《摄生众妙方》，为解表剂，具有疏风解表、败毒消肿、祛痰止咳功效，主治外感风寒湿邪，症见外感风寒初起、恶寒发热、鼻塞流清涕、头痛身痛、胸闷咳嗽、痰多色白、苔白脉浮等。

荆防败毒散组成：荆芥、防风、羌活、独活、柴胡、前胡、枳壳、茯苓、桔梗、川芎、甘草。

方中以荆芥、防风为辛温解表之君药，这两味药解表的力度比较温和，不像麻黄那样峻猛。羌活、独活辛温解表的同时又有祛湿止痛功效，柴胡、枳壳在这里有宣发气机之用，头痛特别厉害，再加川芎活血祛风止痛，前胡、桔梗宣畅肺气以祛痰，茯苓利湿，甘草调和诸药。诸药协同作战，共奏解表祛邪之功。

总之，这是治疗风寒感冒很好的方子，往往在感冒初期，牢牢把握以下适应证，即可大胆应用。

再强调一下适应证：① 怕冷，全身疼痛，乏力；② 鼻塞、流清鼻涕；③ 发热或不发热，无汗；④ 头痛厉害，头胀明显；⑤ 咳嗽、咳白痰；⑥ 苔薄白、脉浮紧。

对于风热感冒，不宜用荆防颗粒。应用荆防颗粒前，最好咨询中医师。

2. 双黄连口服液

一提起双黄连，很多人甚至包括西医医生都认为方中有黄连，其实方中没有黄连成分。方名中的"双"指的是"双花"即金银花，金银花开花过程中花颜色呈现由银白色向金黄色过度的两个阶段，故金银花又名"双花"；"黄"指的是黄芩；"连"指的是连翘。为此，我曾专门去平邑县金银花种植基地参观过，平邑县金银花是沂蒙道地药材。

双黄连是由金银花、黄芩、连翘组成，具有疏风解表、清热解毒功效，用于外感风热所致的感冒，症见发热、咳嗽、咽痛。市面常见剂型有口服液、颗粒剂、片剂、注射液等。

方中金银花味甘性寒，芳香疏散，善散肺经热邪，又可清解心胃之热毒，故为君药。黄芩苦寒，长于清肺热，并能清热燥湿，泻火解毒；

连翘味苦，性微寒，既能清热解毒，又能透表达邪，长于清心火而散上焦之热，二药共为臣药。全方配合，药少而力专，共奏疏风解表、清热解毒之功。

本品适用于风热感冒。症见发热、微恶风、汗泄不畅、头胀痛、鼻塞、流黄浊涕、咳嗽、舌红、苔薄黄、脉浮数等症。上呼吸道感染、流行性感冒、支气管炎、肺炎、扁桃体炎、小儿肺炎、咽炎及热毒壅盛引起的口腔炎等多可选用其治疗。

举例：2021年春天我们夫妻参加了朋友的一次晚宴，我次日晨感咽喉不适，当即口服了一支双黄连口服液，又随身带着一支上午上班时喝掉，后咽喉无异常感觉，午饭正常吃，后一切正常。媳妇则不然，虽晨起也有咽喉不适的症状但未重视也未服用，后症状渐加重、口唇起疱，迁延一周余才痊愈，这次经历使她成了彻底的中医粉。可见双黄连对病毒感染是有效果的，体外实验也证实双黄连对病毒、细菌有抑制作用。

双黄连不适合于风寒感冒，应用中药前最好咨询一下中医师。

3. 银翘解毒片

记的上大学期间感冒头痛发热咽喉痛去校卫生室，校医给的中成药是银翘解毒片，西药是大白药片APC（即复方阿司匹林），咽喉肿痛严重、咳嗽咯黄痰还会给复方新诺明，一般三五天就好了，很少有转成肺炎的。那时，我们对银翘解毒片并不了解，只知常用APC退热，复方新诺明消炎。

学中医后知道银翘解毒片源自银翘解毒散，出自《温病条辨》，组成如下：金银花、连翘、桔梗、薄荷、竹叶、荆芥穗、淡豆豉、牛蒡子、甘草。功效：辛凉透表，清热解毒。用于治疗风热感冒，症见发热头痛、口干咳嗽、咽喉疼痛、小便短赤者。

方中重用金银花、连翘为君药，既有辛凉解表、清热解毒之功，又具有芳香辟秽之效，在透解卫分表邪的同时，兼顾了温热病邪多夹秽浊之气的特点。薄荷、牛蒡子味辛而性凉，疏散风热，清利头目，且可解毒利咽；荆芥穗、淡豆豉辛而微温，助君药发散表邪，透热外出，此两者虽属辛温，但辛而不烈，温而不燥，与众辛凉药配伍，可增辛散透表之力，为臣药。竹叶清上焦热，桔梗宣肺止咳，同为佐药。甘草既可调和诸药，护胃安中，又可和桔梗清利咽喉，为佐使药。诸药并用，共奏辛凉解表、清热解毒之功。

这个药是风热感冒的代表方，治疗风热感冒咽喉肿痛有效。应用中成药前最好咨询中医师。

一定要注意：风寒感冒患者不适合应用它，也就是表现为恶寒重、发热轻、无汗、头痛、鼻塞、流清涕、喉痒咳嗽的患者不要用，这类患者适宜用荆防颗粒。

4. 小柴胡颗粒

四十岁之前知道小柴胡汤这一中药复方，但一直未用过，也不清楚它能治什么病，包括它能治感冒我也不知道，倒是小时候感冒高热不退肌注过柴胡注射液。

研学中医后开始重视并应用起来，真的没有想到它的临床效果是如此之好。七年前，我老家邻居的闺女，后出嫁到外乡，年龄已近七十的她来找我看病。她曾在当地做过一些检查身体没大毛病，症状就是怕冷怕风、寒热往来、胸胁苦满、爱生小气、睡眠不好、饮食无味，曾吃过多种西药无效果。这种情况已间断持续三十余年。她指着身边一个三十多岁的小伙子说，就是生他之后他奶奶喊我晨起推磨，月子里落下了这个毛病。我毫不犹豫地提笔开了小柴胡汤七剂。七天后娘俩又来了，见面说多少年来没这么舒坦过，要求再取七剂，用的都是中药颗粒剂。这是我第一次用经方小柴胡汤。他们走后我找出经典认真研读直至深入脑中，后来我也用小柴胡颗粒治疗感冒。

小柴胡汤，出自《伤寒论》，组成如下：柴胡24 g，黄芩9 g，人参9 g，半夏9 g，炙甘草9 g，生姜9 g，大枣（擘）4枚。为和解剂。具有和解少阳之功效。主治伤寒少阳证，症见往来寒热，胸胁苦满，默默不欲饮食，心烦喜呕，口苦，咽干，目眩，舌苔薄白，脉弦者；亦可治热入血室证，症见妇人伤寒，经水适断，寒热发作有时；还可治疗黄疸、疟疾及内伤杂病而见少阳证者。临床上用于治疗感冒、流行性感冒、疟疾、慢性肝炎、肝硬化、急慢性胆囊炎、胆结石、急性胰腺炎、胸膜炎、中耳炎、产褥热、急性乳腺炎、睾丸炎、胆汁反流性胃炎、胃溃疡等属邪踞少阳，胆胃不和者。

现在市售有颗粒剂，应用非常方便。2021年秋季，几个朋友去临沂出发准备吃晚饭时，同行的有一个女性王老师精神萎靡地说自己可能感冒了，不舒服头晕咽痛想呕，且还是行经期。我嘱张口望舌苔薄白，摸脉弦滑，我说可以去药店买小柴胡颗粒吃，一友人准备外出购买时，有人想到了网购。五分钟后，一快递小哥敲门问谁订的药？我问怎么这么快？小哥说药店在沿街拐角200米处，下单后就送来了。我嘱抓紧先冲一包喝上，喝点热水上车先休息一会。

一小时后喊她吃饭，说轻多了，吃了一碗鸡蛋面。我们回去的路上嘱回家再喝一包，明晨再喝一包。次日晨王老师微信说好了还喝否？我说再喝一包吧。她上午给学生上课去，后未反复。这就是中医小柴胡汤的力量。

这药对症行经期是可以服用的。禁忌是：因柴胡升散，黄芩、半夏性燥，故阴虚血少者忌用。用前最好先咨询中医师。

5. 葛根汤颗粒

葛根汤是我近年来用于治疗风寒型颈椎病的主方。《伤寒论》讲："太阳病，项背强几几，无汗恶风，葛根汤主之。"由葛根汤经喷雾干燥法处理制成的颗粒为葛根汤颗粒。

葛根汤组成：葛根、麻黄、桂枝、芍药、生姜、大枣、甘草。有发汗解表、生津舒经功效。临床用于风寒感冒，症见：发热恶寒，鼻塞流涕，咳嗽咽痒，咯痰稀白，无汗，头痛身痛，项背僵紧不舒，苔薄白，脉浮紧。

在全国新型冠状病毒肺炎疫情封控尚未全面放开前，此药在药店多有存货，2022年底全面放开后仅几天时间，感冒退热药曾被抢购一空，也包括葛根汤颗粒。咨询阳了身体不舒服的电话不在少数，我问有什么不适感觉，说发热怕冷头痛、项背疼痛，我问家中有什么中成药，回答有葛根汤颗粒，嘱赶紧冲上两包趁热喝下，没有该药的可用荆防颗粒替代。若咽喉不适可以配合双黄连口服液或银黄口服液，蓝芩口服液或板蓝根颗粒亦可。

后电话回访服葛根汤颗粒的一位患者，当时发热至39℃、项背全身酸痛，诉服用一天后病情就轻了不少，三天后症状基本缓解，五天时已恢复正常。

葛根汤除了应对风寒感冒外，治疗风寒型颈椎病也有佳效。未学中医前，我脑子里根本无这一说，熟读《伤寒论》后才悟出它的价值。

6. 藿香正气散与夏季感冒

对于感冒，中西医的治疗思路和方法是完全不同的。西医在一年四季治感冒用药差距并不大，而中医则非常重视节气气候对人体的影响，思路和出方随季节特点而有明显不同。

即使是夏季，夏至前和夏至后也不同，夏至前的热是干热，夏至后的热是湿热。夏至以后的节气特点是热加湿，也就是中医讲的湿热或暑湿，这类节气人体发病外部环境的共同特点就是暑湿。

所以夏季感冒，又称为暑湿感冒。暑湿感冒与其他季节发生的感冒治疗上有明显的不同。暑湿感冒的治疗有一张知名度颇高的方，那就是藿香正气散，市售的藿香正气水就出自藿香正气散。

藿香正气散组成：白术、陈皮、半夏、桔梗、大腹皮、广藿香、紫苏、白芷、甘草、茯苓、厚朴、生姜、大枣，有解表化湿、理气和中之功效。

主治外感风寒，内伤湿滞证，症见恶寒发热，头痛，胸膈满闷，脘腹疼痛，恶心呕吐，肠鸣泄泻，舌苔白腻等。临床常用于治疗急性胃肠炎或四时感冒属湿滞脾胃、外感风寒者。

举例：王某，女，60岁，某机关工作，退休。2018年暑湿季节感冒，低热乏力半月，脘腹胀满，下肢轻度肿胀，尿蛋白（++），曾门诊输液抗生素治疗未见好转，求诊于中医。中医诊断为暑湿感冒，予中药藿香正气散汤剂5剂，服完5剂后症状明显好转，查尿蛋白正常，继5剂后已经一切正常，随访两年，身体正常。

蚊虫叮咬皮炎或脚气、汗疱疹，可以用藿香正气水涂抹。不能服用的小儿，可用藿香正气水脐疗。

7. 清肺排毒汤

"疫情肆虐人慌慌，西药研发渺茫茫；清肺排毒汤问世，瘟君不再称魔王。"

话说在2019年底，武汉地区流行了一种特殊的肺炎，具极强的传染性，一旦密切接触极易感染。得病的重症患者中，有的往往发病迅速，因肺炎、呼吸衰竭而死亡。专家研究发现该类人群感染的病原体是一种先前未在人类中发现的新型冠状病毒，由该病毒导致的肺炎，称为新型冠状病毒肺炎。

感染病毒明确了，遗憾的是人类对这病毒感染除了预防外，对因这病毒感染导致的肺炎患者除了呼吸支持、抗生素激素维生素、免疫制剂、营养支持外，对这类病毒性传染病，西医并没有好的治疗方法。

当代的中国，极度开放也开始回归。伟人讲：洋为中用，古为今用。西方的技术可以吸取，古代的经验也可借鉴。中医中药治疗传染病这一似乎被当今社会遗忘了的瑰宝，又重新被挖掘出来。

深埋地下谁当宝，献艺人间竟是真，中药清肺排毒汤来了。当时央视的《新闻联播》报道：世界卫生组织承认中医药能有效治疗新型冠状病毒肺炎，清肺排毒汤豁然醒目地出现在屏幕中。

清肺排毒汤是由中国中医科学院特聘研究员葛又文根据新型冠状病毒肺炎的核心病机，结合《伤寒论》中的方剂创新化裁而成。处方组成如下：麻黄9 g，炙甘草6 g，苦杏仁9 g，生石膏15～30 g（先煎），桂枝

9 g，泽泻 9 g，猪苓 9 g，白术 9 g，茯苓 15 g，柴胡 16 g，黄芩 6 g，姜半夏 9 g，生姜 9 g，紫菀 9 g，款冬花 9 g，射干 9 g，细辛 6 g，山药 12 g，枳实 6 g，陈皮 6 g，藿香 9 g。水煎服，每天 1 剂，分早晚两次，饭后半小时温服。

清肺排毒汤有宣肺止咳、清肺化痰、祛湿排毒的功效，可用于治疗新型冠状病毒感染的肺炎轻型、普通型、重型患者及普通感冒和流感患者，在肺炎危重症患者中也有应用的机会。

据报道该方剂治疗新型冠状病毒肺炎有效率很高。由于我不是一线救治人员，头两年基本接触不到新冠病毒感染患者，用该方治疗新冠病毒肺炎的经验都是间接经验。2020 年初县内最早的几例新冠病毒感染者，我们用的是连花清瘟胶囊和三仁汤。

这张中药方问世以后，我们早期虽没有给新型冠状病毒患者应用的机会，但用这方治疗发热、咽喉肿痛、普通感冒患者，用其治疗发作性的哮喘病患者或西医西药治疗效果不佳的肺炎患者，效果很好。

清肺排毒汤来源于中医经典方剂组合，共 21 味药，包括麻杏石甘汤、射干麻黄汤、小柴胡汤、五苓散等。

麻杏石甘汤：麻黄、杏仁、石膏、甘草。

射干麻黄汤：九味药，即射干、麻黄、细辛、款冬花、紫菀、半夏、五味子、大枣、生姜。组方中去掉了易恋邪的五味子、易壅滞的大枣。

小柴胡汤：七味药，即柴胡、黄芩、半夏、人参、甘草、生姜、大枣。组方中去掉了可能滞邪的党参、大枣。

五苓散：茯苓、猪苓、泽泻、白术、桂枝。

方中又合用了山药、枳实、陈皮、藿香。山药虽能益气，但非大补之药，既无助邪之虞，又合顾护胃气之旨，同时防范祛邪药辛散苦寒伤正；枳实宽中下气，暗合吴又可达原饮之溃邪下达之意；陈皮、藿香共奏理气、醒脾、化痰之效。

国医大师孙光荣分析，全方是四个经方组合而成的全新复方，辛温又配辛凉，甘淡又芳香，多法齐下，共同针对寒、热、湿、毒、虚诸邪，共奏宣肺止咳、清热化湿、解毒祛邪之功效。全方重点在疏不在堵，凸显给邪气以出路，而不是旨在围堵、对抗、棒杀毒邪，能够使得毒热之邪从肺卫宣泄而去，湿毒之邪从小便化解而去。故名之曰清肺排毒汤。

抗疫探索阶段，通过该方分析，并结合临床疗效有效率为90%的数据支撑，清肺排毒汤的普适性与显效性确实毋庸置疑。国医大师孙光荣当时建议将该方列为此疫治疗的核心方药，尽快在抗疫临床第一线推广应用。我们应用于临床常见的呼吸道疾病亦显出其良好的治疗效果。

我们临床应用的患者，多咳嗽、发热、咽喉肿痛、喘憋、胸闷压气、血白细胞计数高、舌质暗红、苔白或黄腻，脉弦滑。

心中有大法，笔下无死方。中医讲辨证论治，当时我们深深地期待一线临床工作者能用活这张方，更好地战胜疫情，也更好地服务于呼吸道感染患者。

8. 连花清瘟胶囊

新型冠状病毒肺炎疫情发生后，若提一个家喻户晓的中成药，非连花清瘟胶囊莫属了。我结识连花清瘟胶囊是有渊源的。2008年的夏天，我县某中学暴发甲型H1N1流感疫情，我带队和急诊科的赵副主任第一时间进住，校园实行封闭管理。当时随行所带的治疗流感的中成药中数量最多的就是连花清瘟胶囊，我们让有发热恶寒、头痛、鼻塞流涕、咳嗽、咽干咽痛、全身肌肉酸痛等症状的流感患者口服该药。我们的团队也认真记录患者的症状及转归时间，疫情结束后我们把使用连花清瘟胶囊治疗甲型H1N1的经验进行了总结，并发表在《中外健康文摘》杂志上。

连花清瘟由吴以岭院士2003年为治疗SARS病毒感染研发，成为非典中为数不多的被证明有效的药物。如果说那次疫情的暴发使我知道并应用连花清瘟胶囊，后来对中医的学习使我对连花清瘟组方和临床应用后效果的反馈更加关注。

吴以岭院士我是知道的，了解的渠道是《健康报》，二三十年前他经常在《健康报》上发表络病方面的文章。当时，人们对络病这一提法还没有深刻的认识，我喜欢探究新鲜事物，吴以岭这个名字便深入了我的脑海中，还有从事中医药治疗烧伤研究的徐荣祥医生。

吴院士有深厚的中医基础，对络病研究非常执着，他的成功是努力＋天赋＋机遇。根据络病理论吴院士研发了许多中成药并广泛应用于临床，如通心络胶囊、参松养心胶囊、芪苈强心胶囊、养正消积胶囊等。

连花清瘟胶囊由以下中药组成：连翘、金银花、炙麻黄、炒苦杏仁、石膏、板蓝根、绵马贯众、鱼腥草、广藿香、大黄、红景天、薄荷脑、甘草。

功效：清瘟解毒，宣肺泄热。用于治疗流行性感冒属热毒袭肺证，症见：发热或高热，恶寒，肌肉酸痛，鼻塞流涕，咳嗽，头痛，咽干咽痛，舌偏红，苔黄或黄腻等。

方中金银花、连翘清热解毒，为君药；炙麻黄宣肺散寒，苦杏仁降气止咳，石膏清解肺热，合为臣药；板蓝根、绵马贯众、鱼腥草清热解毒，薄荷疏散风热，广藿香和中祛湿，大黄通里泄热，红景天清肺止咳，共为佐药；甘草益气和中，调和诸药，为使药。全方合用，共奏清瘟解毒、宣肺泄热之功。

连花清瘟是运用中医络病理论探讨外感温病及瘟疫传变的规律及治疗研制出的创新中药，该药融汇了三朝名医治疗疫病的用药精华，以汉代张仲景《伤寒论》中专治疫病的麻杏石甘汤与清代吴鞠通《温病条辨》中专治疫病的银翘散化裁，汲取明代吴又可《温疫论》治疫病用大黄经验。该药还创新性应用红景天，可增强患者免疫力，提高抗病康复能力，并加入了芳香化湿避秽的广藿香。

方中涵盖了麻杏石甘汤、银翘散、达原饮三个常用方的影子。我常以该方为基本方，再加黄芩、柴胡、半夏、生姜等，就有了大、小柴胡汤的意思，临床效果更加明显。

连花清瘟整体药性偏寒，药物说明书讲，不适合风寒感冒。该药适用于有流感症状且舌偏红、苔黄腻、脉弦滑、便秘等症状的患者。不建议苔薄白脉弱、便溏等及寒性体质患者应用。

连花清瘟胶囊与清肺排毒汤都是治疗新冠的药物，是国家认定的治疗新型冠状病毒感染的"三药三方"。我个人的经验是清肺排毒汤适应证似乎更宽泛些，寒热性体质均可，小剂量作预防应用亦可。连花清瘟胶囊是治疗药，不建议作预防药使用，治疗上适用于热性体质有症状的患者，再次强调风寒感冒患者不适合用。

二、骨科常用中成药和中药汤剂

1. 腰痹通胶囊

腰痹通胶囊是骨科门诊常开的中成药，由三七、川芎、延胡索、白芍、牛膝、狗脊、熟大黄、独活，具有活血化瘀、祛风除湿、行气止痛之功效。主治血瘀气滞、脉络闭阻所致腰痛，症见腰腿疼痛，痛有定处，痛处拒按，轻者俯仰不便，重者剧痛不宜转侧，或腰椎间盘突出症见上述症状者。

该中成药为理血剂，主治血瘀证，对症见舌质紫暗、脉紧涩、便干者效佳。

2. 腰痛宁

腰痛宁，是骨科门诊常开的治疗腰腿痛、腰椎间盘突出症的中成药。组成如下：马钱子粉、土鳖虫、川牛膝、甘草、麻黄、乳香（醋制）、没药（醋制）、全蝎、僵蚕（麸炒）、苍术（麸炒）。该药有消肿止痛、疏散寒邪、温经通络之功效。主治寒湿瘀阻经络所致的腰椎间盘突出症、坐骨神经痛、腰肌劳损、腰肌纤维炎、风湿性关节炎，症见腰腿痛，关节痛及肢体活动受限者。服用方法：黄酒兑少量温开水送服。一次4~6粒，每日1次。

从腰痛宁组方及服用方式看，该中成药偏温性，为祛湿剂，适用于寒证、实证，也就是体力劳动者受寒、腰部急性劳损患者。

3. 筋骨痛消丸

在骨科门诊，对常见病腰腿痛患者用的中成药中有筋骨痛消丸，它原是河南洛阳正骨医院的院内制剂，后由于疗效认可在全国推广。这一中成药我用了近二十年感觉效果不错，不良反应也少，但临床还应辨证应用。

筋骨痛消丸由鸡血藤、丹参、香附、地黄、乌药、桂枝、白芍、秦艽、威灵仙、川牛膝、甘草11味中药组成。该药有养血荣筋、行气活血、通络止痛功效。主治损伤后期血虚瘀滞，症见患肢肌肉消瘦发硬、活动不利者。

从组方中药看，该方有桂枝汤的影子（桂枝、白芍、甘草），可解肌发汗调和营卫；含芍药甘草汤方，调和肝脾，缓急止痛；香附、乌药又名青囊丸，治一切气痛。还有活血化瘀药、祛湿药、补肝肾药，总体药性偏温，适合于寒性、虚弱体质患者。

4. 滑膜炎颗粒

滑膜炎已是常见病，尤其膝关节滑膜炎，而用来治疗滑膜炎的中成药就有滑膜炎颗粒。滑膜炎颗粒组成：夏枯草、女贞子、功劳叶、黄芪、防己、薏苡仁、土茯苓、丝瓜络、泽兰、丹参、当归、川牛膝、豨莶草等。该药有清热利湿、活血通络的作用，临床常用于急、慢性滑膜炎及膝关节术后的患者。

滑膜炎颗粒组成的中药多为寒凉药，它治疗的是滑膜炎的热证、实证，也就是说适用于膝关节肿胀疼痛、舌红苔黄、脉有力的患者，寒湿痹阻、脾胃虚寒患者是应慎用的。从八纲辨证讲，它适合阳证、热证、实证，不适合阴证、寒证、虚证。对证应用滑膜炎颗粒治疗滑膜炎效果是显著的。

滑膜炎的治疗以减少渗出、缓解疼痛和恢复功能为目的。中成药治疗滑膜炎具有疗效快、安全性高的优点，而滑膜炎颗粒是代表药物之一。滑膜炎颗粒治疗急、慢性膝关节滑膜炎效果显著，关键把握好阴阳寒热虚实辨证。

5. 尪痹片

尪痹片是治疗慢性腰腿痛常用的中成药，常配合其他治疗方法使用。主要组成：生地黄、熟地黄、续断、附子、独活、骨碎补、桂枝、淫羊藿、防风、威灵仙、皂角刺、羊骨、白芍、狗脊（制）、知母、伸筋草、红花。该药有补肝肾、强筋骨、祛风湿、通经络的功效。临床用于治疗肝肾不足，风湿阻络所致的尪痹，症见肌肉、关节疼痛，局部肿大、僵硬畸形，屈伸不利，腰膝酸软，畏寒乏力，或类风湿关节炎见有上述证候者。

它药性偏温，适合于寒性、虚性等阴性体质者。

6. 仙灵骨葆胶囊

仙灵骨葆是骨科门诊常开的中成药，由淫羊藿、续断、丹参、知母、补骨脂、地黄组成，有滋补肝肾、活血通络、强筋壮骨之功效。用于治疗轻度骨质疏松、骨质疏松症、骨折、骨关节炎、骨无菌性坏死等。

该中成药偏温偏补，适用于体质虚弱患者。

7. 身痛逐瘀汤

"名副其实有一方，有它无它不一样；若能识得阴阳理，不是住持亦方丈"，这顺口溜说的成方就是身痛逐瘀汤。

王清任《医林改错》中原方的组成：秦艽一钱，川芎二钱，桃仁三钱，红花三钱，甘草二钱，羌活一钱，没药二钱，当归三钱，灵脂（炒）二钱，香附一钱，牛膝三钱，地龙（去土）二钱。若微热，加苍术、黄柏；若虚弱，量加黄芪一二两。

用法：水煎服，每天一剂，分二次饭后服。

功效：活血行气，祛瘀通络，通痹止痛。

主治：痹病诸痛，包括气血瘀阻经络所致肩痛、臂痛、腰痛或周身疼痛等，日久不愈，舌紫暗或有瘀斑，脉涩弦者。

临床主要用于治疗坐骨神经痛、腰椎间盘突出症、肌筋膜炎、腰肌劳损、全身性肌痛、强直性脊椎炎、风湿性关节炎或类风湿关节炎、痛风、腰椎管狭窄症、外伤性肢体疼痛、膝关节滑膜炎、颈椎病、骨性关节炎、股骨头坏死、脑外伤后综合征、雷诺病、末梢神经炎、三叉神经痛等病症。针对疼痛也可用于痛经、带状疱疹、过敏性紫癜、神经性皮炎、结节性红斑、冠心病、心绞痛等。

方义：《实用方剂学》对此方的讲解精辟可参："此治瘀凝脉络，气血不能营养四肢百骸，风湿因而乘之法也。方从桃红四物脱胎，取其养血活血，所谓'治风先治血，血行风自灭'。去地黄、白芍者，以阴柔壅滞为虑也；加没药、灵脂，破瘀活血，利于气血之周流也；秦艽、羌活祛风而胜湿；牛膝、地龙通经络而利关节。以其标本兼顾，有制有节，亦法之善者也。"当归、川芎、桃仁、红花活血化瘀；没药、五灵脂化瘀止痛；秦艽、羌活、地龙祛风胜湿通络以利关节；牛膝益肝肾，引血下行；香附疏肝理气，调经止痛；甘草调和诸药。故全方可达行气活血、祛瘀通络、益肾除风、通痹止痛之功。

方歌：身痛逐瘀膝地龙，羌秦香附草归芎，黄芪苍柏量加减，要紧五灵桃没红。

我们的常用量：牛膝 10～20 g，地龙 10～20 g，羌活 10～20 g，秦艽 10～20 g，香附 6～10 g，炙甘草 6～15 g，当归 10～30 g，川芎 6～10 g，五灵脂 6～10 g，没药 6～12 g，桃仁 10～20 g，红花 6～12 g。黄芪 10～30 g，苍术 10～20 g，黄柏 6～12 g。

8. 独活寄生汤

独活寄生汤出自《备急千金要方》，由独活、桑寄生、杜仲、牛膝、细辛、秦艽、茯苓、肉桂、防风、川芎、人参、当归、芍药、生地黄、甘草 15 味中药组成。该方有祛风胜湿、通痹止痛、补益肝肾、益气养血之功效，并有镇痛、抗炎症反应、扩张血管、改善局部血液循环、增加脑血流量等药理作用。主治痹病之肝肾亏虚、气血不足证，症见腰膝疼痛，屈伸不利，喜温畏寒，或麻木不仁，足软乏力，舌淡苔白，脉细弱者。

此方应用于临床已有悠久历史，古今医家对其应用也积累了丰富的经验，笔者认为应用此方要掌握三个诀窍，可概括为"三宜三不宜"，特介绍于下。

（1）宜于虚不宜于实。独活寄生汤中补肝肾、益气血的药物占了一半以上，其偏补可治虚，因此宜用于有明显虚证或虚实挟杂证的患者，单纯的实证不能用。例如骨关节炎，其主要病机为肾虚、髓亏、骨弱，属于虚证，也可以兼挟外邪而成为虚实挟杂证，正符合独活寄生汤宜于虚的作用特点，因此骨关节炎是独活寄生汤最有效的主治病症。但中医认为肾虚有肾阴虚、肾阳虚之分，肾阳虚可见到形寒肢冷、口不渴、舌质淡等表现，肾阴虚可见到手足心热、口干渴、大便结、舌质红等表现，前者属于虚、寒，符合独活寄生汤宜于虚、宜于寒的作用特点，后者属于虚、热，只符合独活寄生汤宜于虚、不符合独活寄生汤宜于寒的作用特点，因此只有前者才适宜于应用独活寄生汤。并且独活寄生汤所适宜的寒象，只宜见疼痛局部喜温、畏寒，如果患者真正出现了形寒肢冷，独活寄生汤之温性又显药力不足，宜加用狗脊、鹿衔草、鹿角霜，以增强其温补肾阳、散寒通络作用。又如风湿性关节炎，其早期以风寒湿邪侵袭为患，甚至可以兼挟湿热，以实证为主，后期则外邪逐渐得以疏解，虚的本质逐渐明显，转变为虚实挟杂或单纯的虚证，表明风湿性关节炎早期之实证与独活寄生汤宜于虚的作用特点不相符，而后期以虚证为主才符合独活寄生汤的作用特点，所以用独活寄生汤治疗风湿性关节炎后期疗效较好，而用于早期则疗效不尽如人意。但在风湿性关节炎后期，由于患者症状日久不愈，中医认为久病入络，因此或多或少兼挟了瘀血阻络的症状与体征，如痛处固定不移、夜间为甚、舌质紫暗、脉细涩等，可考虑加用活血化瘀、通经活络的药物，虚、寒、瘀并治，更符合风湿性关节炎后期的发病机制，疗效将会提高。

（2）宜于寒不宜于热。独活寄生汤中有肉桂、细辛等温热性的药物，其温可祛寒，故宜用于局部有喜温、畏寒等"寒冷"表现的患者，有灼热、红肿等症状者不能用。例如肩关节周围炎，通常局部有畏寒、怕冷等症状，有"冻结肩"之称，符合独活寄生汤宜于寒的作用特点，虽然症状在上肢，但独活寄生汤加味后可作为肩关节周围炎的主治药物。而如痛风性关节炎、风湿热、红斑性肢痛症等病，虽然都表现为关节、肌肉疼痛，但其疼痛具有灼热、红肿等特点，不符合独活寄生汤宜于寒的作用特点，因此应用独活寄生汤疗效不理想。

（3）宜于下不宜于上。独活寄生汤中既有独活、桑寄生、杜仲等补下焦肝肾和祛下半身风湿的药物，又用牛膝引诸药下行，因此作用偏于下，宜用于症状以下半身为主者，以上肢为主症者不能单独用。例如腰肌劳损、臀上皮神经损伤综合征等，其症状都见于腰以下，都与外伤或长期劳损有关，中医认为腰为肾之外府，因此其病既有肝肾、气血亏虚的一面，又有明显的血瘀阻络的因素，属于虚实挟杂证候，不完全符合独活寄生汤宜于虚的作用特点，因此宜与活血化瘀、通经活络药物配合应用。坐骨神经痛的症状亦表现在腰以下，主要可分为两大证型，一为湿热证，一为虚寒证，前者多见于急性期，表现为下肢闪电样、电灼样或刀割样疼痛，一般具有热的特点；后者多见于迁延期，以冷痛、胀痛为主，具有受寒加重、劳累加重的临床特点，前者不符合独活寄生汤的功能主治，不宜应用独活寄生汤；后者与独活寄生汤宜于虚、宜于寒、宜于下的作用特点相符，故是独活寄生汤的主治病症。下肢不安腿综合征以大腿或小腿肌肉深部酸胀、麻木、虫爬样、困痛样等多种混合在一起的痛苦感觉为主，常莫可名状，难以忍受，捶打患处才略有减轻，中医认为与肝血亏虚、经络不畅有关。其发病机制属于虚实挟杂以虚为主，其症状见于下肢，与独活寄生汤宜于虚、宜于下的作用特点相符，故可选用独活寄生汤治疗。但由于下肢不安腿综合征的症状在肌筋而不在骨骼，其病机在肝血虚而不在肾髓亏，因此要加重补肝养血、舒筋通络的药物，一般在增加白芍、甘草用药量的基础上，再加威灵仙、蝉蜕、伸筋草，以增强舒筋解痉作用。肩关节周围炎的症状见于上肢，一般有肩关节活动受限、受寒后更甚等症状，属于虚、寒、瘀之证，只符合独活寄生汤宜于虚、宜于寒，不符合独活寄生汤宜于下的作用特点，因此虽然可以选用独活寄生汤，但宜增加姜黄、威灵仙、羌活、蜂房等药物，以引药上行，并加强疏通经络作用。在独活寄生汤"宜于虚、宜于寒、宜于下"这三个作用特点之中，如果患者的病症三者俱备，属于完全符合，疗效最佳，如果只具备其中一二项，属于不完全符合，就有必要进行加味。

9. 龙胆泻肝丸（汤）

龙胆泻肝丸是我初学中医记忆尤为深刻的三张方中的一个，另外两张方是独活寄生汤和天麻钩藤饮。

龙胆泻肝丸的方歌我可以张口就来：龙胆泻肝栀芩柴，生地车前泽泻偕，木通甘草当归合，肝经湿热力能排。

张口虽能背方歌，但心中无中医辨证这一概念，在参加工作的头二十年里，基本上属于不辨证用药，其效果也可想而知。研学中医后，对八纲辨证即阴阳、表里、寒热、虚实进行了认真审视，这才感觉到得心应手，临床也屡屡奏效。

该方组成如下：龙胆、柴胡、黄芩、栀子（炒）、泽泻、木通、车前子（盐炒）、当归（酒炒）、地黄、炙甘草。

功效：清肝胆，利湿热。

主治：肝胆湿热，头晕目赤，耳鸣耳聋，耳肿疼痛，胁痛口苦，尿赤涩痛，湿热带下。

该方寒凉药较多，功效主要是清肝胆，利湿热，也就是清利肝胆湿热，紧扣这一核心病机，应用该方效果大大提高。尤其对肝胆湿热型的带状疱疹，再合用瓜蒌、红花治疗效果很好。

验案举例：

（1）王某，男，58岁，公司经理。因右大腿外侧簇状疱疹伴疼痛五天来诊。舌暗红苔黄腻，脉弦滑。中医辨证：湿热证。西医诊断：带状疱疹。治则：清利湿热。予龙胆泻肝汤加味瓜蒌、红花。

处方：龙胆10 g，柴胡15 g，黄芩10 g，栀子10 g，生地黄10 g，车前子30 g，泽泻10 g，木通10 g，当归10 g，瓜蒌30 g，红花10 g，甘草

8 g。7剂。每日1剂，分早晚两次饭后服。同时口服阿昔洛韦、板蓝根颗粒、甲钴胺、诺福丁。

二诊：疼痛明显减轻，疱疹收敛。继7剂。

三诊：不再疼痛，开始退痂，有点痒感，中药停服，仅服用甲钴胺。

（2）李某，男，60岁，退休职工。失眠，耳鸣半年。舌暗红苔黄腻，脉滑。辨证属肝胆湿热。治则：清肝胆，利湿热。予龙胆泻肝汤加味。

处方：龙胆10 g，柴胡10 g，黄芩10 g，栀子10 g，泽泻10 g，木通10 g，车前子30 g，当归10 g，生地黄10 g，川芎10 g，蝉蜕10 g，炒香附6 g，甘草6 g。7剂，每日1剂，分早晚两次饭后服。

二诊：诉服药1剂，睡眠即正常，7剂后耳鸣亦减轻。继续用药七剂。

2022年是壬寅年，根据五运六气理论，"丁壬化木"所以大运是木运；而"壬"又为阳干，故木运太过。也就见本年就诊患者中肝经湿热证特多，龙胆泻肝丸多有应用机会，临床应用屡有效验。

三、服用中成药引药

1. 病证：外感风寒、脾胃虚寒

中成药：通宣理肺丸、附子理中丸、藿香正气水。

药引：生姜。

功效：增强散风寒、和脾胃。

2. 病证：跌打损伤、风寒湿痹

中成药：三七粉、云南白药、三七伤药片、腰痛宁胶囊、七厘散、大活络丸、再造丸、醒消丸、跌打丸、独活寄生丸。

药引：黄酒或白酒。

功效：以行药势，直达病所。

3. 病证：便秘

中成药：麻仁丸。

药引：蜂蜜。

功效：润肠和中。

4. 病证：脾胃虚弱

中成药：更衣丸、麻仁丸、消渴丸、四神丸、十全大补丸、人参养荣丸。

药引：米汤（小米、大米汤均可）。

功效：温养脾胃，顾护胃气。

5. 病证：肾阴虚

中成药：六味地黄丸、大补阴丸。

药引：淡盐水。

功效：引药入肾。

6. 病证：风热感冒

中药：银翘解毒片。

药引：鲜芦根汤。

功效：清热透表生津。

7. 病证：内热食积

中成药：至宝锭。

药引：焦三仙汤。

功效：增强消导之功。

8. 病证：头痛

中成药：川芎茶调散。

药引：清茶。

功效：清热。

第六章 中医流派传习

第一节 经方学派武装了我

在我学习中医过程中,影响我临证实践最大的莫过于经方学派了。广义的经方是指经典方、经验方,狭义的经方是指《伤寒杂病论》的方子。我在北京大学哲学系举办的国学与国医班学习期间,和中医界人士聊起中医看病,都讲做中医临床《伤寒杂病论》是必读的。

学以致用,临床医生懂中医理论却不会看病、不能出方、出方没效,会被笑话的,那就读吧。当我读《伤寒论》第一条"太阳之为病,脉浮,头项强痛而恶寒"、《伤寒论》第三十一条"太阳病,项背强几几、无汗、恶风,葛根汤主之"后,结合我的骨科专业疾病特点,在颈椎病保守治疗中葛根汤就派上了用场。

葛根汤原方组成:葛根四两、麻黄三两(去节)、桂枝二两(去皮)、生姜(三两切)、甘草二两(炙)、芍药二两、大枣十二枚(擘)。上七味,以水一斗,先煮麻黄、葛根,减二升,去白沫,内诸药,煮取三升,去滓,温服一升,覆取微似汗。余如桂枝法将息及禁忌,诸汤皆仿此。

这是说:太阳伤寒而项背强痛,也就是葛根汤证,在临床上,我们只要遇到患者有项背僵硬,就可以用葛根汤。

"踏破铁鞋无觅处,得来全不费工夫",方得来了,病患也说来就来。有时也真怪,头一晚学习了一个方,次日还就真来了如此方证的病例。这不,学习了葛根汤就来了项背疼痛严重、颈部功能障碍诊断为颈椎病的患者,上级专家建议手术,患者专门寻求保守治疗而来。我们用葛根汤治疗，效果奇佳，患者自己的选择是"赌"对了吗？我以后又陆续治好了多例，都症状完全消失、功能完全恢复正常。手指麻木患者再合用上中药止痉散（蜈蚣、全蝎），效果很好。

之前，对颈椎病出现肢体麻木，是很令西医医生头痛的事，西医一般是动员患者做手术的，研学中医后感觉中医处理起来并不复杂，有时简单的几剂中药就可以搞定。让我们感到惊奇的是，早期治好的几例颈椎病患者，有的已近五年，痊愈后就未复发过，生活工作一切正常。

这就是经方的魅力，当然用经方剂量大有诀窍，我们用麻黄是从每日15克起步，用到了每日45克，患者服药后项背及全身大汗，疼痛消失，功能恢复正常。具体病案可参见本书中医临证内容。

第二节　圆运动的古中医学及五运六气学派启发了我

当我第一次看到"二十四节气圆运动简明图说"和第一次听顾植山教授讲"不通五运六气，通检方书何济"时，心中感叹道还有这等学问！于是乎，有一段时间五运六气学派在哪里开学术交流会，我就跟到哪里。

学阴阳五行从二十四节气圆运动入手，简单明了，太阳一年周期性的圆运动，形成了春生、夏长、秋收、冬藏，通过这我似乎明白了中医的气。

中医是讲气的，这也是最令人费解的部分。西医是讲解剖、讲病理生理，西医重实证，需看得见摸得着、是形而下；中医则不同，中医既有形而下也就是看得见、摸得着的部分，还有形而上的部分即看不见、摸不着的部分，气的运动就是，二十四节气圆运动便是，一年四季转换，就是气的变化。

五运六气的原理也是如此，只是更加分析了不同年份和某一阶段的变化规律。由此也明白了天干和地支。天干：甲、乙、丙、丁、戊、己、庚、辛、壬、癸。地支：子、丑、寅、卯、辰、巳、午、未、申、酉、戌、亥。

五运，分岁运和主运。岁运，又称中运、大运；它是以年干为单位统管全年的五运之气。由于它能反映全年的气候特征、物化特点及发病规律等情况，所以称岁运。岁运是五运的基础，能说明全年天时民病的特点，能反映年与年之间的差异。

六气，指风、热、火、湿、燥、寒六种气候变化。这六种具有不同特征的气候，时而气至，便为宇宙间的六元正气。如果化非其时，便为邪气，也就是气候学所谓的灾害性天气。《素问·五运行大论》所言"非其时则邪，当其位则正"就是这个道理。

一天之中气有变化规律，一年之中气有变化规律；五年之中气有变化特点，三十年有盛衰变化，六十年一个轮回。这让我更加明白了俗话说"三十年河东，三十年河西"的道理。

《古中医学圆运动》由彭子益著书、李可校对弘扬。五运六气在宋代得到发扬，陈无择创制运气十六方，是将运气理论拉进临床的有益尝试。今顾植山教授推广五运六气理论，使人明白了为什么说中医药学是打开中华文明宝库的钥匙。在实践层面，有一个方我是特别感兴趣的，那就是运气方牛膝木瓜汤，经加减现在成了我治疗半月板损伤的一张处方，效果非常好。之前，怎知道半月板损伤能中药治疗，这弥补了我西医治疗该病的短板。具体医案可参见本书中医临证内容。

第三节　扶阳学派助力了我

"中医学之重阳、扶阳思想源自《周易》《黄帝内经》，并于张仲景之《伤寒杂病论》中得到充分体现。自仲景以来，此一思想虽延绵不绝，然或损或益，或偏于理上一得之解，或限于临证一方之用，终未能成体系之学。及至晚清，邛州郑寿全出，始将此一思想之来龙去脉及临床应用之层层次第揭露无疑。若如学派言，殆此乃得构成。郑氏之学，卢氏等继之，是方有今日之扶阳学派云尔。"上面这段话摘自首届《扶阳论坛》讲记。

我数次参加扶阳火神派的学术会议，也曾参加在广东南沙基地举办的扶阳培训班，扶阳论坛的讲义我也看了若干遍，对"天之大宝，只此一丸红日；人之大宝，只此一息真阳""凡阳气不充，则生意不广"，有了深的体会。通过学习也理清了国学与国医的关系，也助力了我中医临证水平的提高。

扶阳学派起于郑钦安—卢铸之，后人等屡有发挥。扶阳学派不单纯是擅用附子，还有一套完整的理论和实践体系，如桂枝法、桂附法、非桂附法等。他们很重视脉诊，附子用量确实大。

我学习后，自己试过，最大量每日120克，无论是配方颗粒还是中药附子饮片，煮水一个小时，患者服用后都没感受到不良感觉，可见附子大量规范性服用，安全性是没有问题的，问题是附子需要很大的量吗？对急危重症患者，用量宜大，对慢性病患者则无必要大量应用了。附子不是补阳，应是助阳，起到点火补命门肾火就可以了。

举例：以前我用补阳还五汤治疗脑中风后遗症患者，即使黄芪用量每日120克，效果也是一般，后来我合用附子或肾四味，也就是在补阳还五汤基础上加用点火的阳药，效果则立即显现，原头抬不起来的可以抬头，坐轮椅的可以站立步行，这应是温阳化气的作用。

还有过去我们对有一部分能量不足的胫前软组织伤口迁延不愈患者深感头痛，学了中医扶阳后对其认识清晰起来，这类病例一味用输抗生素的方法是治不好的，需要扶阳，中药阳和汤有效，就是典型例子。后来查阅以前的杂志，知道有些老中医擅长治慢性骨髓炎、骨结核，用的就是类似加减方，干西医的我们这以前哪知道这些，三素一汤（抗生素、激素、维生素和输液）和手术是我们的武器，从来没想到中医能治这病。

中医理论博大精深，中医著述浩若烟海，究其指归，不过阴阳而已。

《黄帝内经》讲"阴阳者，天地之道也，万物之纲纪，变化之父母，生杀之本始，神明之府也"，还有"治病求本，本于阴阳"，扶阳理论是值得探讨和学习的。

第四节 脾胃学派护卫了我

脾胃学派又称"补土派"，代表人物是李杲（李东垣），他是河北保定人，系金元四大家之一，是脾胃派的创始人。他倡导脾胃在发病中的重要作用，开创了中医脾胃学说之先河，所以被称为脾胃派。他在老年病论述上主要有以下三点。

一、元气强弱，胃气为本

中医认为人之寿夭与元气强弱关系密切，而脾胃派认为元气依赖水谷精微之养，水谷精微必赖脾胃功能的健全，胃气充实则血脉润流，筋脉充实，身体健康，反之则多病早衰。由此可见人的早衰与脾胃的纳谷运化精微有十分密切的关系，脾胃派养脾胃以求健康长寿的思想，对中医老年医学的发展有重要的影响。

二、调理脾胃，老年当先

虽然衰老的机制并不十分清楚，但消化功能的作用，显然不能忽视，脾胃派认为调理脾胃应"先补其虚而后化其伤"。补其所虚，生化续存，生机不息。大量临床研究证明，老年病患只要胃纳好、消化功能不衰则获效比较容易，相反，即令轻症亦难达到预期的目的。

三、调其饮食，适其寒温

正是由于脾胃派注重脾胃功能在发病中的重要作用，所以除了以药物调理脾胃外，尚注意摄养，指出"调其饮食，适其寒温""宜少食"等。

对于老年人、老年病患，调理其饮食，时时注意养护其本弱之胃气，是保健治疗中十分重要的环节。

以上脾胃学派的这些论点，我在临床中深有体会。肿瘤患者如胃口好能食，预后也好；若不能食，则预后不好、情况不妙。我曾遇一胃肿瘤手术化疗后复发转移、再化疗无效的患者，其人食欲差，消瘦，精神萎靡。西医专家认为患者已时日无多，建议寻求中医看看。其妻扶着他颤颤悠悠来我门诊，我用补中益气汤加减调理，复其胃气，他又生存了十个月。

再如，遇有骨折迟延愈合的患者，我用黄芪建中汤，再合用狗脊、杜仲、续断、怀牛膝、土鳖虫等治疗有效。

我也曾用升阳益胃汤治愈了全身多发皮下结节合并抑郁的患者。当我个人胃肠不好的时候，常想起《脾胃论》的方剂，偶尔试用也得效验。

第五节　温病学派鼓舞了我

师父赠的书有《温病条辨》，但是我因种种原因未能马上阅读。有一次，无意间在电视上看了电影《大明劫》，吴又可的师父用《伤寒论》的方子大柴胡汤没有治好暴发的瘟疫被处死，而吴又可用自创的中药方达原饮治疗瘟疫有良效，我深受感染和鼓舞，很佩服吴又可的创新精神。

新型冠状病毒肺炎疫情开始了，观看中医瘟病方面的视频会议，大家都提到了《温病条辨》这本书，且吃了多少年的银翘散和临床开了数年的三仁汤都是出自《温病条辨》，学习这本书不能再拖延了。

先是啃书看文字，再利用散步的闲暇时间听刘景源在喜马拉雅讲的《温病条辨》讲义课，学完后收获颇丰。深刻感受到，后来温病学派脱离伤寒自成体系是有历史渊源的，我也关注起温病学派的代表人物、发展脉络、重要理论和代表性方剂。

温病学派是中国明代末年以后，在南方逐渐兴起的，以研究外感温热病为中心的一个学术派别。明清之际,瘟疫流行猖獗,尤以江浙一带为著,且该地区气候溽暑,热病盛行,客观上促使江浙诸医家对温热病进行研究,并由此逐渐形成一个学派。

继明末清初吴有性(吴又可)著《温疫论》(1642年)阐发疫病流行之特点、治疗之法当与《伤寒论》有所不同后,江浙地区又相继出现了一些相关的新理论与治疗方法。其共同特点是认为"温热病及瘟疫非伤寒",故后人称其为"温病学派",叶天士(1667—1746年)乃其中的代表人物之一。

其后又有在学术上毫无门派之见的吴鞠通(1758—1836年),在全面研究上迄《素问》、张仲景,下至吴有性、叶天士的相关学说后,把温病传变与脏腑病机联系起来,提出将温病分为上焦(肺与心)、中焦(胃与脾)、下焦(肝与肾)三个阶段,即所谓"三焦辨证"的理论体系。

温病学派的特色表现在如下几个方面:

(1)在治疗外感病方面逐步摆脱伤寒学说的羁绊而形成的一大学派。

(2)温病医家有强烈的崇实创新精神。通常被称为"时医",处方以"轻、清、灵、巧"见长。

(3)以卫气营血辨证论治典型的温病。以逆传心包、湿温、伏气温病理论治疗非典型温病。

(4)重视预防及潜伏期和初期治疗,病程中注意存津救液、保护元神。

(5)验齿察舌、辨斑疹白㾦等阳性体征检查被普遍采用,提高了中医诊断水平。

温病学派完善了中医学的理论,初步建立了中医传染病学,对传统辨证论治有效补充,温病学派对后世中医学的发展产生了极为重要的影响。温病学派医家注重实践,敢于突破创新的精神也深深地影响了后世中医的发展,我读后也深受鼓舞,说明医学发展无止境。

尤其当今代谢病、肿瘤病、情志病高发,西医的治疗手段已捉襟见肘,中医中药应该有所创新,有所作为。

第六节 沈氏女科影响了我

听说沈氏女科要在郑州举办学习班,我毫不犹豫地报了名。据沈氏女科传人沈宁讲,沈氏女科流传至今已650余年,到了他已是第二十代,他的父亲是国家级著名中医药专家沈绍功教授。

沈氏女科重视舌诊,舌定寒热,脉定虚实,苔腻温胆(沈氏温胆汤),苔薄杞菊(沈氏杞菊地黄丸),其经验很适合西学中人员学习。

我听课后收获很大,过去我对月经病中医治疗思维上模糊,听了沈氏女科"经前调气、经期调血、平时调肾",需连续调理月经周期3个月的说法后,感觉到沈氏女科流传600多年,确有一套自己的理论和方法,我学习后脑洞大开。

还是拿月经病治疗举例,看看沈氏女科调理月经大法:沈氏女科治疗月经病有独特的方法,一般是分四步来调治。

第一步,经前调气。

好多月经不调的妇女经前期都会有反应,比如烦、胀、痛、肿,这四个症状都会有的,不是全有,有一个症状就算。这时候最重要的是要调气,调气又分两类。

第一类,肝郁,即所谓的肝气郁结。肝郁之人舌苔薄黄、脉象弦细、乳胀胁满、少腹隐痛、烦躁不安,所以先要给这类病患疏肝调气,用丹栀逍遥散加味。

第二类,宫寒。宫寒之人苔薄白,舌质淡,脉沉迟,主要症状就是腹凉下坠、隐痛筋挈、形寒乏力。宫寒,也就是子宫寒,所以需要暖宫,用温经汤加味。

以上两类都要加上调整内分泌的药,调整内分泌的药也要根据辨证选用,不能离开辨证。调整内分泌的药选什么好呢?泽兰、枸杞子、女贞子、川续断、蛇床子、菟丝子、补骨脂、淫羊藿、乌药、薄荷。这些药现在经药理研究证实了，都能调整内分泌。经前一个是肝郁，一个是宫寒，通过不同的辨证选药加药，一直吃到行经。

第二步，经期调血。

经期调血有三个原则、四个类型、五个加味。三个原则分别是：① 问量定向：即问患者的月经量，确定治疗方向。量多的宜补摄，量少的宜通利，这是第一个原则。② 问凉定性：就是问患者月经来时小腹凉不凉。寒者温之，热者凉之，这是第二个原则。③ 必须调肝：因为女子以肝为本，调经必须调肝。要用什么呢？柴胡、香附和炒橘核，炒橘核是调经药里面必须加的一个调肝药。

四个证型：量多腹凉，可用胶艾四物汤加味；量多腹热，可用栀芩四物汤加味。量少腹凉，可用八珍汤加味；量少腹不凉，用桃红四物汤加味。

五个加味：经期根据五个症状（腹痛、便溏、水肿、腰酸、不孕）进行加减。

第三步，平时调肾。

这是说没有月经来的时间要调肾。第一个通用的，甭管哪种类型都可以吃，八珍益母丸、乌鸡白凤丸任选一种；偏寒的选艾附暖宫丸、女金丹；偏热的选加味逍遥丸或者得生丹。也就两种丸药，一个是必备的，一个是选用的。根据寒热，寒热就根据舌苔，黄的是热，白的是寒，一直吃到下一次来月经。出现反应了调气，见红了调血，月经干净再调肾，三个调非常有优势，所有的月经不调都可以用这个调理法则。

女科和妇科是不一样的，妇科病我们都已清楚，女科病是指女人得的所有的疾病。

会看女科，看男人病自然亦无问题，沈氏女科对不孕症主张夫妇男女同治，避免互相指责埋怨、弄得家庭关系紧张。明白了一个事理，婆婆领着儿媳去找观音菩萨烧香拜佛求子多有成功的概率，是因家中都有了一颗虔诚放松的心，心情放松输卵管不痉挛狭窄，是有利于卵子通过的，所以称能治不孕症的大夫为送子观音。

一句话，沈氏女科影响了我深刻理解女科病。

第七节　慈方中医体系成就了我

慈方中医体系由贾海忠先生创建，秉持"慈悲为本，方便为门"的理念，以弘扬中医药知识为己任，用善巧方便有效的方法为病患祛除病痛。"慈悲为本，方便为门"："慈"给予众生欢乐与幸福，"悲"拔去众生烦恼与痛苦；发"慈悲"之心，一切为了客人的"方便"。

慈方中医入门必读书目是：《大医精诚》《贫僧有话要说》《心经》《金刚经》《医林改错》《脾胃论》《医学衷中参西录》《医贯》《温病条辨》《伤寒论》《金匮要略》《黄帝内经》。

慈门教学：先学心法，先学的是《大医精诚》《贫僧有话要说》《心经》《金刚经》，续学技法《医林改错》《脾胃论》《医学衷中参西录》《医贯》，最后是《伤寒论》《金匮要略》和《黄帝内经》，层层进阶，非常适合我这西学中人员。

慈方中医创始人贾海忠教授致力于中西医结合理论与实践研究30多年，并创新发明了纬脉理论。纬脉理论是贾海忠教授受中医带脉、西医人体胚胎学中体节现象的启发，用中医整体系统思维驾驭现代西医知识的方法，首次提出并系统阐释了纬脉理论及其针灸临床应用的价值，应用纬脉理论指导，取穴少疗效好，简便验廉，是非常适合中医人学习和推广的一门技术，更适合西学中医护人员学习。贾师还研制开发出了"慈方数字名医服务系统"，助力普通中医师提升出方水平。

贾海忠教授对常用西药的性味归经、阴阳属性作了探索，譬如：① 阿司匹林（乙酰水杨酸），味酸性凉，入血分、血脉、心，具祛风止痛、疏散风热、祛风湿热、凉血活血之功，虚寒性胃肠道疾病慎用。② 利血平，性凉，入阳分、卫气分、脑脊髓脉，适于热性体质，临床用于热性体质高血压（阳气郁闭的高血压、面红目赤、急躁易怒、失眠多梦、烦躁不安、脉数）效果好，寒性体质效果差。③胰岛素，性凉，入阴分、气分、津液分，有添阴泻火、生津止咳的作用，临床阴虚火旺者效果更好。

慈方中医认为情志病的处理，佛医学的作用不可小觑。以佛教之"空"观对治真实世界上的"执着"，即破执，使执迷不悟患者觉醒。"晨钟暮鼓惊醒世间名利客，经声佛号换回苦海迷路人。"《黄帝内经》讲："志闲而少欲，心安而不惧，形劳而不倦，气从以顺，各从其欲，皆得所愿。""一针一药皆自慈悲心，一言一行悉由方便门"，是慈方从医者的座右铭，常在耳畔回响。

当今代谢病、肿瘤病、情志病高发，单靠药物或某一技法很难治愈疾病，多管齐下，医患配合、家人配合、融洽的社会氛围才能发挥更大的效果。

慈方中医体系是一个包容的体系，主张中西汇通、古今汇通，多元汇通，它融合了中医、西医、佛医学，治疗上以中医思维为主导，以道驭术，充分吸收现代西方科技成果，注重心身同治，针药并用，中西医结合。

经方，时方，还需慈方；慈方医学体系成就了我，我也将发扬好造福一方百姓。

第八节　国学班的研习拓展了我

2014年冬季的一个下午，夫人在翻阅一份家中自订的《中国中医药报》时，看到了一则北京大学哲学系和北京博爱堂要联合举办国学与国医班的信息。

当时由于工作太忙我有些犹豫，且报名费也不低，若再加上住宿等往返费用，绝对是个大数，但在夫人的支持下我很快报了名。这一学从此改变了我的人生轨迹，使我由西医转向了中医、由专科走向了全科、由治已病走向了治未病，由医学向人文转变；否则，我可能还在骨科手术台上游弋，在技术派上沉醉。

我是2015年6月6日报到的，报到的当天下午，就在北大博雅饭店遇到了也是来参加国学与国医班的李赞助博士，且还是后来我一起上课学习的同桌。李博士相貌堂堂、文质彬彬、谦和儒雅，毕业于安徽中医药大学，后又拜国医大师、长春中医药大学中医骨科泰斗刘柏龄为师，成了刘先生的关门弟子，现在广东深圳工作，是国之瑰宝中医馆的董事长。李博士专业是中医骨伤，擅长中医手法正脊、理筋，这也是我从事的骨科专业范畴。当晚我和李博士在房间深入交流，讲这次为什么来学习？学了以后干什么？李博士讲学中医要看病做临床《伤寒论》是必读的。当时我小腹胀痛，让他把脉看舌出方，回院后便照单抓药服上了，效果很好，我很佩服他。他说这次他报名参加主要是拓宽视野，后来知道他是国内高层次人士的保健专家。

次日上午九点半开班，北京市中医药管理局局长屠志涛亲自到场。授课教师阵容可谓强大，授课名师有：国学哲学泰斗楼宇烈，国医大师王琦，著名中医专家刘力红、罗大伦、李经纬、钱超尘、翁维建、郭志强、樊正伦、金世明、贾海忠、王心远，哲学名家王博、李四龙、程学松教授等。

核心课程分为国学经典课程、国医经典课程两部分。国学经典课程主要以讲解四书、《周易本义》《道德经》《金刚经》儒释道经典为主。

国医经典课程使用《国医十三经》作为本班专用教材，由王心远主编，收录经典有：《医学三字经》《医方集解》《濒湖脉学》《药性赋·药性歌括》《神农本草经》《难经》《温病条辨》《温热论·湿热论》《伤寒论》《金匮要略》《黄帝内经·素问》《黄帝内经·灵枢》《周易》。

学员每个月的周末在北京大学哲学系集中面授学习2~3天，起初在北京大学校园内的治贝子园，后来搬至哲学系的教室。

当我听了楼先生谈到中医是生生之学，讲到《汉书·艺文志》"有病不治，常得中医"，译过来就是"有病与其被庸医误治，不如不治，反而常能符合医理"时，有深刻的共鸣，明白了真正的中医是叫人不得病。

"上医治国，中医治人，下医治病"，治病只是一个下医，中医不是治疗疾病的医学，而是要落实到治人这个层面。怎样才能治人？就是要养生，"圣人不治已病，治未病"。

《黄帝内经》中的"上医、中医、下医"，即"上医治未病之病，谓之养生；中医治欲病之病，谓之保健；下医治已病之病，谓之医疗"。

用后现代医学的说法，"上医"属于养生学，"中医"属于保健学，或叫预防医学，"下医"才是今天理解的医学，也就是当今的西医。学习使我明白了养生、保健、医疗这三个层次的关系，我们现在是在"下医"这层次上用功太深。

国医大师王琦讲由他创新发明的中医九种体质辨识，这是我第一次听说，学习后不由自主感叹还有这等好学问。还有钱超尘先生讲的训诂课《说文解字》、甲骨文课等。

罗大伦博士讲"阴阳一调百病消"，把治疗痔疮的家传方黄芪配地龙配方毫无保留地奉献给了我们，真是令我心存感激。

白天讲课听课，晚上几个人在房间讨论，收获颇丰。有时我们的中医课结束，所住宾馆房间隔壁会议室有国学文化讲座，新儒家代表杜维明在讲国学，我们也顺便蹭听。

再就是在北京学习期间，屠呦呦获得了诺贝尔奖，"中医影响世界论坛——屠呦呦获诺奖与中医药发展专题研讨会"召开，说是屠呦呦也参加，多么应景的会议，秘书长李俊峰邀请我们国学与国医班学员全部参加。那天北风怒号、寒风刺骨，可北京民族饭店的会议室里暖意融融，屠老因感冒未能前来，派侄女婿（屠呦呦获奖感言持话筒者）前来，张伯礼院士讲述了陪同屠呦呦获奖的整个过程，我们听得热血沸腾，梦想将来似乎也会有那么一天。

其间，来自中医药、医药史、哲学、文化、法律、物理、化学、经济、金融等不同领域的60余位专家，深入探讨青蒿素的发明及获奖对中医药发展的影响和启示，他们一致认为，中医药正面临着重大需求和发展机遇，将中医药原创思维与现代科技结合，开拓新的研究领域，将引领世界生命科学的发展。

会上又面见了诸多政界、学界、中医界文化高人，如韩启德、韩济生、樊代明、孙燕、程书钧、张伯礼、仝小林院士等，国医大师孙光荣、薛伯寿、柴嵩岩等，国家级名老中医郭志强、关庆维、麻柔等，还有学界政界名人金日光、李慎明、房书亭等，都是对中医事业满怀希望。

班中有许多优秀人物，有的是大企业家，也有高级干部，部分中医人士，部分是中医爱好者，西学中人员很少，似乎就我一个。

也就是在这期学习班里遇到了我的师父贾海忠教授，那时他还在中日友好医院工作，是特需门诊专家，是全国优秀中医临床人才，首都群众喜爱的中青年名中医。后来辞职开办了慈方中医馆，济世为民，培养弟子，收徒布道，弘扬中医药事业。

感谢中医博爱堂李俊峰董事长，感谢授课的老师们，感谢国学班的学员们，感谢北京大学，使我愉快地过了14个月的学习时光，真正明白了生命的意义，当然也饱尝了北京的美食。

更深刻的记忆是由于天气原因致返乡受阻，近程的同学多已回，我则独自一人徘徊在北京街头，在北京大学留学公寓里苦读上述经典，思考人生哲理，至今回想起这段经历使我终生难忘。对"板凳要坐十年冷，文章不写半句空"有所感怀。

懂得了儒释道文化，明白了儒学讲的是人与他人的关系，佛学讲的是人与内心的关系，道学讲的是人与自然的关系。儒家治世、佛家治心、道家治身。学儒家做人、学道家做事、学佛家修心，三家融会贯通，修行自我，服务社会。

14个月的时间说短不短，说长也不长，似乎感觉这次学习像给我这个躯体注入了灵魂，把学中医这一爱好，变成了我的生活方式，更是我的修行，感觉自己的生命才刚刚开始，正阔步迈向美好幸福的未来。

第七章　中医治未病

第一节　未病是什么病？未病也要治？

我们经常说中医擅长治未病，未病是什么病？未病也要治？

一、未病是什么病？未病也要治？

未病：就是疾病未生、疾病未成、疾病未传、疾病未复。治未病：无病养生以治其未生，欲病救萌以治其未成，已病早治以治其未传，病后调摄以防愈后防复。

"未病"一词最早见于《黄帝内经》："是故圣人不治已病治未病，不治已乱治未乱，此之谓也。夫病已成而后药之，乱已成而后治之，譬犹渴而穿井，斗而铸锥，不亦晚乎！"

译文：所以圣人不治疗已经生成的病，而治疗还未生成的病，不治理已经形成的乱，而治理还未造成的乱。如果疾病已经发生再去治疗，乱子已经形成再去治理，那就如同临渴才去掘井，战乱发生了再去制造兵器，那不是太晚了吗？

《金匮要略》讲："夫治未病者，见肝之病，知肝传脾，当先实脾，四季脾旺不受邪，即勿补之；中工不晓其传，见肝之病，不解实脾，惟治肝也。"

译文：治未病的意思是，见到肝脏得病，应想到肝病可能要传变到脾脏，理应当先充实脾脏，如果四季脾土旺健不容易受邪，可以不用去补它；中等的医工不知道这传变规律，见到肝脏得了病，不了解充实脾脏之策,只知道治肝脏。

这是古代先贤们文字描述的有关治未病的概念,后经历代医家发挥,内涵更丰富。

中医"治未病"的基本内容可概括为:未病先防,已病早治,既病防变,瘥后防复。其中"未病先防,既病防变",是中医预防理论的精髓。从过去"以患者为中心",拓宽到对健康、亚健康人群的关注。

二、治病的几个层次

《黄帝内经》讲上医治未病,中医治欲病,下医治已病,即医术最高明的医生并不是擅长治病的人,而是能够预防疾病的人。

先看一个故事。魏文王问名医扁鹊:"你家兄弟三人,都精于医术,到底哪一位最好呢?"扁鹊答:"长兄最佳,中兄次之,我最差。"文王再问:"那为什么你最出名呢?"

扁鹊答:"长兄治病,于病情发作之前,一般人不知道他事先能铲除病因,所以他的名气无法传出去。中兄治病,于病情初起时,一般人以为他只能治轻微的小病,所以他的名气只及本乡里。而我是治病于病情严重之时,一般人都看到我下针放血、用药救危,都以为我医术高明,因此名气响遍远近。"

可见,中医历来防重于治,面对当今代谢病泛滥、亚健康人群越来越多的状况,利用中医进行养生保健无疑是最合适的方式。

《黄帝内经》中的上医、中医、下医,即上医治未病之病,谓之养生;中医治欲病之病,谓之保健;下医治已病之病,谓之医疗。

用后现代医学的说法,"上医"属于养生学,"中医"属于保健学,或者叫预防医学,下医才是今天理解的医学,也就是当今的西医,我们在这一层次用功太深。

如同江河治理,上游的生态防护,远比下游处理要简单得多,也更有成效。所以"绿水青山,就是金山银山"的伟大论述,意义深远。

生活中也常讲,"事后控制不如事中控制,事中控制不如事前控制"。如此仿效,能减少多少问题发生。

第二节 体质辨识与"治未病"

"治未病"最重要的是分清体质,即体质辨识。人以健康为本,健康以体质为本。中医常说"治病必求于本",所谓的"本"是指致病的根本原因,也包括其个人的体质,所以,"治未病"的基础就是进行体质辨识,然后根据不同的体质对人进行相应的调养。国医大师王琦创新发明的"中医九种体质辨识"是必须学习的。

2015年春,北京大学哲学系办了一期国学与国医班,我是其中的学员,国医大师王琦院士是我们的授课老师。大师给我们上的第一堂课就是由他多年潜心研究总结出的"中医九种体质辨识",在这之前我并不知道还有这等学问。听完课后我反复思考,认为体质辨识课可能是西学中人员入门中医的一个捷径,也是当今社会生活正需要的。医学是人学加科学,科学已突飞猛进,人学也应与时俱进,而王琦老师的发明恰好就弥补了这一领域的空白,越想越心潮澎湃、热血沸腾、拍案叫绝。

回院后我便把课件传给同行,并和有中医基础的同行切磋学习,分头对院内、院外社区机关学校单位宣传宣讲,并制作宣教牌以便人们学习应用。

王琦国医大师讲,大千世界,人有九种,一种平和,八种偏颇,分气虚质、阳虚质、阴虚质、气郁质、血瘀质、痰湿质、湿热质、特禀质、平和质。

现将八种偏颇体质的主要表现和调养原则、调理中药代表方剂及推荐代茶饮方介绍如下。

一、气虚质——防御力下降了

主要表现：容易疲乏，容易气短，比别人容易患感冒，喜欢安静，懒得说话，说话声音低弱无力。

调养原则：注重补益肺、脾、肾之气。

中药代表方：四君子汤。

代茶饮：生黄芪10 g，白术10 g，大枣10 g。

二、阳虚质——阴霾遮住了体内的"太阳"

主要表现：手脚发凉，胃脘部、背部或腰膝部怕冷，耐受不了寒冷（冬天的寒冷或冷空调、电风扇等），吃（喝）凉的东西会感到不舒服，大便稀溏，性格沉静、内向。

调养原则：注重温补脾肾，温阳通经。

中药代表方：桂附理中丸（脾胃阳虚）、金匮肾气丸、右归丸（肾阳虚）、桂枝甘草汤（心阳虚）。

代茶饮：干姜6 g，红枣10 g，党参10 g。

三、阴虚质——你的身体缺水吗？

主要表现：感到手脚心发热，面部两颧潮红或偏红，感到眼睛干涩，感到口干咽燥、总想喝水，皮肤干燥，容易便秘或大便干燥。

调养原则：注重养阴清热，滋补肝肾。

中药代表方：一贯煎（肝阴虚）、六味地黄丸、左归丸（肾阴虚）、沙参麦门冬汤（肺胃阴虚）、加减复脉汤（心阴虚）。

代茶饮：麦冬10 g，生地黄10 g，乌梅10 g。

四、气郁质——天上掉下个林妹妹

主要表现：感到闷闷不乐、情绪低沉，容易精神紧张、焦虑不安，多愁善感、感情脆弱，容易感到害怕或受到惊吓，肋胁部或乳房胀痛，无缘无故叹气，面貌忧郁。

调养原则：注重疏肝解郁，理气散结。

中药代表方：小柴胡汤、柴胡疏肝散、逍遥散。

代茶饮：玫瑰花 10 g，合欢花 6 g，佛手 10 g。

五、血瘀质——身体的"河道"堵塞了

主要表现：皮肤常在不知不觉中出现乌青或青紫瘀斑（皮下出血），面色晦暗，容易出现暗斑，面部钞票纹，口唇颜色偏暗，舌质暗，有瘀斑。

调养原则：注重疏肝理气，活血化瘀。

中药代表方：血府逐瘀汤等五个逐瘀汤、下瘀血汤、桃核承气汤。

代茶饮：生山楂 10 g，丹参 10 g，红花 10 g。

六、痰湿质——代谢综合征的"共同土壤"

主要表现：腹部肥满松软，感到身体沉重不轻松，额部油脂分泌多，上眼睑比别人肿，嘴里有发黏的感觉，舌苔厚腻。

调养原则：注重祛痰化湿，健运脾胃。

中药代表方：三仁汤、温胆汤。

代茶饮：生薏苡仁 10 g，茯苓 10 g，陈皮 10 g。

七、湿热质——你是"战痘"一族吗？

主要表现：面部或鼻部有油腻感，易生痤疮或疮疖，感到口苦或嘴里有异味，大便黏滞不爽、有解不尽的感觉，容易急躁，舌质偏红，苔黄腻。

调养原则：注重清热利湿，疏肝利胆。

中药代表方：四妙散、甘露消毒丹、龙胆泻肝汤。

代茶饮：菊花 10 g，决明子 10 g，荷叶 6 g。

八、特禀质——你是"过敏人"吗？

主要表现：容易过敏（药物、食物、气味、花粉、季节等），打喷嚏、

鼻塞、流鼻涕，荨麻疹、哮喘，皮肤出现抓痕。

调养原则：注重固表益气，提高免疫力。

中药代表方：玉屏风散、过敏煎。

代茶饮：防风 10 g，连翘 10 g，薄荷 10 g。

九、平和质——重在维护

形体匀称健壮，面色肤色润泽，头发稠密有光泽，精力充沛，性格随和开朗，患病较少，适应能力强。

科学研究表明体质可分、体病相关、体质可调。各种偏颇体质与亚健康关系密切。同时，临床工作中发现疼痛型亚健康与阳虚质、湿热质、血瘀质正相关；早衰型亚健康与阳虚质、痰湿质正相关；疲劳型亚健康与气虚质、湿热质、气郁质正相关；心理型亚健康与气虚质、阴虚质、气郁质正相关。这个结果正说明了体质与亚健康的关系。例如：高血压、糖尿病、高脂血症、中风属于痰湿体质多发病症。如果你是这种体质类型，按照医生提供的措施调整生活，可以减少患病概率。

第三节　中医"治未病"与亚健康

中医"治未病"是指运用中医的手段对人体进行干预，从而防止疾病发生、发展的一套以预防为主的养生保健体系，是中医学注重未雨绸缪、防微杜渐预防医学思想的高度概括，是中医预防保健的重要理论基础。亚健康状态是指人体介于健康状态和疾病状态之间的一种非健康非疾病的中间状态，也称为第三状态，一般认为是机体仅有某些功能性改变而未有器质性病变的状态。对亚健康状态的重视即是中医"治未病"理念的良好体现。

一、亚健康人群是"治未病"的主要服务对象

亚健康的定义或者说人群定位决定了其为中医"治未病"的主要监控对象。"治未病"工作内容从"治已病之人"前移至"治未病之人",其关注核心应从长期以来以"患者"为中心转向以"健康"为中心,服务的主要对象实际上有60%~75%为亚健康人群,以本地县中医院为例,"治未病"的服务对象分为六大类:一是关注健康的未患者群;二是体质偏颇,有疾病易患倾向者;三是自觉症状明显,但理化指标无异常者;四是理化检查指标处于临界值,但尚未达到疾病诊断标准者;五是大病或手术之后的康复者;六是慢性非传染性疾病需减缓发展,预防并发症者。后两类人群分别体现"既病防变"及"瘥后防复"的层面,与专科治疗有一定的交叉性,但侧重点不同,需要与专科共同进行管理。而前四类人群体现"未病先防",是"治未病"的重点服务对象,其中第二类的体质偏颇人群与第三类自觉症状明显的人群即主要为亚健康人群。

二、中医的健康观

世界卫生组织对"健康"的定义是:"身体无疾病不虚弱,心理无障碍,良好的人际关系和适应社会生活能力",只有当这三方面的状态都达到良好时,才是完全意义上的健康。这与中医注重情志的调畅及人与社会的和谐、人与自然的和谐是相一致的。最新的观点认为除躯体健康、心理健康、社会适应之外,道德健康也应纳入健康概念的范畴。道德也是中医健康观中的重要组成部分,因此《素问·上古天真论》说圣人"所以能年皆度百岁而动作不衰者,以其德全不危也"。中医所认识的道德有两个层面,一个是一般意义上的道德情操,另外一个则是更高层次的与自然的和谐之道。所以,"大德必德其寿",道德修养高的人可得长寿。而要修炼到高的道德境界,则必定顺应自然之道。

三、从中医角度认识亚健康的病因

与中医对健康的认识相对应，违背自然之道的行为则会损害健康，这是强调人体小宇宙与自然大宇宙的和谐统一的天人相应观的体现，是从人与自然关系来认识病因。因此不论是亚健康，还是疾病的发生，皆与不顺应自然之道、违背天时地利等规律所造成的人体功能紊乱相关，其中对时序节律的违背是现代人亚健康最常见的状况。而从个体层面来说，健康即是达到"阴平阳秘"的状态，也是要使阴气平顺，阳气固密。因此，"阴气不平顺、阳气不固密"是损害健康而导致亚健康的重要原因。这也是现代亚健康人群阵容如此庞大的原因。很多表现为失眠、烦躁、潮热、易怒、多汗、上火等症状，皆是扰动或损耗阴气、阳气不能固密之故。

四、治未病的切入点，也是亚健康防治的重要思路

"整体观"是中医学的一大特色。鉴于中医的健康观及对亚健康与疾病形成的认识，"天人相应"是高等层面的"整体观"的具体表达，也是高层次的养生理念或养生原则，而"顺时养生"则是"天人相应"的显著体现。《素问·生气通天论》所说的"凡阴阳之要，阳密乃固""故阳强不能密，阴气乃绝"，则揭示了阳气的固密潜藏是养生的重要原则。因此，治未病的切入点以顺应自然规律为首要原则，个体则应以平调阴阳、固密阳气为根本法则。从个体层面来看，"整体观"体现在中医对人的整体状态也即体质状态的重视，在防病治病上强调"因人制宜"的原则。这种重视"人"而非重视"病"的特点，恰恰与新的现代医学模式相吻合。

体质是指个体在生命过程中，在先天禀赋和后天获得的基础上，所形成的形态结构、生理功能和心理状态等方面综合的、相对稳定的固有特征。中医体质学理论指出，不同的体质类型对疾病具有不同的易感性。因此，对体质的调理与改善，是预防相关易患疾病的途径。因此，体质是实现中医"治未病"的一个主要切入点。

亚健康人群作为"治未病"的主要人群，从改善体质入手同样是亚

健康防治的主要思路。现代体质研究关注适用性、整体性和系统性，较有代表性的是王琦教授的九种体质辨识，即平和质、阴虚质、阳虚质、气虚质、瘀血质、痰湿质、湿热质、气郁质、特禀质。2009年4月，中华中医药学会正式颁布了《中医体质分类与判定》标准，成为中医体质辨识规范。关于亚健康与中医体质关系研究，首都医科大学附属北京中医医院的研究显示，气虚质、湿热质与气郁质是亚健康状态形成的危险体质，气郁质人群较非气郁质人群发生亚健康的危险性增加了75.4%，不同体质人群中亚健康状态人数分布存在差异；气郁质是形成亚健康状态的重要危险因素。广东杨志敏教授主持的"十一五"科技支撑计划项目"亚健康状态中医辨识与分类研究"显示，健康人群以平和质（61%）为主，亚健康状态人群以偏颇体质（73%）为主，其中尤以阳虚质（21.3%）与气虚质（14.3%）为最常见体质；结题汇总的数据显示亚健康状态人群中阳虚质、气虚质、阴虚质占据主要的偏颇体质人群，提示干预亚健康人群需要重点对此三种虚性体质人群进行调理与防治。

五、"治未病"方法与亚健康干预

由于亚健康的特殊性，目前对于亚健康的概念及判定标准仍缺乏共识，这成为阻碍亚健康研究发展的主要因素。目前在亚健康领域花费了大量的精力在亚健康的定义与判定标准的研究上，对于亚健康干预的研究则显得相对不足。在亚健康干预方面，现代医学虽然关注生活方式对亚健康形成的影响，而健康的生活方式可预防和阻止慢性疾病也得到证实，但在生活方式干预防治亚健康方面研究较少；且现代医学对健康生活方式的认识相对简单，若以中医养生理论为指导，则健康生活方式的内涵更为丰富，干预手段也更为多样。

中医经过几千年的发展，积累了丰富的养身保健方法，是实现中医"治未病"的重要途径，各种体质调养的方法，为亚健康的干预提供了丰富的手段，如饮食调节、情志调摄、起居养生、运动功法、经络穴位保健等，而推拿、刮痧、拔罐、针灸、中药熏蒸、头疗、沐足等"治未病"常用的中医传统特色干预方法也是重要的亚健康干预手段。此外，传统的膏方调养作为一项"治未病"技术，也是亚健康较为理想的干预手段之一。

第四节　推拿按摩也能治病？

我学西医时一直认为西医西药、手术技术是治病的，推拿按摩充其量也就是个补充，"有枣没枣打一杆"，于是精研医术，手握手术刀，所向披靡。可患者越治越多，感觉这样下去不应是医学的初衷，应该反思了。研学中医之后知道了中医治未病，知道了未病先防、既病防变、病后防瘥的道理，开始向治未病转变和发力了。而推拿按摩就是治未病的一种有效手段和方法，在气化阶段就开始下手调理了。

但凡人得病，总有个过程。人体从生气→郁→淤→瘀，瘀于脑为中风，瘀于心为心肌梗死，瘀于脏腑则可能成肿瘤。联想到水的三态循环：从气态→液态→固态，正好和上述相应。

在从郁→淤阶段仪器是很难查出来的，西医也没有好的治疗方法；而中医通过四诊望闻问切就能轻易地判断出来，且治疗方法多多，关键是还有效。如思想有问题解不开，生气抑郁了，这时和朋友们聊聊天吃个火锅、卡拉OK唱唱歌，可能也就好了。也可能运动锻炼身体出出汗就好了。也可以理疗推拿按摩，也可以洗头洗脚，再有就是中药汤剂也有很好的疗效。

若听之任之到了瘀的阶段，且瘀出了脑中风、心肌梗死、肿瘤，一些影像检查可以查出来。所以影像检查是在成型也就是从液态→固态阶段，才可能有发现，也是我们西医专家确诊的时期，治疗自然西医手段要比中医来的及时有效，这阶段治病西医是强项，中医就显得弱些。

这样一比较，就明白了人得病的道理，哪一阶段中医诊疗是强项，哪一阶段西医治疗是强项，扬长避短，取长补短，中西医联袂登场，中西医结合融合，更好地施治于患者，则效果会更好。

未病不是人没有病，只是你可能暂时还感觉不到或现有的医学手段还检查不出来，可能在量变或从气化→液化早期阶段，在疾病的早期，推拿按摩是有其作用价值的。此时若听之任之，结局自然是可想而知。防患于未然是大智慧。我们佩服能化险为夷的高手，更崇拜不陷于绝地的高人。

第五节　四季养生与日常保健

循天时之变，一年四季，自然规律表现为春温、夏热、秋凉、冬寒的气候变化，春生、夏长、秋收、冬藏的发展规律。从中医学传统的理论来看，季节不同，对人体各方面的影响也明显不同。

四季养生强调人必须遵循天时变化，调养精神、饮食与起居，来适应四时的变化，达到保养精神和元气、避免病邪侵害、健康长寿的目的。

《黄帝内经》明确提出"五脏应四时，各有收应"，具体说就是"心者，生之本……为阳中之太阳，通于夏气；肺者，气之本……为阳中之太阴，通于秋气；肾者……为阴中之少阴，通于冬气；肝者，罢极之本……为阳中之少阳，通于春气。"

这段话的意思就是说五脏各有对应的季节，肝对应春天，心对应夏天，肺对应秋天，肾对应冬天。所以，根据季节的不同，每一个脏器的养生调理侧重点也应该有所不同。

一、四时四季养生

人类来源于自然。人类的活动也要遵循自然规律，做到顺天应时，天人合一。如此则气血运行畅达，健康长寿自然而来。人和树木是一样的。

秋天的时候，分布在树枝上的营养开始向根部收了。秋末，枝叶相对处于营养不足的状态，树叶就会逐渐变黄、掉落。

冬天，树枝上的营养藏于树根，树木完全停止生长，处于休眠状态。

到了春天，营养又从根部开始向树枝走。但因里边的营养向外发，外边还没有准备好条件，就会长出一个芽。

夏天，所有的营养都到外面来了，所以枝繁叶茂。而秋分一到，营养成分又开始从外面向里面收了，树叶又开始变黄脱落。

总之，春温、夏热、秋凉、冬寒构建了自然界中生物的春生、夏长、秋收、冬藏这么一个自然规律。我们人除了整个生命周期有少年、青年、壮年、老年四个阶段与自然界的四季相似外，在一年里受四季影响也十分明显。

二、春季养生

春生，早睡早起精神好，春应肝而养生。《黄帝内经》说："东方生风，风生木，木生酸，酸生肝。"既然肝脏对应的是春天，春天养生自然应该以养肝为主。春季万物萌生，欣欣向荣，是阳气初生且逐渐转旺的时节。

在五行上春季属于"木"，此季多风。春季人体阳气渐趋于表，皮肤舒展，人体循环系统功能加强，皮肤末梢血液供应增多，汗腺分泌增加，各器官负担加重，对中枢神经系统产生一种镇定催眠的作用，从而使人倦懒嗜睡，这就是民间说的"春困"。

但是睡觉不利于阳气升发，因此，应当控制睡眠时间，早睡早起，到户外活动锻炼，使春困消除。春季里要保持心情愉快、舒畅，胸怀开朗，要喜爱大自然，使自己的情志与春季万物生发之气相和谐，这样人体的肝气就会调和畅达，使周身气血和畅、五脏和平。

春天，人体的气血从里向外走，内里气血相对不足。所以春天人容易困倦，常常睡到半夜就醒。这是因为肝阴不足。

把人的气血从里向外调动的主要脏器是肝，所以中医认为春气与肝气相通。春天养生需要注意的是早睡早起。早睡有助于阳气闭藏，经常到外面去走一走，接触一下大自然那种万物生发的感觉，与自然界构成一种和谐状态。

春天是一个生发的季节。中医说，五脏里肝有抒发的作用，它可以让你的气血往外走。肝喜调达而恶抑郁，所以春天一定不要郁闷，一郁闷肝气就要受到影响。春天由于气血向外走，肝血不足，应注意养肝，有慢性病的人要忌食易发病食物，如笋。笋性寒、滑利耗气。

人有痼疾，其气多虚，食笋后更虚，易引发咳嗽、哮喘、咯血等病复发。可多食些柔肝养肺的食品：如荠菜，益肝和中；菠菜，利五脏通血脉；山药，健脾补肺；淡菜，滋肾养肝；银耳，润肺生津、养阴柔肝；燕麦，益肝和脾，能补虚损、止虚汗、降血脂。还可喝一些菊花桑椹茶，此茶有疏风清热、平肝柔肝、养血益肾润肺作用。

三、夏季养生

夏长，晚睡早起多运动，夏应心而养长。《黄帝内经》说："南方生热，热生火，火生苦，苦生心。"既然心对应的是夏天，夏天养生自然应该以养心为主。夏季万物繁茂秀美，阳气旺盛，是生育万物、长养万物的季节。

在五行上夏季属"火"，因此，气候炎热，阳气旺盛，人体消耗增大。人们往往精神不振，注意力难以集中。年老体弱者更觉得无精打采，懒散贪睡。所以夏季要注意夜晚入睡，早早起床，避开午间的炎热，还可选择用午睡来爱惜自己，使身体得到缓冲。

在情志上要保持精神愉快，澄和心神，切忌发怒，以使人体气机通畅。可适当做一些户外运动，同时也要避免烈日下暴晒，以防大汗淋漓而中暑。

夏天，人的气血都到外面来了，里面的阳气不足，容易出现胸闷、气短、汗多等症状。这是因为夏气和心气相通。夏天人容易烦躁发脾气，本来气血都到外面了，再一发脾气血压就上来了。

所以一定要记住夏天忌怒。中医讲夏天应注意"晚卧早起，无厌于日",这里的"晚"也不是无限度。以什么为限度呢?就是要跟着太阳走。夏天应该让身体出出汗才有助于阳气向外生发。

现在,很多人夏天唯恐空调开得不大,在单位开、家里开、汽车里还开,这是违背自然规律的,不利于气血向外走,久而久之就容易生病。

夏季宜养心气。这时由于气温高,身体出汗多,心脏病患者本来就心气虚,出汗多则心气更虚。这时喝一点"参脉饮"有助于心气的滋养。"参脉饮"里面就三样药:党参、麦冬、五味子。

党参是补气的,麦冬是清肺热的,五味子是收敛心气的,让你的汗别出得太多。夏天喝一点"参麦饮"可以改善胸闷、气短、汗多的症状。老年或体弱者锻炼强度不可过大,且时间应选择在早晨,以微出汗为度。

从夏应养心的角度说,最好运用气功调整呼吸,使心神安定,以利消除烦躁感。饮食上要以清淡为主,多喝水,多食蔬菜、水果、杂粮,少食油腻和甜食,忌食动物心脏。

因为出汗多,盐分损失也较多,要注意补充盐分。中医认为夏季宜多食酸味以固表,多食咸味以补心。年老体弱者应多吃消暑益气、生津、易消化的食物,慎食生冷。因为夏季外热则内寒,外实则内虚,过食生冷就容易闹肚子。

当然,老弱者在盛夏饮食也不能过于清淡。出汗多除了水和盐的流失外,还有大量的蛋白质、维生素和钙、锌也会随汗排出。

所以,老弱者夏季应适当吃些紫菜汤,不仅能消暑热、补身体,对动脉硬化、高血压也有很好的调养作用;莲子粥有滋阴养神、清热解暑之功效,还能治疗燥热失眠;用茯苓、糯米制成的阳春白雪糕是肠胃虚弱之人很好的补品;绿豆粥有清热解毒、利水消肿之功效。

四、秋季养生

秋收,早睡早起敛神气,秋应肺而养收。《黄帝内经》说:"西方生燥,燥生金,金生辛,辛生肺。"既然肺对应的是秋天,秋天养生自然应该以养肺为主。秋季，西风飒飒，燥气当令，自然景象因万物成熟而平定收敛，是阳气渐退，阴气渐长，万物收获的季节。

起居作息应做相应调整，早睡顺应阳气之收，早起使肺气得以舒展，以防收之太过。长时间睡眠后期，脑血管中血流速度越来越慢，容易形成血栓，适当早起可以预防脑血栓之类的疾病。

心情要保持安宁，收敛神气，而不是神思外驰。只有这样才能适应秋季的气候特点，才能保持肺气的清肃，保持正常的生理功能。

秋天树叶一落的时候，人的气血从外面向里面收。肺气有宣发和肃降的作用，它可以使气血顺利地从外面向里面走，所以肺气与秋气相通。

秋天要早卧早起。这是因为白天人的阳气在外，晚上阳气归于内，早卧早起符合气血逐渐向里贮藏的状态。秋天要注意保护肺，不宜过于悲伤，过悲伤肺。

《黄帝内经》在谈到秋季养生时明确指出要养阴。中医所说的"阴"是指人体的津液、血液、阴精等，这些都是营养人体的最基本物质。

但因秋季人的气血开始由外向里收，外边气血相对不足，就容易发生"秋燥"。主要表现为口干、唇干、鼻干、咽干，大便干结，皮肤干燥甚至皲裂等。秋燥可损伤人体阴液，造成津液不足。因此秋天须注意养阴。

可以多吃一些能防燥护阴的食品，如芝麻、蜂蜜、乳品、甘蔗、梨等；少食辛辣食品，如辣椒、生姜、葱等。因为辛辣太过易损伤人体阴津。秋天要避免过度运动，因为剧烈运动会造成大汗淋漓，致津气耗散。此外，亦不要过劳。因为秋季的人精气内收，劳累过度也会损伤精气。

五、冬季养生

冬藏，早睡晚起保阳气，冬应肾而养藏。《黄帝内经》说："北方生寒，寒生水，水生咸，咸生肾。"既然肾脏对应的是冬天，冬天养生自然应该以养肾为主。冬日北风凛冽，天寒地冻，草木凋零，昆虫蛰藏，生机潜伏，阳气内藏，是万物蛰藏的时令。

人体阳气自然也潜藏于内，阴精充盛，正是人体养藏的最好时机。所以冬季要顺应昼短夜长的规律，保证充足的睡眠时间，以利于阳气潜藏，阴精积蓄。待日出而作，以避寒就暖，使人体阴平阳秘。在一年四季当中，冬季就相当于一天中的夜晚，应该多休息一些。

总之，人体必须顺应自然四季变化的规律，保持机体与自然的平衡，才能有利于身体的各种生理需要，进而减少疾病的发生，顺利安康地度过一年四季。

第六节　把酒言欢吃对肴

凡是酒局，菜肴是很重要的，譬如我多是冲着肴去的，还要喝点小酒，当然人员很重要。有西医专家讲，酒一滴对人体也有伤害，假如这话是正确的，为什么这一伤害延续了数千年还不改正，为什么国家在成立之初就有专门的酒业公司，为什么国家在经济困难的20世纪60年代也尽量保证市场不能中断酒的供应，显然对酒不能一句话否定。

中国文化都是以阴阳对应的方式呈现的，如白天和黑夜组成一天，男人和女人成立家庭，冷兵器时代古人骑马打仗一去一回叫一个回合，张飞和许褚大战三百回合不分胜负。喝酒也是，好的酒局人要配对，把酒言欢，如交杯酒；天地要配对，如哪天在哪里请客。下酒菜和酒配对，杀了只羊，肉酒配对。喝酒是离不开肉肴的，酒化肉，肉解酒，酒肉是朋友。

酒有白酒、红酒、黄酒、啤酒。喝白酒红酒，肉食是必不可少的，或者说吃肉后应该喝一点酒的。我陪过一位七十岁的西方专家，身体健壮，他来医院支持骨科工作，喜欢吃牛肉、喝白酒和红酒，但少不了洋葱和酱或醋，这也都是化肉食的。就几盘青菜的情况下饮酒，人体是极易受伤害的，酒鬼就是如此，嗜酒如命，不在乎肴，这酒鬼群体没听说有长寿的。

喝酒捞肉，酒后食欲好饭量大的，要我说那是喝着了，是健康健壮长寿的象征。我的大爷就如此103岁去世，我的干爹老头子烟酒肉一辈子94岁去世，生前基本没去过医院或很少住院、很少吃药。

我刚开始喝啤酒的时候，喜欢吃杏仁拌黄瓜，喜欢吃腐竹，喜欢吃蒜泥麻汁凉拌的芸豆和茄子，喜欢吃咸鸭蛋。学了中医后才知道杏仁、芸豆、茄子都有除湿清热的效用。尤其杏仁是三仁汤的主药，三仁汤就是化湿的；腐竹的成分中有滑石，也是三仁汤中的要药。鸭蛋是寒性的，中和了酒的热性。真是生活处处有中医，百姓日用而不知，只是觉得这样生活舒服。

有专家讲，生活中没有真正的毒品，只是量的不同，我认为这话说得有一定水平，水喝多了也中毒，氧气吸多了也中毒。凡事都有个度，如此而已。

第七节　辨清体质喝对茶

我们常说，"当家度日七件事，柴米油盐酱醋茶""文人七件宝，琴棋书画诗酒茶"。自古以来达官显贵、骚人墨客、普通百姓，无不对茶情有独钟，如有诗所写："吾年向老世味薄，所好未衰惟饮茶。"

中国是茶叶的王国，自从"神农尝百草，日遇七十二毒，得茶而解之"，至今已有几千年的历史了。最早的茶叶专著《茶经》讲：茶，南方之嘉木。茶最初被当作一种药材，后来在医药实践中，人们才认识到茶不但可以治病，而且可以清热解渴，味道也清香扑鼻，是一种很好的饮料。

茶的功能：茶叶不仅具有澄心静虑、祛病怡情、清热解暑、消食化痰、去腻减肥、解毒醒酒、生津止渴、降火明目、止痢除湿等作用，对某些疾病也有一定的功效。如茶叶有助于延缓衰老，有助于抑制心血管疾病，有助于预防和抗癌，有助于预防和治疗辐射伤害，有助于抑制和抵抗病原菌，有助于美容皮肤，有助于利尿解乏。

中国茶树之茶叶品种名目繁多，按大类分有绿茶、青茶、红茶、黑茶、白茶、花茶。现在也有其他植物保健茶如桑叶茶、国槐茶、苦丁茶、绞股蓝茶、刺五加茶、茵陈茶等。

本地过去民间常喝的茶是花茶（茉莉花茶），是绿茶和茉莉花的组合，价位低，普通百姓消费得起，有香气，现今民间普通百姓仍在喝，但有溃疡病患者是不宜饮此茶的。记忆深的是老干烘，又名黄大茶：其叶大，梗长，汤色浓重，具有强烈的老火香，其色、香、味独特，性和不寒，汤色橙黄清澈，回味甘醇悠长，它普通廉价，苦中带涩，夏天败火解渴最过瘾。红茶属于全发酵茶类，黑茶属于后发酵茶，很适合化肉食及脾胃虚寒体质类人饮用。老干烘就属黑茶红茶等熟茶系列，食肉后就要喝此类茶。绿茶是未经发酵的茶，有寒性，适于热性体质。白茶属轻微发酵茶，青茶属于半发酵茶。茶有温热寒凉，绿茶偏寒，红茶黑茶偏温，青茶白茶黄茶花茶介于寒温之间较为平和。

辨清体质喝对茶：大千世界人分九种体质，即阳虚质、阴虚质、气虚质、气郁质、血瘀质、湿热质、痰湿质、特禀质和平和质。体质分寒热，茶叶有寒温，茶叶是一味中药。中医调体疗病，"寒则热之，热则寒之"。虚寒的体质宜喝红茶，湿热的体质喝绿茶，气郁的体质喝花茶，脑力劳动者喝绿茶青茶，肉食后喝红茶黑茶，酒后饮茵陈茶、葛花茶。辨清体质喝对茶是因人制宜，还有因时、因地制宜。

因时制宜：季节不同茶不同，春花夏绿秋青冬红，也就是春天喝花茶，夏天喝绿茶，秋天喝青茶，冬天喝红茶。春饮花茶长精神，夏饮绿茶身清凉，秋饮青茶可润燥，冬饮红茶暖心田。

因地制宜：地域不同茶相异，北方地域寒凉，多饮红茶。南方地域湿热，多饮绿茶、凉茶。

现在是市场经济社会，茶叶也屡有炒作，轮回不休。改革开放后炒作的有绿茶、红茶、普洱茶、铁观音，现在炒作白茶，预计下一步要炒作特种茶，如降三高的，抗肿瘤的，解酒的，延缓衰老的，等等。

寒夜客来茶当酒，语散漫，情未了。抹不去的记忆还是老干烘，心中吟唱的是那前门情思大碗茶！还有，千秋大业一壶茶！

第八节　余兴未尽还说茶

在作了《辨清体质喝对茶》讲座后，经常有朋友来我门诊，借此聊茶的问题。"吾年向老世味薄，所好未衰惟饮茶"。饮茶是门大学问，又称作茶道。现在医生们常开的会议是学术会，境界立判。

有一本书名《茶经》，是唐朝陆羽写的。我们看"茶"的写法，分解开看：上面是二个十，也就是二十；下面紧接着是个八，再就是十，最下是八，也就是八十八；合起来是一百零八，茶寿一百零八岁。古人认为人应该活120岁，现代医学也这样认为：按照生物学原理，哺乳动物寿命是它生长期的五倍至六倍，人的生长期是用最后一颗牙齿长出来的时间（20至25岁）来计算。因此，人的寿命最短100岁，最长150岁，较为公认的人的寿命是120岁。

寿有躯体寿命，有精神寿命。怎样避免折寿？那就是行善—积德—得道。德有阴德和阳德，回报应也有阴报和阳报。我们常说，这孩子这么有出息，是祖上哪辈子积了阴德？阴德是干了好事，别人并不知道；而阳德是，你干了好事，天下人都知道，奖励一下给你个荣誉，这事就过去了，形成不了大的福报。三世因果，六道轮回。若论前世因，今生受者是；若说后世果，今生做者是。德的生活版就是行善，积善之家必有余庆，积不善之家必有余殃，行善就是积德；德的升级版是得道，积德就能得道，得道多助，失道寡助，得道离成功就不远了。古语"一人得道，鸡犬升天"。孔子曰"朝闻道，夕可死矣"。高尚的人即使其躯体离开我们了，也会活在人民心中。躯体早晚是要离开的，精神可以是永恒的！

茶具有澄心静虑、祛病怡情作用，更有助于高人悟道得道。你说什么是道？道可道，非常道。走进茶叶世界，可从中体会茶道。

第九节 "蜡"近你我，呵护健康

"蜡"能有助于健康？回答，是肯定的。记得小时候不小心弄倒了正在燃烧的蜡烛，蜡液溅在皮肤上，顿觉局部皮肤热痛不适，但稍后过去，局部皮肤柔润起来，这是我对蜡的初步记忆。从事中医康复、中医治未病工作后，对蜡疗有了进一步的了解。

利用加热溶解的石蜡作为导热体，施用于患部，将热传导至人体以治疗疾病、促进康复的方法称为石蜡疗法，也叫蜡疗。以前由于受技术条件、资源和认识的限制，蜡疗没有像针灸、推拿那样形成规模和为人们所熟知。

由于蜡疗的设备及手段已趋于完善，且该治疗方法有治疗时间短、见效快、收效长的特点，重要的是它采用外敷法，免去长期服药的痛苦，因而越来越受到患者的青睐。

一、蜡疗治病的几种形式

1. 浸蜡疗法

浸蜡疗法又称蜡浴，将蜡溶解后冷却至55～60℃，将手足浸入蜡液后立即提出，手足表面冷却形成一薄层蜡膜，重复数次，使蜡膜达到一定厚度，成为手套或袜套样，它突出的优势就是可以使用在凹凸不平的部位，所以临床上大部分用在四肢部位。加上中药精油或中药粉如伸筋草、透骨草、川芎、威灵仙、制川乌、制草乌、当归、红花、土鳖虫、干姜等，进一步彰显其温通、祛湿、化瘀的功效。

2. 蜡饼疗法

将加热熔化的蜡液倒入铝盘内,蜡液厚2~3 cm,待盘中石蜡冷却成饼状后,用刀分离切成适当块状放置于病患部位,外用塑料布、棉垫包裹保温。此法多用于躯干或肢体等面积较大部位的治疗。

3. 蜡泥疗法

蜡泥通常是以蜂蜡为基础,加上秦艽、川芎、当归、木瓜、桂枝、苍术、独活、威灵仙、炙黄芪、牛膝、干姜、细辛、肉桂等中药,与火山泥研发加工而成,是中医蜡疗的延伸和改进,以其独特的热敷原理进行中药渗透达到改善治疗病症的作用,适合于局部疾患。

二、蜡疗法功效及作用机制

1. 蜡疗法功效

(1) 温经通络:对风寒湿等寒证阴证,蜡浴的温热作用恰好可祛风除湿散寒。蜡浴疗法可刺激四肢穴位及神经末梢,进而影响全身,对肢体冷痛、手足不温有很好的疗效。

(2) 活血化瘀:蜡疗能有效促进血液循环,清除血液中的垃圾,增强血管弹性,促进血流通畅,预防和治疗高血脂、高血压、冠心病、中风等心脑血管疾病。

(3) 消肿止痛:由于蜡疗具有较强而持久的热透入作用,故有利于血肿的吸收,加速水肿消退,并能增强网状内皮系统的吞噬功能,提高新陈代谢,故其也具有消炎作用,可消肿止痛。

2. 作用机制

(1) 温热作用:蜡疗热渗透能力强,热透入皮肤加速血液循环。由于石蜡具有热容量大、导热系数低、保热时间长等特点,蜡疗时蜡疗区局部皮肤毛细血管扩张,充血明显,热透入可达皮下1~5 cm。

(2) 机械压迫作用:由于石蜡具有良好的可塑性及黏稠性,能与皮肤紧密接触。在冷却过程中,其体积缩小,对皮肤及皮下组织可产生柔和的机械压迫作用，既可防止组织内淋巴液和血液渗出，又能促进渗出物的吸收，起到推拿按摩作用。

（3）对人体筋膜代谢的影响：蜡疗促进人体筋膜和皮肤正常新陈代谢，进而影响全身各器官的功能，软化和洁净皮肤。

（4）中药渗透作用：中药精油或中药粉混入蜡液中，蜡热的渗透性可使中药更好地渗透到机体皮下组织中，更好地发挥药效作用。

三、蜡疗法所治疾病

1. 风湿筋骨疾病

风湿性关节炎、类风湿关节炎、颈椎病、肩周炎、腰椎间盘突出症、强直性脊柱炎、股骨头坏死、膝骨性关节炎、骨刺症、肌肉韧带或肌腱扭挫伤、手术后粘连或瘢痕、烧伤或冻伤后遗症、腱鞘炎、神经痛、手足凉等。

2. 妇科及内分泌疾病

治疗妇女月子病、腰下寒冷、小腹凉、月经不调、痛经等。对于女性乳腺增生、甲状腺结节以及男性的前列腺疾病也有很好的疗效。

3. 慢性病与皮肤病

慢性胃肠炎、胃溃疡、十二指肠溃疡、慢性疲劳综合征、老年皮肤干燥症、重度皮炎湿疹等皮肤病。

四、蜡疗注意事项

虚弱高热、恶性肿瘤、活动性肺结核、有出血倾向的疾病、重症糖尿病、甲状腺功能亢进症、慢性肾功能不全、感染性皮肤病及孕产妇、急性扭挫伤、婴儿慎用。

五、浸蜡疗法治愈类风湿关节炎全身关节疼痛验案

张某某，女，54岁，农民，沂南大庄镇人。因全身关节肿痛、双腕关节肿痛严重3个月于2021年秋季来诊，诊断类风湿关节炎，全身怕风怕冷，

中西药治疗半年效果不稳定，肿痛时轻时重，又伴发了日光性皮炎，太阳照射后身体出现皮疹、全身刺痒般难受。

2022年麦季试用浸蜡疗法治疗类风湿关节炎，双手腕浸蜡疗法1次治疗即感腕部疼痛明显减轻，后每日1次共浸蜡治疗半个月，腕部肿痛消失，全身关节肿痛亦明显减轻。继行双足浸蜡治疗10次，全身疼痛消失。至今已1年半，患者身体情况稳定，已恢复农业生产劳动。奇怪的是伴发的日光性皮炎也好了，也不再怕太阳晒了，身体也不再怕风怕冷了。

引赞美浸蜡疗法的诗一首：

> 不做不知道，浸蜡真奇妙；
> 浸手松肩颈，浸足壮肾腰；
> 手足皆浸完，脏腑调和好；
> 祛瘀逐寒湿，浸蜡神奇效。

如果确实有蜡疗的适宜病症，那你还犹豫什么？快去体验一下蜡疗蜡浴吧！

第八章 中医与人文

第一节 中医里的中国

爱中国，理由可以万万千千。如果选一个感性十足又理性丰富的理由来爱，那中医应该是首选。中医，生于中国，中国拥有世界上独一无二的中医。

我爱中医，更爱中国。天佑中华才有中医，站在历史的长河上看，那护佑华夏子孙生生不息的，是中医。

从中医的四大经典与四小经典，到浩如烟海的各家学说、医案笔谈，中医经典，卷卷永恒；中医验案，语句凝练。

沏一杯绿茶，捧一卷《黄帝内经》，黄帝与岐伯的对话，越千年仍似在耳边。

"以酒为浆，以妄为常"的警示，"法于阴阳，合于术数，食饮有节，起居有常""虚邪贼风，避之有时，恬淡虚无，真气从之，精神内守，病安从来"的真言，"人以天地之气生，四时之法成""春生夏长，秋收冬藏""善言天者，必验于人；善言人者，必验于天"的名句，凡此种种，都是古人的经验之谈。日常生活中，遵循上述理念，身体自然康健。

从春三月"生而勿杀，予而勿夺，赏而勿伐"，到秋三月"使志安宁，以缓秋刑"，从夏三月的"晚睡早起"，到冬三月的"早睡晚起"，四季轮回指导着人类生息繁衍。

数卷古籍消永昼，一窗昏晓送流年。"志闲而少欲，心安而不惧，形劳而不倦""不治已病治未病，不治已乱治未乱""不相染者，正气存内，邪不可干，避其毒气"，今宵别梦寒。

"阴阳者，天地之道也，万物之纲纪，变化之父母，生杀之本始，神明之府也，治病必求于本"是凝练的经典。

识用精微，举孝廉，官太守，许洛阳时才，陈志范书无传记；论广汤液，救贫贱，疗君亲，岐黄称圣手，《伤寒》《金匮》有遗篇。"天布五行，以运万类；人禀五常，以有五脏"。医圣张仲景博极医源，勤采众方，经典《伤寒杂病论》献人间。

从神农尝百草品出了《神农本草经》，到李时珍历尽万水千山只等闲所著《本草纲目》的问世；从百家讲坛《大国医之钱乙》创六味丸，到电影《大明劫》吴又可的达原饮，到《医痴叶天士》拜师十七人写《临证指南》，处处辛酸。

从中医启蒙《医学三字经》《药性歌括》《汤头歌诀》《濒湖脉学》，到《脾胃论》《医林改错》《医方集解》《医学衷中参西录》《医贯》，贯之心间。

秦越人扁鹊的"君有疾在腠理"，中医外科鼻祖华佗刮骨疗毒，皇甫谧《针灸甲乙经》腧穴应验，宋慈《洗冤集录》法医书出版，吴鞠通《温病条辨》三焦辨证成篇，中医渐趋完善。

葛洪《肘后救卒方》，使今人屠呦呦研发出了抗疟青蒿素获诺贝尔奖；孙思邈《备急千金要方·大医精诚》"凡大医治病，必当安神定志，无欲无求，先发大慈恻隐之心，誓愿普救含灵之苦"成为古今医者的誓言。

金元时期有中医四大家——刘完素的火热、张从正的攻邪、李东垣的补土、朱震亨的滋阴，角度不同，各有特点。

北京四大名医——施今墨、萧龙友、孔伯华、汪逢春，为国难分忧的身影，时常在我的眼前浮现。

从国医大师朱良春在一寓的执着，到邓铁涛大师那为中医的呐喊，再到人民英雄中医大家张伯礼力挺中医，使中西医并重携手战胜新冠。

闲坐小窗读《周易》否极泰来，读《道德经》"大音希声""大道至简",从《易经》的"一阳初动处,万物未生时""无极生太极"到《道德经》"道可道,非常道""大曰逝,逝曰远,远曰返",一切是那么富有哲理且又动人心弦!

"上医医未病之病,中医医欲病之病,下医医已病之病",境界高低,一目了然。

汗吐下和温清消补是中医治病八法,表里虚实寒热阴阳是中医八纲辨证;中医调理以和为贵,治病体现道法自然。

"天之大宝只此一丸红日,人之大宝只此一息真阳""阳气者,若天与日,失其所则折寿而不彰""阳杀阴藏""阴平阳秘"。存得一丝阳气,便有一线生机。

张景岳之"善补阳者,必于阴中求阳,则阳得阴助而生化无穷;善补阴者,必于阳中求阴,则阴得阳升而泉源不竭",思辨精湛。

读经典可驱除邪气,升发阳气,常读常新,道路、理论、制度、文化自信,信心满满。

中医典籍在手,中医思维在身,祖国在心中。

健康中国,中医在身边,应是主演,是该上演。

第二节 相声:中医与西医

(2020年12月创作)

甲:今天咱俩说段相声。

乙:说什么呢?

甲:说说中医和西医。党的十九大报告明确提出坚持中西医并重,传承发展中医药事业,中医西医都要发展。

乙:说西医你找我算是找对了,我闺女就学西医,志愿我给填的,我是西医粉。

甲：也巧，我儿子刚考上中医药大学，志愿我帮他报的，我是地道中医迷。

乙：我胆结石反复发作，腹腔镜微创手术治疗完全康复，西医真好！

甲：我前段时间，感冒发热咳喘十多天，西医西药吊瓶都挂上了，就是没好。媳妇给找了个中医，吃了五剂中药，发热咳喘全好了，中医真妙！

甲：中医好啊，中医博大。

乙：西医好啊，西医精深。

甲：中医重道。

乙：西医重术。

甲：中医模糊。

乙：西医精准。

甲：中医重视整体。

乙：西医聚焦局部。

甲：中医重视时间。

乙：西医注重空间。

乙：学西医拼的是数理化的分数，我闺女化学特棒。

甲：学中医最好有文史哲的基础，我儿子文史俱优。

乙：学西医靠智。

甲：学中医靠慧。

乙：西医把病当物。

甲：中医把病当人。

乙：西医治人的病。

甲：中医治病的人。

甲：中医使人糊里糊涂地活。

乙：西医叫人明明白白地死。（捂嘴）——啊，我是说西医能起死回生。

甲：中医好啊，中医望闻问切，望而知之，切脉浮沉辨阴阳表里寒热虚实。

乙：西医好啊，西医望触叩听，检验心电，超声CT核磁共振，查明脏腑。

甲：中医治病八法，汗吐下和温清消补，以和为贵。

乙：西医治病切掉，用抗生素激素维生素，能抗则抗。

乙：你中药太苦。

甲：也是！我那是良药苦口利于病。你西药呢？

乙：我西药方便。

甲：方便归方便，你西药淘汰太快。回头看，一代一代人在试验。

乙：你说的也是，吃了十几年，再拿药说副作用太大有危险。

甲：我中医简便验廉，社会效益好。

乙：我西医检查用药，经济效益高。

甲：我中医看病重主观感受。

乙：我西医看病重客观检查。

甲：我中医看病一人一方。

乙：我西医用药千人一面。

甲：我中医有时唯心说假话，得了肿瘤明明很难治，还说吃几剂中药调调就好了，去看一次高兴一次。

乙：我西医协议样样签，要把并发症说全，真话一点不落下，落下我去告你，去医院一次沮丧焦虑半天。

甲：我中医治肿瘤重在调和。

乙：我西医治肿瘤斩尽杀绝。

甲：我大中华世世代代靠中医保佑。

乙：我上闹钟量血压测血糖凭大把西药来保健。

甲：你看我身轻体健，天天打太极。

乙：我跟着马拉多纳踢足球，体力透支正苟延残喘。

乙：你别说，你中医真不孬。

甲：我也没说过头话，说你西医不好。

乙：当今社会离了西医不行。

甲：当今社会光靠中医不中。

甲：中医要是吸收西医，那中医博大又精深，孰可比肩。

乙：那西医要是拥抱中医，那科学技术回归人性，绝对称雄。

甲乙：我靠近你，你靠近我，咱俩握手拥抱，互相弥补对方的不足，形成一种新医学：试看天下谁能敌！

第三节　钓客与中医

去河边散步，总是会遇见钓客一族。见面，我的第一句话是钓了多少鱼了。人家沉稳地回答，闲着没事钓着玩玩。我关心物质，人家注重心境，境界立判。钓客不相忘于江湖，我在医院穿梭。也是，都钓鱼谁干活呢？但也发现了一个秘密，钓客去医院的很少。反复去医院的也是一群人，绷紧的脸、抑郁的表情。有的拿来查体表给我看，眯着眼睛指着画线标记处问我，这指标高是怎么回事？怎处理？西医已给我开了一袋药了，我不放心，听说你现在研究中医，给我研究研究。这架势似乎不弄明白、不找出问题来誓不罢休。我研究研究没问题,那是我的专业;问题是你,你整天放心不下,天天揣着琢磨这事那事就多余了!曾有患者家属拿四十多页的基因检测报告叫我看,还问我是否给患者看,我说你叫他看了,他就睡不着觉了。得了疾病当然要积极妥善地处理,但也应学会忘记,常惦记着自己的病,病就会始终缠着你,这点我干骨科最有体会。一个骨折手术后的患者,每当查房就问医生怎么骨头还不长啊?也怪了,这骨头还真的就不长,即使长也长得慢。如果忘记自己是患者,一周一本金庸小说,小说还未看完,骨折早就愈合了。

钓鱼漂一动,起杆,钓上一条小鱼,主人取下这贪吃的小鱼,又投入河中,嘴里哼着,贪吃的小家伙纯属添乱。是的,贪吃就会上钩,上钩的鱼成了下酒佐料,我们并不同情它,谁叫它贪来。

钓鱼漂的浮沉使我想起了中医脉象中的浮脉与沉脉。浮脉,轻取即得,重按稍减而不空,举之泛泛而有余,如水上漂木的脉象。《脉经》云:"举之有余,按之不足。"浮脉主表证,表证的治则就是治表。假如穿得太单薄了受了风寒,弄些苏子陈皮葱白姜片红糖煮水喝,出点汗就好了;也可以用荆防败毒散或桂枝汤,这就是解表。

鱼漂沉下去了,沉得很深,那就成了沉脉了。沉脉,脉位低沉,轻取不应指,重按始得的脉象。《脉经》云:"沉脉举之不足,按之有余。"沉脉主里证,里证的治则就是治里。如附子理中丸治的就是胃肠虚寒的里证,用的是温里法。你能说中医治病没道理?中医治病的八法汗吐下和温清消补,符合自然规律,说的是大道理。几千年了未变,以后也不会变。

钓鱼这活动也透着阴阳。钓客们都明白,"春钓浅,夏钓深,冬钓阳,秋钓阴",暗含着中医的阴阳之道。

春钓浅。春天,万物复苏,天气逐渐转暖。水里的鱼儿也慢慢由半冬眠状态恢复过来,开始从深水区游向被太阳晒热的浅水区,浅滩上是鱼儿最喜欢的地方。

夏钓深。夏天,天气炎热。陆地的动物们都躲在树荫底下纳凉。生活在水里的鱼儿也要寻找纳凉的去处，也就是深水区。因此夏天找鱼窝，就要到深水区。

秋钓阴。到了秋天的时候，鱼因为要为冬天来储存脂肪，所以它们会拼命地大量进食，所以这个时候对它们来说，哪里食物丰富就到哪里去，比如回风湾（水面上积存漂浮物多的地方），大树下。

冬钓阳。冬天则要选择向阳的钓位。冬天阳光直射时间长，水温上升会比较迅速。尤其是在初冬，水温还不算低的情况下，向阳钓位比背阴的钓位水温会高一些，此时鲫鱼多会在向阳的位置。

鱼都懂阴阳，我们人呢？吃反季节蔬菜，穿着新潮的露脐装，天天在空调屋待着，夏天怕太阳晒着，长此以往，不得病便怪了！古人讲，夏季养生要"无厌于日"，你怎么就那么"厌日"呢？

曾碰见一企业家夫人，问其老公最近忙什么？说不务正业又钓鱼去了。我开玩笑说，别身在福中不知福，什么叫不务正业？钓鱼是一项非常好的休闲放松活动，能陶冶情操，净化心灵。去钓鱼总比去赌博、去喝酒等强吧！她嗯了一声，似有所悟。企业家能有时间去钓鱼，说明工作生活已经到了一定的层次。当然也有可能是企业破产了，没事干了。这时去钓鱼平衡一下心情也好啊。总比跳楼强！

生活处处有中医。钓客的思维也能映射出中医思维，司外揣内，看漂动深浅程度知上钩鱼的大小，钓的地方符合季节阴阳变化；钓出好心态，愿者上钩，放长线钓大的，这还真钓上个大板鲤。您钓着，我上班研究中医给患者摸脉去！自我感觉中医摸脉水平又进了一步！感谢钓客！祝福钓客！

第四节　抹不去的中医记忆

儿时有些记忆是抹不去的。我刚上初中时有一次患手背"牛皮癣"的事就记忆尤深。

暑假刚过完开学还没几天，不知怎的手背手指痒痒，还起了些小米粒大小散在白点，手贱的我不好好读书，课堂上便用手指逐一掐破。不料越掐越多，破损处流水，手背部整天湿漉漉的，只好用破报纸包着或破布头缠着手，痒了就挠，手背及指间皮肤粗厚起皮干燥皲裂更痒了有时还痛，尤其晚上。越痒越抓，越抓越痒，皮肤破了相难看了，这引起了老人的注意。找个懂医的人看，说是牛皮癣，说也没有好法。也不知是哪位高人指点，说用穿废的牛皮鞋底烧成灰，香油搽之，可治此病。可怜，我们家哪有牛皮鞋，只好向街坊四邻打听，问清了在外边脱产上班的穿牛皮鞋，于是老人就领着我上了后街半脱产的一家。讲明来由，人家二话没说，从床底拿出一双半新的牛皮鞋，说拿去吧，不够我再给找。我母亲说，他大哥香油也没有啊！他便又找出一个还有半瓶香油的瓶子，我们如获至宝，急匆匆回家了。父亲把鞋底取下来，母亲用清水刷洗干净，拭去水分，烘干，便开始烧牛皮鞋底了。我在一旁蹲着看，原以为这不好烧，没想到这牛皮点火着后可自燃，不一会便有炭灰要掉下来。母亲用小酒盅接好，又把似乎要掉的炭灰用干净筷子戳下来点，调好香油，用鹅毛翎子沾着搽我的双手皮损处，并用布头包好。说也怪，我顿觉舒服还真的就不痒了。老人反复讲不要搔抓，痒也要忍着。忍有时是忍不住的，那就转移注意力去看书学习吧。当时看书是为了转移注意力，可也正是从那时起我开始了转变，走上了学习升学之路。在这之前我母亲问在我们本村小学教我们的王老师我学习怎样，王老师说我在小组里学习成绩还可以。我母亲哪里知道，我们本村的小学，一班共不到二十人，分成六个小组轮流值日，一个小组也就三个人，老师的爱心表达我始终惦记着。送我皮鞋的街邻老大哥已去世多年，去世前十年，多次住院，有次若不是我就差点毁了，他又多活了十年，莫非是因果轮回？

也就有个把星期，具体时间是记不很清了，反正时间不是很长，手背皮损全退，痛痒全消，肉嘟嘟小胖手又恢复到了从前。我也知恩图学，由好玩生成三好生，从初中，升高中，考大学，当医生。退休后，发点余热，济困扶生。

学医后我才明白，当时患的皮肤病是急性湿疹，未正确治疗且搔抓过度成了慢性湿疹并苔藓样化，古书记载"牛皮癣"也大多是此类。也知道牛皮、驴皮炭化，香油调和搽涂可治"牛皮癣"，是有典籍出处的，看了《中国中医药报》才知该验方出自《本草纲目》。渐感觉民间口传的小验方秘方，说不上就出自哪部中医医典，只是我们读书量信息量还不够。

讲儿时故事，诉中医情怀。患者康复，我的心愿。

第五节　全蝎全蝎，我是蜈蚣，土元在这里

说起陆地通络的中药三兄弟，当属蜈蚣、全蝎、土元（学名土鳖虫）了，当然穿山甲更好，现在人家受保护且数量稀少，已断货了，以后就别打它的主意了。

全蝎、土元我过去就有了解，对蜈蚣的了解还是用中药复方治疗慢性腰腿痛成功之后，尤其伴有肢体麻木的，上述三兄弟齐上阵或先后结队轮番上阵，还真是神了，麻木不但能完全消失，愈后还少有复发，这引起了我极大的兴趣。

蜈蚣：息风镇痉、解毒散结、通络止痛。

全蝎：息风镇痉、攻毒散结、通络止痛。

土元：逐瘀破积、消肿散结、通络止痛。

蜈蚣走窜性强，活动半径大、速度快，尤其四肢走窜不定的麻木，用它是最好不过的了。全蝎行动就慢了，属于一侧肢体的麻木，那是它的拿手好戏。土元行动最慢，看似缺点更是优势，擅长的是位置固定的积聚，局部的麻木，性格厚重沉稳的它攻坚克难，攻城略地，几乎从来未失过手。如果说蜈蚣擅长游击战，土元擅长的则是攻坚战，全蝎介于二者之间属运动战。有一句话叫阴沟里翻船，这三兄弟就专治这翻船后阴沟里的污染。

古典讲，久病必虚，久病必瘀，久瘀必入络，补虚祛瘀通络是中医人治顽固性腰腿痛的法宝，逐瘀通络这三兄弟是非拿上不可的。

我是从古书上查到蜈蚣、全蝎是一药对，名止痉散，后来把它俩合到身痛逐瘀汤治疗血瘀湿热证的腰椎间盘突出症下肢麻木，效果非常好。由于腰腿痛患者老年居多，又多伴有骨质疏松，土元又是治疗骨折的要药，后来我又合上了土元，效果更佳。有说服此类药容易过敏，我们临床应用上千次了，只发现有一例对全蝎过敏的，身上瘙痒起皮疹，停用全蝎后就好了。

这三兄弟合在一起，我又重新给冠了个名字，叫止痉三元散，这名字起得还不错吧？止痉说的是它的作用，也是体现传承，三指三味中药，元指土元，散是说最好装胶囊单独服用。我们用的都是中药颗粒剂，现在都是开一个中药大复方，一起开水冲泡内服。

西医认为疼痛发生，或与机械刺激或与炎性反应有关，麻木多为机械压迫所致，如坐时间久了小腿麻木。也有研究认为，疼痛麻木机制是局部神经根微循环缺血，改善局部微循环应该有效。过去一听到麻木就感觉问题不简单，西医检查有明确原因的机械性压迫就外科手术治疗了，西医保守治疗只是脱水或神经营养药物、维生素类甲钴胺等，原因不明的麻木也只好听之任之了。

中医认为腰腿痛麻木属痹病范畴，消除炎性反应疼痛中医中药有法有方，消除肢体麻木中医中药有法有方，清除异己积聚中医有法有方，突出脱出的椎间盘单用中医中药治疗可获痊愈，未来单纯椎间盘突出症的开放手术可能会淘汰，微创手术或中医中药就可解除该类顽疾，你微创手握利剑，中医出手皆剑。

全蝎全蝎，我是蜈蚣，土元在这里。又出现了个麻木不仁的，三兄弟们冲！哈哈，折磨了人家多少年的疼痛麻木一并拿下。至于突出的那个"盘"，那是你们的菜，三兄弟慢慢享用。数年后复查MRI脱出的椎间盘吸收了，是谁干的呢？我正在思考！

土元的正名是土鳖虫。这儿趣说"三兄弟"，叫它的俗名土元最合嘴。

第六节　中医与二十四节气

学中医，二十四节气是应该熟记的，尤其要明白其中所蕴含的天文地理知识和道理。仰观天文，俯察地理，中通人事，即与此相关。诸葛亮借东风的道理就隐藏在其中。

有农村生活经历的人们，都知道逢集赶集，五天一个集，这五天也是气候变化计量单位，也是气候变化的最小规律。五天是一候，三候是一节，一年是七十二候，二十四个节气，十二个月。小说《西游记》中孙悟空有七十二般变化，变成孙悟空的那块石头，"其石有三丈六尺五寸高，有二丈四尺围圆"。三丈六尺五寸高，按周天三百六十五度；二丈四尺围圆，按政历二十四气。这都与二十四节气有关。不读这，你就读不懂中国古典小说，很难说你对中国传统文化有了解。

冬至是太阳视运动到最南方开始往北回归，在地球仪上这时太阳是正在南回归线上；夏至是太阳视运动到最北方开始往南回归，在地球仪上这时太阳是正在北回归线。太阳视运行到南北回归线之间中点线，便是春分和秋分，地球上标记的是赤道。太阳色红，颜赤，又是它走的道，叫赤道。学中医这二至二分一定要熟记并理解。还有四立，即立春、立夏、立秋、立冬，这同样重要，记住这八节就好办了。春夏秋冬四个季节，每个季节三个月，年复一年，月复一月，日复一日，循环往复，这是大真理。很遗憾老师并没有认真教给我，只是在常识地理历史课本中提及。

我这些知识的启蒙源于老母亲，老人健在时每年的腊月集她必买一本老黄历，放在自己的床头上，不时翻阅，我也耳濡目染，常常拿来翻看，很小便记住了这二十四节气歌：春雨惊春清谷天，夏满芒夏暑相连，秋处露秋寒霜降，冬雪雪冬小大寒。

冬至这一天，阴气最盛，阴寒冷到了极致，故名冬至。物极必反，阴之极为阳之始。古人是观天道以明人道。冬至白天日照时间是最短的，太阳和地面的倾斜角也最小。在北半球购房，若对光照很看重，冬至这一天的中午是必须到现场实地体验的，若冬至这一天日光照不行，那全年就不用提了，因太阳要抬高北往回归了。太阳从南回归线北移，阴之极为阳之始，白天日照时间开始变长，阳气开始生成，有谚语"吃了冬至面，一天长一线"，即指此。至春分，白天夜晚时间等长，在春天故名春分；至夏至，白天最长，夜晚时间最短，夏至一阴生，阳之极为阴之始，太阳又从北回归线南移了；至秋分白天夜晚时间等长，因在秋季故名秋分。如此年复一年，春温夏热秋凉冬寒，循环往复，万物生生不息，中药便有了温热寒凉，中医五行、五运六气、风寒暑湿燥火，就都引出来了，这些在此不展开谈。

冬至一阳生，为了顾护那点刚生的阳气，所以民间都有吃面的习俗。小麦面在谷物中是禀受天地之气最多的，秋天播种历经冬春，夏季收获。它的阴阳之气合，性平偏温最适合冬季食用，在过去食物并不丰富的年代，冬至节来一碗面汤或饺子，就好似来了一顿生发的阳药。本地青驼镇周围村民在过年或冬至那天有吃豆芽馅饺子的习俗，寓意即如此，亥和子交会，交子时借助食物生发。冬至过后，在后阳台的葱姜蒜都开始发芽，这就是天气影响的结果，所以有些病用药不好治，只要你守得住初心，"守得花开见明月"，老天会帮你。

第七节　师父教我学中医

学中医是要有师父的，这在《思考中医》书中提到过。我正式拜的中医师父是北京慈方中医馆创始人贾海忠先生。

他原在北京中日医院心血管内科工作，是特需门诊专家，在我心中他是很有创新和包容思想，有大慈悲心且很努力的中医大家或中西医结合大家，他中西双修都达到了高峰，这在当今医界是少有的。

先生年龄和我相仿，但天赋高，努力程度常人也难以企及。比我早一年入大学，北京中医药大学博士毕业，是北京中医药大学兼职教授。《贾海忠中医体悟》书中讲，大学期间同学们去看电影《少林寺》，他却一人在大学图书馆学习，另一空间的我可是和一个更痴迷电影的同学连看三遍。遇上天赋好，努力又勤奋的人，你只有佩服的份。

说到拜师还有一段渊源。2015年北京大学哲学系举办了一期"国学与国医班"，贾海忠先生担任授课老师。老师渊博的中医西医知识、中西医结合创新思维、中西医融合结合报国之志吸引了我。师父从上大学就立志做大医，我则是从谋生角度入行的，境界高下立判。师父行菩萨道，我是俱进客。师父从参加工作至今从未脱离过临床，我还有一段半临床的日子。

拜师仪式结束后，师父给我们布置的作业是读《心经》、星云大师的《贫僧有话要讲》、孙思邈的《大医精诚》，还要我们写心得体会。师父亲自点评，可谓用心良苦。原本是想跟师父快速学几招技术，会个三拳两脚，好给人们开中药方治病。没想到，师父却和我们磨起了性子，让我们修心，学起了上述课程。师父讲，学中医先修心，心性修好开悟了，学技术势如破竹，应了《西游记》开篇那句——"灵根育孕源流出，心性修持大道生"。像张楠、士豪、翘楚等师兄，小小的年纪中医道业就如此高深，瞳透智慧，我想就是因心性修持的原因吧！

师父带徒学习中医的课程由易到难，次第展开，步步进阶。先是讲解《医林改错》，紧接着讲《脾胃论》《医贯》《医学衷中参西录》《温病条辨》，最后是《金匮要略》《伤寒论》《黄帝内经》。很适合西学中或没有中医基础的学员学习，我自然是受益者。

对《医林改错》这本书，以前只知其名不知其实，不知何时脑内形成了《医林改错》越改越错的评判，师父一讲，脑洞大开。《医林改错》书中解剖确有错误，但其中有好多方很好使。五个逐瘀汤就出自《医林改错》、血府逐瘀汤治疗灯笼病、少腹逐瘀汤治痛经、身痛逐瘀汤治疗腰椎间盘突出症效如桴鼓。

用中医思维指导我开中药方已近四年，翻看病案日志，《医林改错》这几个逐瘀汤和三仁汤、半夏泻心汤，以及《脾胃论》的方，是我最常用的方。我的骨科专业中腰椎间盘突出症患者很多，身痛逐瘀汤也成了我治疗血瘀湿热型腰椎间盘突出症的专病专方。

师父教学生不保守、从不保留，自己多年总结的经验方全部竹筒倒豆子统统给了我们，我只恨记性太差，若有个好脑子，记住师父讲的，真可以为往圣继绝学，为万世开太平。师父常讲，我的本事和你们说了，肚子里已没有货了，就需快速学习补充。他是这样说，但我总觉得师父肚子里的货满满的，似有淌不完的知识。这也影响了我，从外地学个三拳二脚，回院后就全讲给了接触的同事们，以至于有朋友开玩笑地对我说，别把好东西贱卖了。

师父深谙西医的空点、中医的特点，有很多中医原创性思维，并实现了创造性成果转化，且已造福大众。师父创造发明的纬脉针灸理论的文章在《中国中医药报》整版发表，《纬脉针灸特效疗法精要：疼痛篇》已由中国中医药出版社出版。师父研制开发出了"慈方数字名医服务系统"，助力普通中医师提升出方水平。《贾海忠中医体悟——父子亲传实录》也一版再版，《贾海忠禅话养生》似云水禅心音乐一样给人以心灵的净化和启迪。

师父用中医思维驾驭西方技术和西医西药娴熟地道，讲西药的温热寒凉和性味归经，并纳入了中医理论体系中来，打通了中西结合薄弱环节。师父和中医高人们定期举办的铿锵中医行沙龙，发前人之未发，启后人之所启！功莫大焉，善莫大焉！

师父常讲要慈悲为本，方便为门。"慈"给予众生欢乐与幸福，"悲"拔去众生烦恼与痛苦；发"慈悲"之心，一切为了客人的"方便"。"一针一线皆自慈悲心，一言一行悉由方便门"，乃师父的杰作并亲自题写，其书法也颇具启功风格。

用语言来概括师父，是表达不全的，但通过文字表达对师父的敬佩之情，记录师父的点滴，这是我想做的。师父现正带徒弟们学《伤寒论》，在很多讲解收费的情况下，师父公开讲课布施，实乃积大德，行大愿。也就是《大医精诚》名句："先发大慈恻隐之心，誓愿普救含灵之苦。"

有人讲，读万卷书不如行万里路，行万里路不如阅人无数，阅人无数不如明师指路。师父就是明师，正在点化我们开悟。即使难以开悟，但师恩师情是永远不会忘记的。感恩师父！祝福师父！

第八节　我和王幸福老师有个约会

知道王幸福老师一是缘于网络，再是师父的介绍，还有书店里王幸福老师出的书《杏林薪传》《医灯续传》等。王幸福老师和贾海忠师父都是中国医馆联盟的副主席，他们是好朋友。自拜师那天，师父就对弟子们讲可以多拜师、拜明师。起初我接触的中医专家多是北上广在大医院工作的专家，后来看到广东省中医院从民间搜寻中医人才，我的视野又扩展到民间。有一种冲动，一听到哪里民间中医有绝活，总想去看看会会的冲动，王幸福老师便是我心仪的一位。

2019年我去过西安，联系王老师时他在湖南游学，未能相见。得知要在北戴河举办《全国名老中医经验交流会》王老师主讲的信息，我第一时间报了名。9月末的北戴河，暑热已经退去，秋意刚刚上演，少了夏日的喧闹和人流，我们的民间名中医专场交流开始了。报到后的次日晨，我去北戴河海边转转，恰巧就在海边遇见了王幸福老师，我主动打招呼，王老师热情应接，寒暄之后开始了对话之旅。王老师出身名门，祖父曾任阎锡山保健医生，王老师干过行政，后辞职经过商，再后来自学中医走上了悬壶济世之路。说是自学，也受家庭尤其叔父的影响，其叔父就是中医，给予了他最初的中医启蒙教育。

　　王老师自然在学习班上给我们讲了很多中医治病提高疗效的干货，有怎样快速提高中医临床水平，也有妇女更年期综合征的治疗，我认为更重要的是王老师传授了中医学习的方法，并提供了他重点读过的一些中医书籍和读书的方法。听后耳目一新，王老师提到的有些中医书籍我以前连听都未听到过，更别提看了，如《著名中医学家的学术经验》《中医常见病百家谈》《醉花窗医案》《温病方证与杂病辨治》以及《北方医话》《南方医话》《黄河医话》《长江医话》《燕山医话》等，有些书籍在书店已见不到。王老师说他读《伤寒论》数百遍，现在仍不时翻翻，可见《伤寒论》对学中医的重要性。

　　王老师因读书用功太过患了眼疾，现在看病出诊很少，确想找其看病的需提前预约，仅在西安一医馆少量出诊。他说年纪大了，想把自己平生积累的一些经验总结后传下去，亦即传道授业解惑，这和有些民间医生是不同的，开一些秘不示人的方，夸其多好的疗效，交流起来理法方药缄口不谈，这种医生我完全理解他们，因这是他养家糊口的本钱。但这种自我封闭的保守，看似保全自己家业，实则退化走向衰落。就像当今的世界，中国毫不保守一片欣欣向荣，有一些国家开始围堵中国限制对中国的出口，到头来萎缩的是自己。王幸福老师，还有我的师父贾海忠先生教学都不保守，大境界，大自在，大福报，这也深深影响了我。

　　王老师讲，学中医是要有悟性的。是的，学西医只要努力，做一个好医生不难；学中医悟性是极其重要的，不开悟中医水平往往难以提高，也成不了大器。从王老师的身上我耳濡目染了一切，医术、人品、传道，弘扬中医于一身，有一颗"但愿世间人无病，何愁架上药生尘"的心。乘坐电梯时看到其内的广告语：大疆，容万象；无界，见未来。这像是在对我们诉说！

　　中医，不就是如此吗！我若有所思，似有所悟！我学中医，我弘扬中医！我快乐，我愿意！我和幸福（王老师）有个约会！

第九章 医案传真

第一节 中医骨病、外科病验案

一、身痛逐瘀汤合四妙勇安汤加减治愈腰椎间盘脱出症

例一：高某某，女，45岁，农民，山东沂南蒲汪人。腰痛、右侧下肢麻木疼痛半年于2018年10月23日来我院就诊。身体半边无汗多年。核磁共振示：L5/S1间盘脱出，脱出14 mm。上级专家建议手术。刻诊：舌暗苔薄黄，脉弦紧。右侧直腿抬高试验（+），右小腿外侧及足底感觉减退。中医辨证：气滞血瘀，湿热痹阻。治则：活血化瘀，清热利湿。予身痛逐瘀汤合四妙勇安汤加减。

颗粒剂中药：牛膝20 g，地龙10 g，羌活10 g，秦艽10 g，香附6 g，当归10 g，川芎6 g，黄芪45 g，苍术10 g，黄柏6 g，五灵脂6 g，没药6 g，制川乌6 g，淡附片6 g，细辛9 g，土鳖虫6 g，鸡血藤30 g，乳香6 g，玄参30 g，金银花45 g，甘草3 g，干姜3 g。5剂。每日1剂，开水冲泡，分早晚饭后半小时服。

2018年10月27日复诊，腰腿痛及麻木明显减轻，持续多年的半边出汗半边无汗消失。继以身痛逐瘀汤加减治疗1个月，疼痛麻木症状消失。后以黄芪桂枝五物汤加减善后治疗10天。

2020年12月17日来院，因在当地医院查体发现血糖偏高来院咨询，顺查MRI显示原脱出椎间盘基本吸收。现在家从事务农劳动，至今腰痛未复发，行如常人。

例二：郑某某，男，38岁，个体工商户，性格开朗，山东沂南界湖

人。因腰痛、右下肢疼痛月余加重1天于2021年9月11日轮椅推入院。腰及右下肢剧痛不敢活动。刻诊：第4、5腰椎间隙右侧深压痛，右下肢直腿抬高试验阳性。舌淡暗苔薄黄，脉弦细。MRI示：L5/S1间盘脱出并相应水平段右侧侧隐窝、椎管狭窄；L3/4、L4/5间盘膨出；L4、L5椎体许莫结节；S1、S2水平骶管囊肿。中医辨证：痹病、寒湿痹阻、气血亏虚证。中药内服独活寄生汤合麻黄附子细辛汤，配合针灸。西药甘露醇、地塞米松治疗。

2021年9月20日，上法治疗1周疼痛无缓解，夜间痛重难以忍受。刻诊：舌暗苔黄，脉弦。中医辨证：湿热证，血瘀证。中药：身痛逐瘀汤合四妙勇安汤，加马钱子。

颗粒剂中药：地龙20 g，川牛膝10 g，秦艽15 g，香附10 g，甘草10 g，当归15 g，川芎10 g，黄芪30 g，苍术10 g，黄柏10 g，五灵脂10 g，没药10 g，桃仁15 g，红花10 g，独活20 g，羌活10 g，土鳖虫8 g，蜈蚣8 g，全蝎8 g，金银花30 g，玄参30 g，制马钱子0.6 g。7剂。

2021年9月28日诊，疼痛基本消失，能下床，站立时有轻度的腰痛，继续用药，嘱多卧床休息。

2021年10月4日，步行来门诊，腰腿疼痛消失，诉右足跟有麻木感，双下肢直腿抬高试验正常。中药黄芪桂枝五物汤，加杜仲、续断、怀牛膝、狗脊、地龙、土鳖虫。

2022年3月21日，复查MRI显示：L5/S1脱出的髓核缩小。随访至一年半后，腰痛无复发，工作正常。

例三：刘某某，男，46岁，企业经理。腰痛伴右下肢疼痛5天，于2021年10月22日由他人扶行入院。腰痛右下肢疼痛明显，起卧床翻身困难。查体：右下肢直腿抬高试验阳性。舌暗红苔薄黄，脉弦紧。MRI示：L5/S1间盘突出。中医辨证：湿热痹证。处方：身痛逐瘀汤合四妙勇安汤加味。

颗粒剂中药：地龙10 g，秦艽10 g，羌活10 g，独活10 g，香附10 g，甘草 10 g，当归 10 g，川芎 10 g，黄芪 30 g，苍术 10 g，黄柏 10 g，五灵脂 10 g，没药 10 g，炒桃仁 10 g，川牛膝 10 g，玄参 15 g，金银花 30 g，醋延胡索 30 g，鸡血藤 30 g，蜈蚣 8 g，全蝎 8 g，乌梢蛇 30 g。服药 5 天后疼痛减轻，中药继续服用。

2021 年 11 月 8 日，腰腿疼痛缓解，可自行活动，带中药出院。出院后门诊取药，共服药月余，功能恢复正常。随诊至一年半后，无复发，工作生活正常。

例四：付某某，男，45 岁，个体工商业者，临沂市城区工作。腰痛、左腿麻木疼痛，活动后加重 7 天经亲戚介绍电话求诊。腰椎磁共振示：L3/4 突出，L4/5 间盘脱出，椎管狭窄。上级专家建议手术。发来舌片显示：舌暗紫青、苔黄厚腻。诊断：痹病，血瘀证。治则活血化瘀，通络止痛。身痛逐瘀汤合活络效灵丹加减治疗。

当地中医院取中药颗粒剂：牛膝 15 g，地龙 10 g，独活 30 g，秦艽 10 g，香附 10 g，当归 15 g，川芎 10 g，炙甘草 10 g，黄芪 30 g，苍术 15 g，黄柏 15 g，五灵脂 10 g，乳香 10 g，没药 10 g，丹参 30 g，赤芍 10 g，白芍 20 g，延胡索 30 g，桃仁 10 g，红花 10 g，蜈蚣 8 g，全蝎 10 g，土鳖虫 10 g。10 剂。每日 1 剂，开水冲泡后，分两次饭后半小时服。

服用十天中药后症状明显改善，自行开车来诊。刻诊：舌暗苔黄腻，脉弦紧。继加减服 20 剂。经 1 个月治疗症状消失，恢复工作。随访已四年，无复发。

二、独活寄生汤加味治愈腰椎间盘脱出症

案例：高某某，女，45 岁，新华书店职工，山东沂南人。腰背部痛 6 年，加重伴右下肢麻痛半年。核磁共振示：腰椎 L4/L5 间盘脱出。某三级医院专家建议手术。刻诊：舌淡暗，脉弱。右侧直腿抬高试验（+），右足背感觉减退。诊断痹病，肝肾亏虚、风寒痹阻证。治以益肝肾，祛风湿，止痹痛。中药独活寄生汤合身痛逐瘀汤加减，配合温针灸。

颗粒剂中药：独活10 g，秦艽10 g，桑寄生15 g，川芎6 g，当归10 g，防风10 g，细辛6 g，熟地黄10 g，白芍10 g，肉桂6 g，茯苓10 g，杜仲10 g，牛膝10 g，地龙10 g，黄芪10 g，川乌6 g，土鳖虫6 g，蜈蚣6 g，甘草6 g。5剂。开水冲服。每日1剂，分早晚饭后半小时服。

服中药5剂后症状明显减轻，效不更方，继服半个月，症状消失，后桂枝茯苓丸善后半个月。2个月后恢复工作，随访已5年，未复发。

按：从上述五个医案看出，中医药对腰椎间盘突出症、脱出症治疗都是有效果的。中医中药可以根除由于腰椎间盘突出导致的一系列症状，如疼痛麻木、肌肉痉挛、肢体发凉、小腿水肿等，有些症状在西医看来非常棘手，在中医则非常简单。中医中药可以使部分腰椎间盘脱出症患者脱出的椎间盘吸收。

总结：① 中医中药对单纯腰椎间盘突出症治疗的有效率是很高的。② 其重要治病机制可能是改善了神经根的微循环，尤其是化解了微静脉血栓形成和微静脉炎，减轻或消除了神经根炎性反应。③ 对于风寒湿诱发的腰椎间盘突出症，本着温经散寒通络、清利湿热通络，临床效果明显。④ 血瘀型的腰椎间盘突出症通过活血化瘀通络，效果非常好。⑤ 对腰椎间盘脱出症中医中药保守治疗有效，可治愈，甚至可使突出、脱出的椎间盘吸收。⑥ 对合并有椎体滑脱和椎管狭窄明显的患者，亦有效果，可以缓解症状，若不能彻底治愈，手术指征明确者建议手术治疗。

三、葛根汤与颈椎病

例一：房某某，女，46岁，农民，性格平和，山东沂南依汶人。因项背疼痛伴右上肢麻痛2个月、项背及右肩痛剧烈难以忍受1天，于2018年4月9日入院。刻诊：舌暗苔薄，脉弦紧。核磁共振显示：C3/4、C4/5、C5/6、C6/7间盘突出并C5/6水平椎管及右侧椎间孔狭窄。西医诊断：颈椎病。中医诊断：痹病。治则：祛风湿，通经络，止痹痛。

予颗粒剂中药：葛根60 g，蜜麻黄12 g，桂枝30 g，白芍10 g，赤芍 20 g，黄芪 45 g，甘草 6 g，生姜 9 g，大枣 20 g，制草乌 12 g，制川乌 12 g，淡附片 12 g，姜黄 20 g，羌活 20 g，桑枝 30 g，威灵仙 30 g。5 剂。每日 1 剂，分三次早中晚饭后半小时服。结合温针灸。次日查房，疼痛去除二分之一，继续治疗。

入院第三天，病情反复，痛麻又加重，用甘露醇、地塞米松静滴，口服止痛药、甲钴胺。

入院第五天痛麻仍重，并用西药效果不显。思考为什么第一天中药用后症状就减轻，考虑中药解表除湿通络力量不够，加大麻黄、附子剂量，加用秦艽、乌梢蛇除湿通络。调整中药处方如下：葛根 60 g，蜜麻黄 24 g，桂枝 30 g，白芍 10 g，赤芍 20 g，黄芪 45 g，甘草 6 g，生姜 9 g，大枣 20 g，制草乌 12 g，制川乌 12 g，淡附片 24 g，姜黄 20 g，羌活 20 g，桑枝 30 g，威灵仙 30 g，秦艽 10 g，乌梢蛇 20 g。服法同上。停用甘露醇和地塞米松。继续服用止痛药和甲钴胺。服中药后，患者汗出，右上肢麻木疼痛明显减轻。

入院第十四天，患者麻痛明显减轻，中药减量，调整处方如下：葛根 30 g，蜜麻黄 6 g，桂枝 12 g，黄芪 45 g，草乌 12 g，羌活 10 g，白芍 10 g，赤芍 10 g，桑枝 30 g，甘草 6 g，姜黄 10 g，威灵仙 30 g，生姜 9 g，秦艽 10 g，大枣 20 g，乌梢蛇 20 g，全蝎 6 g。

入院第二十五天，症状完全消失。中药黄芪桂枝五物汤善后：黄芪 45 g，桂枝 12 g，白芍 10 g，赤芍 10 g，生姜 9 g，大枣 20 g。7 剂，带药出院回家。时满五年后，电话随访患者颈椎病未发作，工作生活正常，从事小买卖集市出摊。

例二：田某某，男，57 岁，建筑工人，性格开朗，山东沂南岸堤人。因左上肢麻木半个月于 2017 年 8 月 21 日来诊。核磁共振显示：颈椎病，C4/5、C5/6 间盘突出。体型偏瘦，舌淡红苔薄白，脉沉弦。予葛根汤加减。颗粒剂中药：黄芪 10 g，桂枝 6 g，白芍 20 g，赤芍 10 g，葛根 30 g，蜜麻黄 5 g，细辛 3 g，制川乌 3 g，姜黄 6 g，羌活 10 g，秦艽 10 g，甘草 6 g。

10剂。姜枣煮水冲服。前三天每日1剂,早晚饭后分服;三天后每日2剂,早晚饭后分服。

2017年8月28日二诊:夜间麻木消失,白天麻木亦明显减轻,呈间歇性。颗粒剂中药处方:黄芪20g,桂枝6g,白芍20g,赤芍10g,葛根30g,蜜麻黄5g,细辛3g,制川乌3g,姜黄6g,羌活10g,秦艽10g,甘草6g。14剂。姜、枣煮水冲服。每日2剂,早晚饭后分服。

2017年9月5日,黄芪20g,桂枝6g,白芍20g,赤芍10g,葛根30g,蜜麻黄5g,细辛3g,制川乌3g,姜黄6g,羌活10g,秦艽10g,甘草6g。14剂。姜、枣煮水冲服。每日1剂,早晚饭后分服。随访至今未复发。

例三:蔡某某,男,58岁,性格平和,交运公司管理人员。因颈椎病发作、项背疼痛难忍不敢活动、手指麻木2个月,于2016年10月10日来诊。曾住疼痛科保守治疗半月余无效,亦去上级三甲医院找骨科专家看建议手术;恰巧有更上一级医院的疼痛专家来院会诊,顺给看了看,建议去他们医院手术。保守治疗无效,手术是应该做的,我也这样认为。于是和患者及家属商定,准备近期去上级医院住院。待上级医院已有空床准备去住院时,患者惧怕手术说不去了,又来问我是否还有其他保守治疗方法。那时我正热门中医经方学习,就说了一句吃中药吧!他说行。这时记起了《伤寒论》"项背强几几,无汗,恶风者,葛根汤主之"这句话,予中药汤剂内服:葛根20g、炙麻黄10g、桂枝10g、白芍10g、炙甘草6g、生姜一块、大枣七枚,加了羌活10g、川乌6g、秦艽6g。用量循序渐进,先一天一剂药分两次吃,无异常反应后一天吃两剂,服药至五天,汗出,疼痛麻木缓解。疼痛缓解后再一剂药一天分二次吃,共服药二十天,疼痛麻木完全消失,功能恢复。随访至六年余,功能生活一切正常。

按:颈椎病越来越多,是应该关注它了!预防是第一要务,正确的工作、生活、休息姿势,少玩手机,工作间隙以头书写"米字操""与项争力"等保健操,对颈椎病发生有预防作用。但有时还是防不胜防,姿势不对、项背受风寒湿侵袭、颈项疼痛、上肢麻木，一查颈椎核磁或CT，诊断明确颈椎病得上了。

干骨科时最擅长的是该类疾病的手术和手法治疗，也有疼痛科擅长的针刀封闭、臭氧治疗，保守治疗方面有康复科的针灸、理疗、推拿，对中药能治疗颈椎病，根本就没听说过。直到我读到《伤寒论》"太阳病，项背强几几，无汗，恶风者，葛根汤主之"，才若有所思，颈椎病不就是"项背强几几"吗？

葛根汤原方组成：葛根四两、麻黄三两、桂枝二两、芍药二两、炙甘草二两、生姜三两、大枣十二枚。水煎服。功效：发汗解表，升津舒筋。体会：中医药治疗颈椎病的麻痛，彻底汗解后症状消失才不会复发，葛根汤中麻黄的用量很关键，附子、川乌类药物应用不可忽视。

四、乌头汤加味治疗急性钙化性冈上肌腱炎

急性钙化性冈上肌腱炎过去多骨科西医治疗，今用中医中药的方法治疗数例，效果极好，患者及家属非常满意。

例一：彭某某，女，64岁，性格沉稳，山东沂南依汶人。左肩关节剧痛、不能活动2天，于2020年6月16日来我院就诊。两天前凌晨一点半突发左肩部剧烈疼痛、左肩关节不能活动。晨起后即入住当地一家医院，核磁共振检查显示：钙化性冈上肌腱炎，备手术治疗。患者惧怕手术来我院中医康复专家门诊。

刻诊：舌暗苔薄，脉弦。左肩肿胀，前方及外侧触痛明显。左肩关节主动及被动活动丧失。红细胞沉降率43 mm/h。左肩关节X线片示左肩冈上肌钙化。西医诊断：左肩急性钙化性冈上肌腱炎。中医诊断：痹病。治则：祛风湿、止痹痛。

予乌头汤加味，颗粒剂中药：黄芪30 g，炙麻黄10 g，白芍30 g，川乌6 g，延胡索30 g，羌活10 g，甘草9克。5剂，每日1剂，开水冲泡，分早晚饭后半小时服。配合手法推拿、针灸、微波、艾灸治疗。治疗5天

后，疼痛明显减轻，肩关节可前后活动，继中药 5 剂。治疗 8 天后，患者自述疼痛已十去其九。肩关节前屈、后伸活动正常，仅外展部分受限。复查 X 线片：右肩钙化影消失。患者要求出院，嘱出院后继服中药治疗，并用粗盐加生姜、花椒、小茴香炒热，热敷左肩，5 天后来中医康复门诊复查。

2020 年 6 月 28 日复诊，患者肩部疼痛完全消失，左肩关节主动、被动活动均范围正常，仅感左肩部无力，予黄芪桂枝五物汤。颗粒剂中药：黄芪 30 g，桂枝 10 g，白芍 10 g，赤芍 10 g，生姜 15 g，大枣 20 g。5 剂。服完后患者电话诉，肩关节功能完全正常，已无不适感觉。电话回访至今，一切正常。

例二：马某某，女，46 岁，性格沉稳，山东沂水人。右肩剧痛、不能活动两天，于 2020 年 8 月 20 日入院。诊断：急性钙化性冈上肌腱炎。X 线片示右肩冈上肌钙化。刻诊：疼痛难以忍受，右肩主动被动活动丧失。舌暗红苔黄腻，脉弦紧。饮食睡眠差。西医诊断：右肩急性钙化性冈上肌腱炎，西医备手术。中医诊断痹病，治则：祛风湿，止痹痛。

入住中医康复科，予中药乌头汤加味（处方同上），配合手法艾灸拔罐理疗，西药诺福丁口服。入院后第三天，疼痛十去其九，右肩可以抬起。入院后第五天，疼痛完全消失，功能完全正常。复查 X 线片：右肩钙化影消失。电话随访至今，一切正常。

例三：支某，男，36 岁，性格开朗，沂南依汶人。右肩剧痛 12 小时，于 2021 年 10 月 14 日来院。头天晚上 9 点始剧痛难以忍受。刻诊：舌暗红苔黄腻，脉弦紧。右肩肿胀，触痛，右肩主动被动活动均丧失。X 线片示右肩钙化性冈上肌腱炎。西医诊断：右肩急性钙化性冈上肌腱炎。中医辨证：寒湿证，肩痛痹。中药乌头汤加味。颗粒中药：黄芪 30 g，炙麻黄 10 g，白芍 30 g，制川乌 6 g，延胡索 30 g，羌活 10 g，甘草 9 克。5 剂，每日 1 剂，开水冲泡。口服诺福丁，静注地塞米松、甘露醇 1 次。右肩艾灸，微波治疗。

2021年10月16日，疼痛明显减轻，肩可主动前屈活动，肩被动活动接近正常。继续中药＋艾灸＋微波治疗。

2021年10月21日，疼痛完全消失，肩关节主动被动活动完全正常。X线片示右肩肩关节钙化影消失。舌淡苔薄黄，脉弦。黄芪桂枝五物汤10剂，带药出院。

按：急性钙化性冈上肌腱炎是指钙盐沉积在肩袖冈上肌腱中的一种无菌性炎症，引起肩部疼痛和活动受限。肩关节有突然出现急性疼痛的发作史，夜间可痛醒。表现为扶肘惧怕肩关节任何方向的活动，肱骨大结节处有明显的红肿热痛，轻按有明显的局限性压痛。X线检查可显示肩袖内有模糊的钙盐沉积灶。

急性钙化性冈上肌腱炎过去以骨科或疼痛科就诊为主，治疗主要有局部冰敷、非甾体消炎药、局部封闭、理疗等治疗方法，疼痛持续不减或反复发作保守无效者，应行切开手术或关节镜下将沉积的钙化灶清除。

近几年该类患者渐多，我们探索用中医中药针灸的方法治疗，屡获成功。我们总结该类患者，暑湿季节发病，夜间发病，且多为老年女性，我们辨证为痹病的阴证、寒证，故需祛风湿、止痹痛，用中药乌头汤加味，配合局部艾灸，患者短时间内身体便完全恢复正常，痛苦小，值得推广应用。

乌头汤方见于《金匮要略》"中风历节病脉证并治"篇："病历节不可屈伸，疼痛，乌头汤主之。"原方组成：麻黄、芍药、黄芪各三两，甘草（炙）三两，川乌五枚，蜂蜜二升。中医认为风寒湿三气袭入肌肤，留着关节，发则为历节痛。急性钙化性冈上肌腱炎发病即此表现，符合中医历节病特点。乌头汤治寒湿痹痛，利关节，缓急散风。方证相应，功效是明显的。

疼痛消失后以黄芪桂枝五物汤善后，防止复发。古方治今病，古人诚不欺我也。

五、黄芪桂枝五物汤治疗上肢麻木

陈某某，男，44岁，外出务工，性格开朗，山东沂南人。因项紧、左手尺侧麻木月余，于2019年12月19日来诊。西医拟诊神经根型颈椎病、尺神经炎。刻诊：舌暗苔薄，脉弦紧。中医辨别属血瘀体质，痹病。予黄芪桂枝五物汤加味：葛根30 g，黄芪45 g，桂枝18 g，白芍10 g，赤芍10 g，生姜9 g，大枣20 g，桑枝30 g，细辛9 g，蜈蚣6 g，土鳖虫6 g，全蝎6 g。7剂。甲钴胺同服。

2019年12月25日二诊，项紧明显减轻，手麻木明显减轻已成间歇性，继续用药12剂。后随访项紧、麻木消失。

按：肢体麻木原因很多。从事西医工作时，对于主诉肢体麻木的患者是需认真做检查的，如物理检查和辅助检查以便明确诊断。问题是许多肢体麻木的患者即使检查全面，诊断有时还是不明确，或即使诊断明确如有明显的占位压迫需手术治疗外，西医保守治疗除了营养神经的西药和康复理疗，此外再无有效办法。我学了中医后感觉中药治疗肢体麻木那真是一绝，不明原因的肢体麻木能治，有压迫刺激原因存在的亦能治疗，治好后复发者还甚少，这其中黄芪桂枝五物汤功不可没，当然尚需辨证加减，尤其要用虫类药。

黄芪桂枝五物汤出自《金匮要略》："血痹阴阳俱微，寸口关上微，尺中小紧，外证身体不仁，如风痹状，黄芪桂枝五物汤主之。"由黄芪、桂枝、芍药、生姜、大枣五味中药组成，具有益气温经、和血通痹之功效。主治血痹，肌肤麻木不仁，脉微涩而紧。临床常用于治疗末梢神经炎、中风后遗症等见有肢体麻木疼痛，属气虚血滞，微感风邪者。自从接触黄芪桂枝五物汤后我爱不释手，这药一是好用再是无毒，也是四肢骨病治疗后的善后方，颈椎病、腰椎间盘突出症我常用到它。

中医认为四肢麻木可以由气血亏虚、经络失养所引起，也称"血痹"，即肌麻木，可以用黄芪桂枝五汤来养血通络。对于络脉理论，吴以岭院士有深入的研究，并开发出了系列中成药如通心络胶囊。通心络胶囊有多味虫类药（水蛭、全蝎、蝉蜕、土鳖虫、蜈蚣），这些虫类药亦适合肢体麻木患者应用，我们常用的是蜈蚣、全蝎、土鳖虫这三兄弟。

六、肱骨外上髁炎与中药筋骨痛消颗粒

王某某，男，货车司机，性格沉稳，山东沂南张庄人。双侧肱骨外上髁疼痛2个月，诊断双侧肱骨外上髁炎于2019年8月19日来诊。刻诊：舌暗苔薄黄，脉弦。双侧肱骨外上髁压痛明显。西医诊断：双侧肱骨外上髁炎。中医诊断：痛痹，经络瘀阻。治则：温经通络，活血止痛。予筋骨痛消颗粒。

中药颗粒剂：鸡血藤30 g，丹参10 g，香附10 g，地黄10 g，乌药10 g，桂枝6 g，白芍10 g，秦艽10 g，威灵仙30 g，川牛膝10 g，制川乌9 g，甘草6 g。5剂，每日1剂，分两次服。同时口服诺福丁。

2019年8月24日二诊：诉疼痛十去其九，继取药5剂。1周后患者诉疼痛已完全消失，我嘱其休息半个月，后因其工作紧张，数天后便又出车，风餐露宿，但随访已3年余无复发。

按：肱骨外上髁炎是骨科常见病，从事门诊工作时经常见到，治疗多用消炎止痛西药配合中成药内服，外涂软膏或贴膏药治疗，但鲜有治愈，最后多封闭或针刀治疗。

习学中医后，对肢体疼痛麻木不适无力，或游走窜痛，或肢体怕风怕冷，发现中医中药有很好的疗效，不是亲自经历都不敢相信，上述验案就是一个很好的说明。

我们曾用桂枝芍药知母汤治愈手僵紧疼痛患者，用黄芪桂枝五物汤治疗上肢末端麻木不适或肌肤甲错患者，用当归四逆汤治愈下肢脉管炎患者。

为什么开中药汤剂能治病，西医门诊开的中成药效果差，这存在一个中医辨证的问题。西医门诊开中药很少辨证，再有还要辨证准，这是需要中医功底的。

本方用的是河南洛阳正骨医院自制制剂"筋骨痛消丸"的底方：鸡血藤、丹参、香附、地黄、乌药、桂枝、白芍、秦艽、威灵仙、川牛膝、甘草，考虑患者开大货车受风寒湿邪，我又加了川乌。

患者发病正值暑湿季节，在活血（鸡血藤、丹参）的同时，有大量的除湿药（秦艽、威灵仙），理气药（香附、乌药），还有桂枝芍药汤解肌透表成分，补肝肾药（熟地黄、牛膝），肝肾同治，肝主筋，肾主骨，症状缓解与致病因素并治，结果效如桴鼓。

本是想先吃几剂中药看，不行再局封治疗，结果10剂中药就全好了。有的西医可能会说你西药诺福丁起了作用，是的，它肯定有作用，但是从事西医几十年，单用西药口服未见治好过该类患者，应该说中药在该类疾病中有其价值，对不愿局部封闭或针刀治疗者是个补充。此种情况我们治愈的已不是个案，中医中药治疗被西医指南定格的外科类疾病的经验我们正在探索总结。

七、中医药与赵老太腰腿痛

年纪75岁的赵老太太，家住山东沂南岸堤，因左下肢疼痛8天加重半天，于2019年6月14日夜里10点联系我看病。

看到老太太那一刻，更理解了作为医生解除病痛的责任。刻诊：目光惊恐，痛苦病容，强迫体位。左下肢剧痛难以忍受，屈伸时加重，不能配合运动查体。舌暗红苔黄腻，脉弦紧。

先住院止痛处理，次日再行血液、MRI等检查。强效止痛药、甘露醇、激素用上，疼痛明显减轻。行MRI示腰椎间盘突出、腰椎管狭窄。临床西医诊断：腰椎间盘突出症，腰椎管狭窄症，坐骨神经痛，臀上皮、臀中皮神经炎。中医诊断：痹病，湿热痹，血瘀证。

住院3天后疼痛又反复，治疗理疗推拿针灸中西医药都用上了，效果又不明显了，但比入院时疼痛轻了，能忍受了。其间，病情反复缠绵，又去上级医院就诊并行肌电图检查，建议针刀治疗。其间，北京某疼痛专家来院义诊，建议腰椎开刀手术，家人犹豫不决，又让我给出个主意。

我讲：年事已高，疼痛已轻，中药缓图，治治看。嘱服中药身痛逐瘀汤加减，5剂后，疼痛减轻，带药出院。患者服身痛逐瘀汤40余天，后服黄芪桂枝五物汤加味治疗1个月，以尪痹片、六味地黄和金匮肾气丸交替服用善后。

4个月后患者腰腿疼痛消失，恢复正常家务生活。次年9月份因白内障疾患来医院检查，告诉已无疼痛，行动正常，只是视力差。后行白内障复明手术后，现如常人。

按：对老年人突发的腰痛，不急于外科处理。对于诊断明确，原因明确，疼痛靶点明确的，西医西药局封臭氧、针刀微创可以应用。但对于诊断不明确，原因复杂，疼痛靶点多的，中医中药就可以大显身手。

服中药我们有一个序贯疗法：早期祛邪逐瘀通络，中期建中益气温经，后期调肝补肾固本。

早期用身痛逐瘀汤清利湿热，逐瘀止痛；中期黄芪桂枝五物汤加味就是建中理中，益气温经，和通血痹；后期调肝补肾为主，体现的就是上述序贯治疗方案。经临床实践，效果满意。

八、老年腰腿痛并焦虑抑郁验案

李某某，女，65岁，性格内向，山东沂南砖埠人。腰痛右下肢麻痛近一年，于2022年10月8日住县医院康复科。失眠、焦虑、抑郁，全身僵紧不适。查体：面黄，焦虑抑郁表情。舌暗苔黄，脉弦紧。腰背肌肉僵紧，L4、L5椎旁肌肉压痛明显，双足背伸肌力差。核磁共振显示：L2/3、L3/4、L4/5、L5/S1间盘膨出，腰椎骨质增生、腰椎间盘变性。

中医辨证：湿热血瘀证。治则：清利湿热，活血化瘀，通络止痛。中药处方：牛膝10 g，地龙10 g，羌活10 g，秦艽10 g，炒香附6 g，当归10 g，川芎6 g，黄芪30 g，苍术10 g，炒黄柏6 g，五灵脂10 g，没药6 g，炒桃仁15 g，红花6 g，独活10 g，蜈蚣2条，土鳖虫6 g，全蝎 6 g，醋延胡索 30 g，焦神曲 30 g，炙甘草 6 g。7 剂，每日 1 剂，早晚两次饭后服。

配合针灸推拿理疗、耳针、双耳刮痧、耳尖放血疗法、拔罐疗法。

治疗 7 天明显好转，住其县城亲戚家，继续中医针灸，并中药治疗。中药处方：牛膝 10 g，地龙 10 g，羌活 10 g，秦艽 10 g，炒香附 6 g，当归 10 g，川芎 6 g，黄芪 30 g，苍术 10 g，炒栀子 10 g，五灵脂 10 g，没药 6 g，炒桃仁 15 g，红花 6 g，独活 10 g，蜈蚣 2 条，土鳖虫 6 g，全蝎 6 g，醋延胡索 30 g，焦神曲 30 g，炒麦芽 30 g，炙甘草 6 g。10 剂，每日 1 剂，分两次早晚饭后服。

按：焦虑抑郁可引起头痛、颈痛、背痛、腰痛及肢体疼痛症状。现在影像技术检出率高，尤其体检盛行，有焦虑抑郁状态的患者很容易将自己的疼痛症状与体检的结果挂钩，致使简单问题复杂化。诊治医师若对焦虑抑郁症不认识，单纯按骨科影像报告结果来处理，其治疗结果可想而知，效果不会好。中医中药对腰腿痛并焦虑抑郁患者治疗有效。

越鞠丸是治疗郁病的名方，由香附、川芎、苍术、神曲、栀子组成，能治六般郁，理气解郁、宽中除满。方中香附疏肝解郁，以治气郁，为君药；川芎辛香，为血中气药，既可活血祛瘀，以治血郁，又可助香附行气解郁之功，为臣药；栀子清热泻火，以治火郁；苍术燥湿运脾，以治湿郁；神曲消食导滞，以治食郁。

身痛逐瘀汤是我们治疗老年血瘀、湿热性腰痛的常用方。身痛逐瘀汤合用栀子、神曲就包含了越鞠丸，再合用通络、补虚、开胃药，配合针灸理疗，假以时日，疾病会慢慢恢复。当然若西医西药有更好的方法使用便是。

九、股骨头坏死治验

例一：十九年前，曾遇到一例因股骨头坏死住院的患者，是朋友介绍来的，已联系好省级专家准备行带血管蒂的股方肌骨块移植手术，次日查房时患者不见了，后来知道去外地吃中药治疗了。我们大夫们曾发感慨，错过了手术时机就只能换人工股骨头了，此事后来也就渐渐忘记。本县体育公园建成后我常去溜圈，有时会看到一个熟悉的身影，有一次还迎面相逢，这不就是那位不辞而别出院的股骨头坏死患者吗？他也认出了我，相互打招呼寒暄客套之后，话题自然落到了股骨头坏死的问题上，他说股骨头坏死好了不痛了。我问怎么治的，他说吃的中药。看其离去的身影，手拿包裹，步履正常，我陷入了沉思。

例二：刘某，男，36岁，农民工，性格内向，山东沂南青驼人。因左侧髋部疼痛、走路跛行，诊断股骨头缺血坏死于2021年10月8日来诊。患者情绪低落，语气低沉，面色无华，抑郁表情，舌淡苔薄，脉沉细。左髋"4"字试验阳性，核磁共振显示左股骨头缺血坏死。抑郁评分量表患者轻度抑郁。和患者交流中医药是可以治疗股骨头坏死的，医患互相配合好治疗效果更好。患者从此打消顾虑，配合中药治疗，处以独活寄生汤加味：独活20 g，桑寄生30 g，秦艽10 g，防风10 g，细辛6 g，川芎6 g，当归10 g，地黄10 g，白芍30 g，桂枝6 g，茯苓10 g，杜仲10 g，牛膝10 g，党参10 g，黄芪30 g，地龙10 g，土鳖虫6 g，木瓜30 g，鸡血藤30 g，延胡索30 g，甘草6 g。10剂，每日1剂，分两次早晚饭后服。

2021年11月8日复诊，患者服药后疼痛症状稍有减轻，加大温补力度。据一老中医治疗股骨头坏死经验方，处方如下：附子15 g，熟地黄15 g，当归10 g，川芎15 g，黄芪30 g，白术15 g，苍术10 g，防风10 g，茯苓15 g，海螵蛸15 g，蜜麻黄6 g，炒苦杏仁10 g，三七10 g，牡蛎30 g，威灵仙15 g，鸡血藤15 g，薏苡仁15 g，羌活10 g，红花15 g，醋龟甲10 g，地龙10 g，土鳖虫6 g，全蝎3 g，大黄3 g。用该方调理9个月，患者不再疼痛，行走正常，恢复正常生活，后外出务工。

按：西医出身的我对中医药治疗股骨头坏死以前是有偏见的，还曾一度认为中医药治疗股骨头坏死纯属胡来，只认为西医那一套治疗是正确的。可是，我参观过那些著名西医院的国家级股骨头坏死保髋治疗中心，其核心技术不是手术就是干细胞移植，效果并不是人们想象得那么好。近几年研学中医，开始对中医药治疗股骨头坏死进行了探索和思考。

股骨头坏死属中医学"骨蚀""骨痿""骨痹""髋骨痹"等范畴。根据中医证候遣方用药，以活血祛瘀为基本防治大法，辅以通络止痛、补肾健骨、健脾利湿等。中医辨证分四型：① 湿热下注型：患者舌质偏红，舌苔厚腻，多伴有双下肢的沉重感，多数会伴有阴囊潮湿。针对这种湿热下注型的股骨头坏死，用身痛逐瘀汤加减治疗。② 气滞血瘀型：患者舌质紫暗，脉沉细涩，常常表现为身体固定性的疼痛。针对这种气滞血瘀型股骨头坏死，用血府逐瘀汤加减来进行治疗。③ 气血亏虚型：患者舌淡苔白，脉沉细无力，表现为少气懒言，乏力，嗜睡，自汗。针对这种气血亏虚型的股骨头坏死，用十全大补汤加减治疗。④ 肝肾亏虚型：患者舌质红少苔，舌体偏小，脉沉细数，往往会伴有腰膝酸软无力，盗汗，失眠，多梦。针对这种肝肾亏虚型的股骨头坏死，用独活寄生汤加减治疗。

股骨头坏死患者多合并有心理健康方面问题，如焦虑抑郁，心理工作要跟上。股骨头坏死保守治疗，中后期温阳治疗很重要，既有利于坏死股骨头的微循环的良性改善，同时温阳对焦虑抑郁患者有益处。

十、芍药甘草汤与不安腿综合征

2017 年 7 月 28 日，一朋友带着成袋的西药来我办公室，诉说半年来得了一种病，晚上休息不好，尤其双下肢怎么放也不舒服，有时还腿抽筋，问我这是怎么回事？

那时他年龄已六十有余，我看看他的舌象，舌暗苔薄黄。摸脉象，脉弦。双下肢并无肿胀皮疹，双足背动脉搏动正常。有糖尿病、高血压多年，正服药控制中，刚取的大袋中药便是。

综合分析后，我对他讲你这是不安腿综合征，中药有治疗办法，给你开几剂中药吃吃看。处方：白芍 30 g，赤芍 10 g，甘草 10 g，当归 10 g，地黄 10 g，桃仁 10 g，红花 10 g，枳壳 10 g，柴胡 6 g，川芎 6 g，桔梗

10 g，牛膝 10 g，鸡血藤 30 g。5 剂颗粒中药，每日 1 剂，开水冲泡，分早晚两次饭后服。

服完 5 剂后，朋友和其夫人来我办公室，面带微笑说，兄弟神了，5 剂药吃完腿好了。还问你几时学的中医？我笑了笑。他说您嫂子身体不适也有年头了，也想吃点中药调调。我说你先再续用中药几剂巩固巩固，又开了 5 剂，嫂子不急的话明天来开，我立马开会去。

按：说到上面这个方，它是芍药甘草汤和血府逐瘀汤的合方，又合用了鸡血藤，有活血化瘀、柔筋止痛之功效。不安腿综合征是指小腿深部于休息时出现难以忍受的不适，运动、按摩可暂时缓解的一种综合征。

中医认为老年不安腿综合征多属阴血不足。芍药甘草汤主治津液受损，阴血不足，筋脉失濡所致诸症。方中芍药酸寒，养血敛阴，柔肝止痛；甘草甘温，健脾益气，缓急止痛。二药相伍，酸甘化阴，调和肝脾，有柔筋止痛之效。芍药多主张用 30～50 g，甘草 10～30 g。由于是合方我们一般白芍用 30 g、甘草 10 g，效果也很满意。

血府逐瘀汤是我常用的活血化瘀的处方。这类患者合用它，也是考虑到老年人血瘀的问题。鸡血藤是味好药，有行血活血、舒筋活络的作用。这个合方加鸡血藤治疗不安腿综合征或腿抽筋有很好的效果，或者说有奇效。

十一、牛膝木瓜汤与半月板损伤

例一：张某某，女，61 岁，农民，性格平和，山东沂南砖埠人。右下肢拘紧不适、右膝关节疼痛 3 个月余，于 2020 年 7 月 13 日就诊。此前其母亲因脑梗死住中医康复科，采用中西医结合方法治疗，老人恢复顺利，陪床时见中医能治病，随求诊中医。刻诊：诉右膝有时打软腿且疼痛，右下肢拘紧不适，右膝关节不敢快速屈伸。舌淡苔薄黄，脉弦滑。右膝过伸试验阳性。MRI 示膝关节退行性变，半月板损伤。中医诊断：痹病。治则：祛风湿，止痹痛，补肝肾。予牛膝木瓜汤加减。

颗粒剂中药：木瓜 30 g，白芍 30 g，杜仲 10 g，枸杞子 10 g，菟丝子 10 g，天麻 10 g，怀牛膝 10 g，川牛膝 15 g，鸡血藤 30 g，伸筋草 30 g，炙甘草 10 g，生姜 10 g，大枣 20 g。5 剂。每日 1 剂，开水冲泡，分早晚两次服。

2020 年 7 月 18 日二诊，下肢症状消失，并带其丈夫来求中医调理。至今近三年，在家务农，下肢无疼痛症状。

例二：蔡某某，女，64 岁，农民，性格内向，山东沂南人。2020 年 4 月 6 日就诊。双膝关节疼痛 3 个月，右侧为重。身体时有出汗，燥热，头不清气。口干，口渴。饮食睡眠可，二便可。刻诊：体质偏瘦，懒言少语。舌暗花剥苔，脉弦紧。双膝关节轻微肿胀，过伸挤压试验阳性。西医诊断：双膝关节骨性关节炎，半月板损伤，滑膜炎。中医诊断：痹病。治则：祛风湿，止痹痛，补肝肾。予牛膝木瓜汤加减。

颗粒剂中药：牛膝 20 g，木瓜 30 g，白芍 30 g，杜仲 10 g，枸杞子 10 g，菟丝子 15 g，天麻 10 g，鸡血藤 30 g，熟地黄 10 g，补骨脂 10 g，骨碎补 10 g，延胡索 30 g，炙甘草 9 g，生姜 9 g，大枣 20 g。7 剂。每日 1 剂。分早晚两次服。诺福丁每日一粒。

2020 年 4 月 13 日二诊，膝关节疼痛十去其八，全身症状明显减轻，再取 7 剂。

2020 年 4 月 20 日三诊，全身症状基本消失，膝关节消肿，疼痛轻微，过伸挤压疼痛试验消失，已可从事农业劳动。原方去延胡索，又带 10 剂中药巩固治疗。3 个月后电话随诊，在家从事劳动，膝关节疼痛轻微。

按：经常有人问我，半月板损伤了怎么治疗？从事骨科专业时，对半月板损伤主要在关节镜微创手术上下功夫，对保守治疗没认真考虑过。当今人们户外活动增多，运动性损伤常见。影像技术普及，诊断水平提高，膝关节半月板损伤检出率很高。诊断有半月板损伤，总不至于一损伤就考虑手术吧，半月板损伤的保守治疗也就进入了我的视野，50 岁后研习中医，开始深入半月板损伤的中医药治疗研究。

半月板损伤机制：外因是外力作用于膝关节，内因是半月板发育先天缺陷如盘状半月板，或半月板退变老化脱水变性，滑液分泌过少影响其滑动，下肢肌群僵紧，半月板损伤或磨损也就在所难免了。

西医治疗半月板损伤，多是针对半月板本身，西医在保守方面并没有多少方法，只是早期制动、支具保护、口服一些可促进软骨修复、提升骨密度的药物，关节腔注药玻璃酸钠，配合功能锻炼。

学中医后，知道中医也有一套理论和方法。中医讲肾主骨，从肾可以论治。中医讲肝主筋，脾主肉，筋肉束骨，从肝脾治筋肉角度来治疗半月板损伤，似别有洞天。

牛膝木瓜汤出自宋朝陈无择《三因极一病证方论》："凡遇六庚年，坚成之纪，岁金太过，燥气流行，肝木受邪……治岁金太过，肝木受邪之方也。"

牛膝木瓜汤组成：牛膝、木瓜、白芍、杜仲、枸杞子、菟丝子、天麻、黄松节、炙甘草、生姜、大枣。我们用其治疗下肢拘紧不适、膝关节半月板损伤屡获良效。黄松节用乳香或甘松替代，合用骨碎补、补骨脂、熟地黄一并补肾，合鸡血藤活血化瘀。组方符合从肝从肾从瘀从虚论治半月板等软骨损伤理诊，较单一论治效果迅捷。

牛膝木瓜汤治疗半月板损伤，符合其病机和制方规律。近几年来我们用其治疗体质虚弱、不适合手术或不接受手术的该类半月板损伤伴下肢拘紧疼痛不适患者几十例，效果非常好，已几近成为我治疗半月板损伤的专病专方。

十二、阳和汤治愈胫前皮下血肿

高某某，女，37岁，从事个体餐饮生意，性格内向，山东沂南人。因外伤致右胫前内侧皮下血肿10天于2019年9月19日来诊。面黄，舌淡暗苔薄，脉濡弱。右胫骨中下段前内侧红肿，扪及直径约10 cm的皮下血肿，波动感明显。骨科医生建议患者住院切开引流。辨体质：血虚质。辨病：胫前皮下血肿。辨证：血瘀证。中西医结合保守治疗：中药阳和汤合三妙散，口服云南白药胶囊。头孢曲松静脉滴注 5 天。

颗粒剂中药处方：熟地黄 10 g，鹿角胶 3 g，炮姜 6 g，桂枝 6 g，蜜麻黄 5 g，白芥子 10 g，甘草 3 g，苍术 10 g，黄柏 6 g，川牛膝 10 g。7 剂。每日 1 剂，分早晚两次服。

2019 年 9 月 27 日二诊：肿胀范围缩小，继云南白药胶囊口服，头孢氨苄缓释胶囊两盒口服。颗粒剂中药处方：熟地黄 10 g，鹿角胶 3 g，炮姜 6 g，桂枝 6 g，蜜麻黄 5 g，白芥子 10 g，甘草 3 g，苍术 10 g，黄柏 6 g，川牛膝 10 g。7 剂。每日 1 剂，分早晚两次服。

2019 年 10 月 4 日三诊：肿胀范围缩小，仍波动感明显，中药处以附子薏苡败酱汤、大黄牡丹皮汤合四妙散。颗粒剂中药处方：薏苡仁 30 g，淡附片 6 g，败酱草 15，牡丹皮 10 g，桃仁 10 g，冬瓜子 10 g，苍术 10 g，黄柏 6 g，川牛膝 10 g。10 剂。每日 1 剂，分早晚两次服。另：大黄 100 g，芒硝 250 g，冰片 20 g，外敷。

2019 年 10 月 14 日四诊：肿胀减消，波动感不明显，予中药阳和汤合三妙散。颗粒剂中药处方：熟地黄 10 g，鹿角胶 3 g，炮姜 6 g，桂枝 6 g，蜜麻黄 5 g，白芥子 10 g，甘草 3 g，苍术 10 g，黄柏 6 g，川牛膝 10 g。14 剂。每日 1 剂，分早晚两次服。服完后来诊，小腿外伤血肿吸收，仅遗留皮肤色素沉着。共计服用中药 41 剂。

按：阳和汤有温阳补血、散寒通滞之功效。主治阴疽，漫肿无头，皮色不变，酸痛无热，口中不渴，舌淡苔白，脉沉细或迟细；或贴骨疽、脱疽、流注、痰核、鹤膝风等属于阴寒证者。临床常用于治疗骨结核、慢性骨髓炎、骨膜炎、慢性淋巴结炎、类风湿关节炎、无菌性肌肉深部脓肿、坐骨神经炎、血栓闭塞性脉管炎、慢性支气管炎、慢性支气管哮喘、腹膜结核、妇女乳腺小叶增生、痛经等证属阳虚寒凝者。

没有比较就没有鉴别：联想起数年前治疗过的类似的一个病例，也是胫前皮下血肿患者，青年女性，血虚体质，我们行切开引流数日，引流液始终不断难以收口，后扩大清创、VSD 负压引流，住院两个多月、花费上万元才治愈。实证、热证是西医外科治疗的强项，虚证、阴证中医外科有发挥的空间，阳和汤用于阴证、虚证，值得深挖。

该病治疗过程中也费了一些周折，即是在血肿不消之际把治疗阑尾脓肿的经验借来，应用附子薏苡败酱汤、大黄牡丹皮汤合四妙散治疗，待血肿开始消退时再用阳和汤治疗，分阶段用药效果显现。

十三、当归四逆汤与脉管炎

杨某某，男，51岁，烟台矿下工作，山东沂南人。2016年夏秋后右小腿每到下午酸胀、无力，渐加重并小腿疼痛、麻木（间歇性跛行），业已十月余。曾在当地多家医院就诊，用药无效。就诊前一周去上级某三甲医院就诊并行肌电图和B超检查，肌电图正常，B超下肢深静脉通畅，诊断仍未明了。2017年8月6日电话预约来诊。查体：体型偏瘦，舌淡红、苔薄白，脉沉细。右足凉，右侧足背动脉搏动摸不清，左侧搏动正常。临床拟诊闭塞性脉管炎。予当归四逆汤，颗粒剂中药：当归20 g，桂枝12 g，白芍20 g，赤芍20 g，细辛6 g，通草12 g，炙甘草12 g，大枣20 g。5剂。每日1剂，开水冲泡，分早晚两次服。

二诊：5剂药后症状明显减轻。考虑患者发病时间和地点因素（潮湿），在上方基础上加四妙散（苍术20 g、黄柏12 g、薏苡仁30 g、牛膝20 g）和鸡血藤30 g。7剂。每日1剂，开水冲泡，分早晚两次服。

三诊：右足变暖，右足背动脉自己可触及，所有症状消失。主动要求带药15剂，去外地参加原工作。嘱不要再从事矿井下工作。随访五年有余，患者诉小腿无不适，一切正常，现在日照从事装修业务。

按：脉管炎已是常见病了。起因生活条件好了，血稠了或血浊了，浊毒病多了，代谢病多了，脉管炎病也多了。西医在这方面并无好的治疗办法，中医还真能大显身手。

当归四逆汤是治疗血虚寒凝证的代表方，临床应用效果真实不虚，它出自《伤寒论》，"手足厥寒，脉细欲绝者，当归四逆汤主之"。这张成方我是跟师父学来的,他用其治疗雷诺病也就是手指末端血管痉挛,效果非常好。

当归四逆汤组成:当归、桂枝、芍药、细辛、炙甘草、通草、大枣共七味药,是桂枝汤去生姜,加当归、细辛、通草三味而成。功效:温经散寒,养血通脉。主治:血虚寒厥证。手足厥寒,或腰、股、腿、足、肩臂疼痛,口不渴,舌淡苔白,脉沉细或细而欲绝。当归四逆汤、阳和汤、四妙勇安汤是治疗脉管炎、静脉血栓静脉炎的要方。

十四、痛风性关节炎验案

王某,男,58岁,县直机关工作,山东沂南人。突发左足大脚趾近端肿痛1天,于2021年7月17日上午电话求诊。诉昨晚后半夜始突发疼痛,去当地县妇保院检查血尿酸高,诊断痛风。已自行冷敷,饮苏打水,西药诺福丁,局部艾灸治疗。下午3时刻诊:左脚大趾近端红肿热痛,不敢活动。舌暗苔黄腻,脉弦滑。西医诊断:痛风性关节炎。中医辨证:湿热蕴结型。治则:清热利湿,通络止痛。予三妙散、白虎汤加味。

颗粒剂中药:苍术10g,黄柏10g,川牛膝15g,知母30g,土茯苓60g,虎杖30g,石膏60g,桂枝10g,没药10g,秦艽10g,木瓜30g,独活20g,地龙10g,忍冬藤30g,防己30g,萆薢30g,大黄3g,甘草6g。5剂。当日下午七点肿胀疼痛均开始减轻,次日明显消肿,3天后基本完全消肿,不再疼痛。随访近两年,未发作。

按:研学中医后才知道山外有山,中医药治痛风病有很好的疗效。中药内服、中药外敷、中医灸疗等可以治疗痛风,尤其中药内服治疗痛风性关节炎。痛风分急性发作期和缓解期,中医认为痛风性关节炎急性期多属湿热瘀阻证。中医辨证可分为湿热蕴结、瘀热阻滞、痰浊阻滞、肝肾亏虚四个证型。通过辨证与辨病相结合,能够得到满意的疗效。

(1)湿热蕴结型:发病急骤,关节红肿热痛功能障碍。病及一个或多个关节,多兼有发热、恶风、口渴、烦闷不安或头痛汗出,小便短黄,舌红苔黄腻，脉弦滑数。治则：清热通络，祛风除湿。方药：三妙散、白虎汤加味，合土茯苓、山慈菇、虎杖、防己、大黄、木瓜等。或身痛逐瘀汤加减。

（2）痰浊阻滞型：关节肿痛，屈伸不利，或见皮下结节或痛风石。湿邪偏胜者，肢体关节重着，疼痛有定处，肌肤麻木不仁。寒邪偏胜则关节疼痛剧烈，痛有定处。舌苔薄白或腻，脉弦紧或濡缓。治则：化痰泄浊，除湿通络。方药：涤痰汤加减。

（3）瘀浊阻滞型：关节疼痛反复发作，日久不愈，时轻时重，或呈刺痛固定不移，关节肿大甚至强直畸形，屈伸不利，皮下结节，或皮色紫暗，脉弦或沉涩，舌暗红苔黄。治则：活血化瘀，清热通络。方药：身痛逐瘀汤加减。

（4）肝肾亏虚型：关节疼痛，反复发作，日久不愈，时轻时重或游走不定，甚或关节变形屈伸不利，腰膝酸痛或足跟疼痛，神疲乏力，心悸气短，面色少华，舌淡苔白，脉沉细弦无力。治则：益肾化浊，通络止痛。方药：独活寄生汤加减。

该病例王某为湿热蕴结型，方药为三妙散、白虎汤合土茯苓、虎杖、防己、大黄、木瓜等，对症有效。

十五、胫腓骨下段开放粉碎性骨折术后骨折延迟愈合中西医结合治愈验案

公某某，男，20岁，性格内向，山东沂南人。因胫腓骨下段开放粉碎性骨折术后5个月诊断为骨折延迟愈合，于2017年1月23日来诊。食欲一般，不喜肉食。舌淡苔薄，脉缓弱。辨体质：阳虚质。辨病：骨折延迟愈合。辨证：脾胃虚寒证。治则：温中健脾开胃，补养气血。予黄芪建中汤合焦三仙加味。

颗粒剂中药处方：黄芪30 g，桂枝6 g，白芍10 g，炙甘草6 g，生姜10 g，大枣20 g，焦三仙各30 g，狗脊10 g，杜仲10 g，续断10 g，怀牛

膝 10 g。胃口开后又加土鳖虫 6 g 和煅自然铜 10 g。该方服用 2 个月，3 个月后复查骨痂生长、骨折愈合。

按：骨折延迟愈合会带来很多问题，如延缓负重时间、内固定失效、下肢深静脉血栓形成等。临床应重视骨折延迟愈合的预防和处理，预防方面应减少医源性的骨膜损伤，推广微创骨折固定技术。西医治疗上尚无明确有效的治疗骨不连的西药；中医药尚有作为，即中医治疗骨折的三期辨证用药：早期活血化瘀、消肿止痛，中期接骨续筋，后期壮骨强筋。本着肾主骨、肝主筋、脾主肉的指导思想，我们重视脾主肉的机制的发挥，因为从长期的工作实践中发现凡是胃口壮、早期大块吃肉的患者骨痂形成得早。我们对脾胃虚寒型的患者以黄芪建中汤合焦三仙为底方温中健脾开胃，补养气血；再合用温阳及有接骨作用的中药，促进骨膜细胞生长，效果显现。

十六、中西医结合治疗糖尿病足

张某某，男，56 岁，某机关干部。患糖尿病足感染，在山东某大医院治疗，西医方法如血管介入、抗生素、胰岛素应用，切开 VSD 负压引流，抗生素骨水泥镇塞，认为有效的技术和手段已全部应用。西医打通大动脉，中医改善微循环。中医治病思路是：我们第一先辨人，看患者是什么样的人，什么样的体质，该患者低言慢语为人谨慎；体质辨识属气虚、血虚、血瘀体质。第二辨病，诊断糖尿病足，坏死感染期。第三，中医辨证，口有异味，舌紫暗苔黄腻，脉细弱，为血瘀证，湿热证。中医治则：温通血脉，活血化瘀，清热利湿。处方：当归四逆汤、四妙勇安汤、四妙散加减。

颗粒剂中药：当归 30 g，桂枝 6 g，通草 10 g，细辛 6 g，白芍 10 g，赤芍 10 g，炙甘草 9 g，玄参 30 g，金银花 30 g，苍术 10 g，黄柏 10 g，川牛膝 10 g，鸡血藤 30 g。先开 5 剂，每日 1 剂，开水冲泡，分三次早中晚饭后服。服用后患者感觉良好，创面分泌物减少，继续服用。创面开始有肉芽生长加用黄芪补气药。以该方为主加减，服用近两个月。

按：糖尿病患者多了，水涨船高，自然糖尿病足就少不了。以前，在综合性医院穷尽西医的所有方法治疗糖尿病足，结局还是不满意。研学中医后知道中医处理糖尿病足有自己的一套。因此，治疗糖尿病足应中西医结合，中西药并用。西医先进的技术尽管用，中医药也要上。

中西医联手，还真把患者的身心调出来了个艳阳天。经中西医配合治疗，患者由轮椅入院就诊到步行入院复诊，由心情沮丧到心情开朗，由足底流脓到创面愈合，由肢体僵硬到舒软灵活。他自己讲准备近期上班，我说这就是我们共同努力奋斗的目标。我见青山多妩媚，料青山见我应如是。

十七、急性阑尾炎中西医结合治愈验案

郑某某，男，29岁，性格开朗，个体工商户。因腹痛、腹胀1天于2019年8月20日来院。外科诊为急性化脓性阑尾炎，嘱住院手术治疗，患者不接受手术寻求中医治疗予我电话。我讲手术不做可以，保守治疗需中西药并用。住院输液、应用抗生素，地塞米松应用3天。中药颗粒剂：淡附片12 g，薏苡仁30 g，败酱草30 g，当归20 g，金银花30 g，玄参20 g，甘草6 g，大黄6 g，牡丹皮20 g，桃仁20 g，冬瓜子20 g，苍术10 g，白芍20 g，川芎12 g，茯苓20 g。3剂，开水冲开颗粒口服。1天后腹痛、腹胀症状减轻，后症状又逐渐减轻，住院输液抗生素8天，中药服用9天，症状完全消失。已近4年无复发，这可是我们要准备好开刀，患者不愿手术愿寻求保守治疗的结局。

按：得了急性阑尾炎，若诊断上明确我是主张及时手术切除的，因现在的微创技术非常成熟，若该切未切形成了阑尾脓肿处理起来就复杂得多。若寻求中医保守治疗我主张中西医结合，抗生素还是要早用、足量用。过去发现中医用大黄牡丹皮汤治疗阑尾炎较多，据我观察临床效果一般。后来我们合用附子薏苡败酱草、四妙勇安汤、当归芍药散等，治疗效果大有提高。教科书讲急性阑尾炎病因是阑尾管腔阻塞和细菌入侵，手

术中发现化脓穿孔的阑尾炎其供给血管多栓塞。若想提高保守治疗急性阑尾炎成功率，需解决下面几个问题：一是解决阑尾腔的梗阻，二是抑制细菌感染，三是改善阑尾的血液淋巴循环问题。针对细菌感染可以应用有效的抗生素，针对阑尾腔淋巴回流导致的梗阻和阑尾微循环障碍中药大有作为，上述复方便是，用四妙勇安汤就是从治疗血栓性静脉炎受到的启发。我本人就有阑尾炎发作中西医结合保守治疗的经历：有一次做结肠镜检查，内科医师把我的阑尾腔中的粪石吸走，后感觉全身轻松，持续半年多的下腹闷胀不舒从此解除。我曾对消化内科医师讲，对于急性阑尾炎，消化内镜医师把阑尾腔的机械阻塞解除并撑开引流，继输液应用抗生素再合用中药，未来急性阑尾炎将是内科病。

十八、当归四逆汤治疗子宫肌瘤

王某某，女，46 岁，性格内向，山东沂南人。在临沂从事餐饮生意。经期提前、月经量少，B 超示子宫多发肌瘤（61 mm × 48 mm），于 2021 年 5 月 17 日来诊。刻诊：舌暗苔白，脉弦滑。辨体质：血瘀质，寒性体质。辨病：子宫肌瘤。辨证：气滞血瘀。治则：活血、化瘀、消癥。予当归四逆汤加味。

中药处方：当归 20 g，桂枝 12 g，细辛 3 g，通草 10 g，生姜 10 g，大枣 20 g，白芍 20 g，赤芍 10 g，炙甘草 6 g，补骨脂 10 g，淫羊藿 10 g，菟丝子 30 g，枸杞子 20 g，海藻 30 g，小茴香 3 g，炮姜 3 g。服用 3 个月。

2020 年 8 月 16 日，复查 B 超示：子宫多发肌瘤体积缩小至 54 mm × 45 mm。

按：应用当归四逆汤合肾四味加海藻治疗子宫肌瘤经验是我从山东名中医专家李宏教授那里学来的。有一次在广州的五运六气会议上，我和李宏主任一起交流时，问子宫肌瘤中医药保守治疗一事。她说子宫肌瘤完全可以保守治疗使瘤体缩小或消失。恰巧我同学的夫人就面临着这一问题，后来我带着同学夫妇去找李宏主任调理，李主任当时开的就上面的中药方，服中药3个月后复查B超瘤体明显缩小，关键是原来乏力腿酸的症状没有了，可见中药对子宫肌瘤的治疗价值。后来我仔细审视该组方：该方含有当归四逆汤、肾四味、海藻，当归四逆汤具有温经散寒、养血通脉之功效，血虚寒凝的妇女痛经用得到。肾四味源于山西李可老中医，由枸杞子、菟丝子、淫羊藿、补骨脂四味中药组成，有益肾精、鼓肾气的作用。海藻味苦、咸，性寒，可消痰软坚散结，利水消肿，常用于瘿瘤、瘰疬、睾丸肿痛、痰饮水肿的治疗。三组合用温通血脉、益精补肾、化痰消癥。我套方应用治疗此类患者，对血虚寒凝患者较有效验。

十九、下肢深静脉血栓中西医结合治愈验案

李某某，男，50岁，下岗职工。双下肢肿胀疼痛10余天，检查因双侧下肢深静脉血栓于2022年3月4日入院。刻诊：舌暗红苔黄腻，脉弦滑。双下肢肿胀，足背动脉搏动好。B超示：下腔静脉、双髂静脉、双下肢深静脉血栓形成。中医辨证：湿热毒证，血瘀证。治则：清热解毒，活血化瘀。处方：四妙勇安汤、防己茯苓汤、三妙散加味。

中药汤剂：金银花60 g，玄参30 g，当归30 g，甘草15 g，鸡血藤30 g，苍术10 g，黄柏10 g，川牛膝10 g，虎杖30 g，防己30 g，黄芪30 g，桂枝10 g，地龙10 g，水蛭10 g，茯苓10 g。15剂。水煎服，每日1剂，分两次早晚饭后服。中药外敷：芒硝100 g，冰片10 g。

西药：静滴头孢曲松5天，静滴地塞米松10 mg 3天。静滴银杏达莫，皮下注射低分子肝素钠。

2022年3月22日二诊：患者情况良好，双下肢不再肿胀，右小腿有大隐静脉曲张。舌暗红苔黄腻好转。B超复查：左侧股总静脉、股深静脉、腘静脉、胫后静脉部分内见点条状血流信号。右侧股总静脉、股深静脉部分内见点条状血流信号。继续中药、西药治疗。

2022年3月26日三诊：病情继续好转，备近期出院。带中药20剂，西药利伐沙班。

2023年2月20日四诊：约患者来诊，查看双侧下肢无肿胀、活动功能正常。

按：下肢深静脉血栓形成已是常见病，目前治疗方式包括抗凝治疗、溶栓治疗和手术治疗。在综合性医院中医药治疗很少用，原因一是西医医师根本就不知道中医药能治这病，不学中医我也不知道；二是即使知道由于现在过于细的分科体系也不利于中医药的应用。我们主张抗凝治疗、溶栓治疗和手术治疗，我们也倡导应用中医药治疗。对于静脉炎静脉血栓，中药四妙勇安汤有大用，四妙勇安汤有清热解毒、活血止痛之功效，主治热毒炽盛之脱疽。患肢暗红微肿灼热，溃烂腐臭，疼痛剧烈，或见发热口渴，舌红脉数。临床常用于治疗血栓闭塞性脉管炎、静脉炎、下肢溃疡、坐骨神经痛、下肢深静脉栓塞等。临床实践确实有效果。如湿热重者，加黄柏、苍术、知母、泽泻；血瘀明显者，加桃仁、红花、虎杖；气血两虚者，加党参、炙黄芪、生地黄、白术、鸡血藤。这张方和当归四逆汤，一个针对静脉炎，一个针对动脉缺血，亦可二者伍用，解决既有动脉缺血又有静脉回流障碍的循环问题。

二十、黄龙颗粒与痔疮

痔疮是常见病，西医教科书讲，得了痔疮要热水坐浴。稍有常识的人都知道有个热胀冷缩，我几次得痔疮都按这热水坐浴来，以至于局部肿胀更明显，痔核脱出出血，上不了班，即使涂马应龙痔疮膏，也需好几周的时间。

在北京大学哲学系国学与国医班学习时，授课老师罗大伦博士给我们讲了一个他祖上的专治痔疮的妙方，那就是黄芪 30 g、地龙 10 g，煮水服用，这是一天的量，分两次喝，连服七剂。严重者一天可喝两剂。我现在用颗粒剂，感觉服用方便简单。获悉该方后个人犯过几次痔疮，都用该方短期内治愈，疗效神奇，如罗大伦博士所言真实不虚，我们要感恩他。

举例：2023 年"五一"长假后，我到外地走了一趟亲戚，此前头一天痔疮复发，我就带着黄芪和地龙颗粒剂上路了。服用第四天时脱出的痔核明显缩小、疼痛明显减轻，第五天痔核变软并回归本位。其间，还和朋友对酌了几杯，亦未再疼痛，后痔核消失，恢复正常。

按：黄芪和地龙两味药治痔疮方，是罗大伦博士的家传方。别小看罗博士这张家传方，罗博士传给我们后，我用其治好了不少痔疮患者，当然反复发作的、严重的保守治疗无效的，有手术指征的还是要手术。这两味药，其组合也非常考究，黄芪是补气药，地龙是活血药，补气活血正对气滞血瘀。痔疮的病理机制就是肛管或直肠下端的静脉丛充血或瘀血并肿大，也就是气滞血瘀，而这两味药恰好就能应对这一病机。我给冠名为黄龙痔疮颗粒剂，寓意为直捣黄龙。治疗脑梗死有一个名方补阳还五汤，其中就有黄芪和地龙，可见其化瘀的力量。服药期间尽量减少久坐，避免吃辣椒和饮酒。32℃水温坐浴，或自来水冲洗局部亦可，不建议用热水。

二十一、小柴胡汤合消瘰丸加味治疗口角黏膜下肿物验案

马某某，男，74岁，某机关退休，山东沂南人。因自扪及右口角黏膜下肿物3天于2023年10月17日来诊。刻诊：右口角处肿胀，下唇口腔黏膜下扪及一直径约2 cm肿物，轻触痛。舌暗苔黄腻，脉弦滑。患者不愿做一些检查，想直接服中药治疗。中医辨证：湿热证。治则：清热解毒、消肿散结。予小柴胡汤、消瘰丸加味。口服头孢克肟片。

中药处方：柴胡10 g，法半夏10 g，黄芩10 g，干姜10 g，大枣20 g，党参10 g，甘草10 g，玄参30 g，牡蛎30 g，浙贝母10 g，土茯苓30 g，猫爪草30 g。5剂。水煎服，每日1剂，分早晚两次饭后服。

2023年10月21日二诊：经治疗后口角肿胀基本消退，不再疼痛，肿物消失大半，甚感满意，再取上药5剂。不再服用抗生素。

2023年10月27日三诊：口角肿胀全消，肿物继续缩小，又取上中药7剂。

2023年11月23日电话复诊：患者饮食生活正常，右口角下仅扪及一

黄豆粒大的硬结，无任何不适，亦不想再治疗。

按：该患者口角唇下肿物系囊肿感染之类，口角处、黏膜下均考虑属小柴胡汤方证半表半里范畴，又合上消瘰丸及化湿散结的中药土茯苓、猫爪草。小柴胡汤我们以前讲过，今重点讲讲消瘰丸。

消瘰丸出自清代程钟龄的《医学心悟》，由玄参、牡蛎、浙贝母组成，有清润化痰、软坚散结之功效，主治痰火凝结之瘰疬、痰核。消瘰丸的瘰为中医病名瘰疬之义，该方用于治疗、消除瘰疬。

中医瘰疬的范畴应该包括淋巴结肿大、淋巴结结核、炎症、良恶性瘤等。说白了就是身上起的小疙瘩或小结节，古代统称瘰疬。方用玄参滋阴降火，苦咸消瘰；贝母化痰消肿，解郁散结；牡蛎咸寒，育阴潜阳，软坚消瘰。三药即是一张处方，也算一组角对，颌下、颈部肿块我常常会合上它，屡有效验。土茯苓除湿解毒、消肿散结，猫爪草化痰散结、解毒消肿，诸药合用起到了消肿散结的效果。

用头孢克肟的理由是，考虑细菌感染，抗生素来得更直接些，抗生素杀菌消炎作用明显，但无散结作用。抗生素也是我们治疗中的一味祛邪药，一般用3~5天，起效后快撤，中医中药收场巩固。

二十二、茵陈五苓散合防己黄芪汤加味治疗乳腺癌术后刀口皮下积液

乳腺癌根治手术后，刀口皮下渗出不止、皮下积液导致长期带管，是给患者带来身心痛苦并困扰外科医生的一个难题。

渗液过多引流管不能按期拔出直接影响刀口愈合质量，影响后续放化疗的实施。我们针对这一问题作了思考和探索，术后内服中药茵陈五苓散合黄芪防己汤治疗，临床效果显现。

例一：尹某某，女，60岁，护理工作退休。两年前因右乳腺癌行根治手术，术后20余天引流管仍有较多渗液，拔不了管，患者问我中医有什么办法，我讲可吃中药看，予中药茵陈五苓散合防己黄芪汤加味治疗。

中药颗粒剂处方：茵陈 30 g，泽泻 20 g，茯苓 20 g，猪苓 30 g，肉桂 6 g，白术 10 g，苍术 10 g，防己 30 g，土茯苓 30 g，黄芪 30 g，白花蛇舌草 30 g。5 剂。每日 1 剂，开水冲泡，分两次早晚饭后服。

患者讲服中药后渗出明显减少，5 剂服完后引流量不足 10 mL，拔引流管并腋窝加压包扎，恢复顺利，继续下面的化疗。

例二：高某某，女，62 岁，护理工作退休。因右乳腺癌于 2023 年 3 月 17 日行右侧乳腺癌根治手术。术后刀口引流管负压引流，每日引出液体量约 100 mL。术后 3 天会诊，舌暗苔黄，脉弦滑。中医辨证：湿热证。治则：清利湿热。予茵陈五苓散合防己黄芪汤加味。

中药颗粒处方：茵陈 30 g，泽泻 20 g，茯苓 20 g，猪苓 30 g，肉桂 6 g，白术 10 g，苍术 10 g，防己 30 g，土茯苓 30 g，黄芪 30 g，白花蛇舌草 30 g。5 剂。每日 1 剂，开水冲泡，分早晚饭后服。

服完 5 剂后引流量明显减少，继取 5 剂。服法同上。后刀口愈合好，按期拆线，拔管。后行放化疗，现身体状况良好，从事正常家务。

按：五苓散出自《伤寒论》，由猪苓、茯苓、白术、泽泻、桂枝五味中药组成，有利水渗湿、温阳化气之功效。加茵陈为茵陈五苓散，增强化湿的力量。

防己黄芪汤出自《金匮要略》，由防己、黄芪、甘草、白术、生姜、大枣组成，功效：益气祛风、健脾利水。

饮酒后不欲饮水、感觉上腹胀满不适、胃肠不蠕动，我常用茵陈五苓散治疗，也常用于治疗急性胃肠炎治疗，效果非常好。防己黄芪汤临床常用于不明原因的下肢水肿，屡有良效。

乳腺癌术后早期常见的问题是刀口皮下积液和肩关节功能障碍，皮下积液病机是因创伤导致的淋巴管渗出过多，肩关节功能恢复慢也与肩腋部肿胀、淋巴回流受阻有关。

想到五苓散、防己黄芪汤治病机制，和术后刀口皮下渗出积液的机制有相通之处，便用于外科术后临床，果然对渗出不止患者有效。曾治过一例项后大脂肪瘤患者，手术后刀口已愈合拆线，但皮下仍积液，用中药五天，积液消退。

用茵陈、土茯苓、白花蛇舌草的考虑是：此类手术病例，早期由于输注大量液体，身体湿久化热。茵陈有清热利湿、抗肝损伤的作用，手术病例术中术后多用一些药物，难免对肝有影响，用茵陈护肝同时清热利湿。土茯苓有解毒、除湿、通利关节之功效且无毒，非常适用于该类病证。白花蛇舌草清热解毒、利湿通淋，现代研究显示白花蛇舌草有抗病原微生物、抗炎、增强免疫、抗肿瘤等多种药理作用。诸药合用于临床，效果显现。

二十三、阳和汤并火针治愈乳腺癌术后切口不愈合

田某某，女，52岁，家庭妇女，沂南蒲汪镇人。因右乳腺癌术后切口不愈合40余天于2023年10月25日来诊（入住县医院康复科）。患者于2023年9月9日行右乳腺癌根治手术。来诊时声低懒言，饮食睡眠一般，身体乏力、怕风怕冷。术后切口有溃疡面，横长约5 cm，宽约1.5 cm，上布脓苔。舌暗红、苔薄白，脉细弱。体质：虚性寒性体质。中医辨证：阳虚证、血虚证。治则：温阳补血，拔毒生肌。予阳和汤加味。

中药颗粒剂处方：黄芪30 g，当归10 g，熟地黄30 g，鹿角胶10 g（烊化，冲服），炮姜6 g，肉桂3 g，炙麻黄3 g，白芥子6 g，补骨脂10 g，鸡血藤30 g，甘草3 g。7剂。水煎服，分两次早晚饭后服。火针围刺，隔日1次，共6次。

服药和火针治疗后创面渗出减少、萎缩干燥，渐脓痂脱落，服药治疗28天，溃疡面完全愈合。

按：从事外科工作时，切口长期不愈合是个难题，VSD负压创面敷料发明是外科创面处理的一大进步，但对于患者体质差等原因导致的创面不愈合，外科处理上仍颇感棘手。乳腺癌术后多要紧跟着放化疗，创面不愈合影响下一步的治疗进程，创面问题已不是一个单纯的外科问题。

创面不愈合患者体质以虚寒性体质居多，本病例即阳虚体质，体内阳气不足、生发力不强，创面自然迁延难愈，治疗上就需提升患者的阳气，阳合汤的应用意义即如此。

阳和汤出自清代名医王维德的《外科证治全生集》，组成如下：熟地黄、肉桂、白芥子、姜炭、生甘草、麻黄、鹿角胶。该方为温里剂，具有温阳补血、散寒通滞之功效，主治阴疽，适宜于阴寒证。

为强化其治疗效果，我们合上了黄芪、鸡血藤、补骨脂。黄芪有补气升阳、益卫固表、利水消肿、生津养血、行滞通痹、托毒排脓、敛疮生肌的作用。鸡血藤、补骨脂经现代研究有升白细胞的作用。三味中药和阳和汤合用，效果在该患者身上起效明显。

患者创面周围火针围刺，亦是激发其局部阳气，西医讲提升免疫功能、使白细胞吞噬细胞聚集，唤醒自身的能量完成对病灶的围歼任务。

该病例经近一个月的治疗创面问题解决，身体乏力、怕风怕冷症状消失，其精神力量、身体的生机唤醒，脸上乌云散去，发乌的指甲亦变得光亮且有色彩并长出了半月新牙，现在表现为面色红润、精神焕发，饮食睡眠均好，对生活充满信心，正阔步迈向新未来，迎接下一步的挑战。她以这种新的姿态去接受放化疗，我祝愿她早日康复。

二十四、中药内外联用治愈肠梗阻验案

曹某某，男，81岁，农民，山东沂南人。因结肠肿瘤手术后3个月，腹痛腹胀5天，住当地妇保院，于2023年6月6日寻求中医会诊。患者腹痛腹胀明显，肛门停止排气排便，诊断肠梗阻，西医方法保守治疗无效，三级医院外科医生会诊建议手术。刻诊：消瘦病容。腹膨隆，肠鸣音弱闻及气过水声。舌暗红无苔，脉细弱。CT示：小肠多个液平面。辨体质：阴虚体质。辨病：肠梗阻。辨证：瘀血阻滞。治则：活血化瘀。嘱重视西医支持治疗，予中药大承气汤加味打成粉外敷，中药膈下逐瘀汤合一贯煎加味煎汤灌肠，并少量频频内服。

中药外敷方：大黄 50 g，芒硝 100 g，枳实 30，厚朴 30，冰片 10 g。上药为一次剂量，打粉装袋敷腹部，48 小时更换新袋。

中药内服、灌肠方：炒桃仁 10 g，牡丹皮 10 g，赤芍 10 g，乌药 10 g，当归 10 g，川芎 10 g，醋延胡索 30 g，川楝子 10 g，红花 10 g，甘草 6 g，五灵脂 10 g，炒香附 6 g，生地黄 15 g，北沙参 30 g，麦冬 15 g，麸炒枳壳 30 g，白术 15 g，太子参 30 g，石斛 30 g，枸杞子 10 g。5 剂，每日 1 剂，浓煎 200 mL，100 mL 分 5～6 次胃管注入，100 mL 保留灌肠。

经外敷中药后感腹内肠鸣，灌肠后次日开始排气，中药少量频服，3 天后排出大量污臭大便，病情缓解。随访半年未复发。

按：手术后肠梗阻的常见原因是肠粘连，对此西医，也只是禁饮食、胃肠减压、输液、口服油类和灌肠等。中医办法有中药外敷、中药灌肠、中药内服、针灸等，本例采取的是中药内外、上下联用的办法，外敷用的是大承气汤加冰片，内服、灌肠用的是膈下逐瘀汤合一贯煎加味。大承气汤由大黄、芒硝、枳实、厚朴组成，为泻下剂，有峻下热结的作用，加上冰片是增强其走窜的力量。

膈下逐瘀汤由当归、赤芍、川芎、桃仁、牡丹皮、五灵脂、乌药、延胡索、香附、红花、枳壳、甘草组成，有活血祛瘀、行气止痛的功效。临床用于治疗瘀血阻滞型肠梗阻屡有良效。对于完全性肠梗阻，可先中药外敷和灌肠，肛门排气后再中药少量频服，若腹痛腹胀症状无加重，则口服剂量渐加大至常用量，直至排出污臭大便。

本例合一贯煎的考虑是患者体弱无舌苔，考虑阴亏证。一贯煎由北沙参、麦冬、当归、生地黄、枸杞子、川楝子组成，有滋阴疏肝的功效，主治肝肾阴虚、肝气不舒证，本病例阴亏明显合用其就是固护其阴津，防止因化瘀进而加重阴亏。

加味中药白术，与原方中枳壳配合，含枳术丸之意，针对脾胃虚弱、脘腹痞满而设。太子参补气生津，治脾气虚弱、胃阴不足。石斛益胃生津、滋阴清热。诸药合用，外敷、灌肠、口服，共奏活血化瘀、滋阴疏肝、补气健脾、益胃生津之功。

当然治疗期间西医的支持治疗也很重要，如输液、电解质平衡的维护、维生素及抗生素的应用，中西协同化解危机、渡过难关。

二十五、血栓闭塞性脉管炎验案

朱某某，男，64岁，退休工人，黑龙江省鸡东县人，探亲在沂南居住。因右下肢间歇性跛行2个月于2023年7月13日来诊，收住康复科。

初因搬运货物后右腿酸无力，后行走时右下肢酸痛加重，行走距离越来越短，行300米需坐下休息，脚心麻木。饮食好，睡眠好，不怕风，大便正常。有高血压病史20年，服药控制良好。有糖尿病史10余年，服二甲双胍治疗，血糖不稳定。刻诊：血压123/77 mmHg，舌暗齿痕苔黄腻，脉弦紧。双侧足背动脉搏动触及不到，左足第二趾末端内侧皮肤颜色变黑。辨体质：血瘀体质。辨病：血栓闭塞性脉管炎。辨证：血瘀湿热。治则：活血化瘀，清热利湿。予身痛逐瘀汤加味。血糖请内分泌专业人员会诊用药。

中药处方：牛膝10 g，地龙15 g，羌活10 g，秦艽10 g，炒香附10 g，当归10 g，川芎10 g，黄芪30 g，苍术15 g，黄柏10 g，五灵脂10 g，没药10 g，桃仁10 g，红花10 g，蜈蚣2条，全蝎6 g，土鳖虫6 g，独活15 g，延胡索30 g，鸡血藤30 g，生地黄20 g，甘草6 g。5剂。水煎服，每日1剂，分早晚两次饭后服。忌烟酒。

2023年7月22日二诊：患者下肢酸痛明显减轻，脚心麻木感明显减轻，足背动脉仍扪不到。舌苔黄腻，脉弦紧，辨病与辨证相结合出方，加大活血清热力度，予四妙勇安汤合当归四逆汤加味。中药处方：玄参30 g，当归30 g，金银花30 g，甘草15 g，通草10 g，细辛10 g，白芍20 g，桂枝10 g，蜈蚣2条，全蝎8 g，土鳖虫8 g，牛膝30 g，苍术10 g，黄柏6 g，鸡血藤30 g，黄芪30 g，地龙10 g，防己30 g，木瓜30 g，水蛭15 g。7剂。服法同上。

2023年8月3日三诊：右下肢痛麻明显减轻，可行走数里地，右足背动脉搏动可触及，嘱继续服用上述中药，服法同上。并行相应针灸理疗。

2023年9月7日四诊：服中药近两个月，患者右下肢痛麻完全消失，左足第二趾末端发黑处已恢复正常，诉行走三四千米地无异常，带半个月量中药汤剂出院。

患者行血管强化CT及B超检查情况：7月21日强化CT示右侧髂总动脉闭塞，双侧髂总、髂内、髂外动脉、胫后动脉粥样硬化CTA表现。7月30日下肢血管B超示右侧髂动脉部分管腔重度狭窄，双下肢动脉硬化并斑块形成声像图。9月3日下肢血管B超示右侧髂动脉起始处狭窄，双下肢动脉轻度硬化、右侧股总动脉斑块形成声像图。

看前后CT、B超检查变化示：髂总动脉闭塞→重度狭窄→起始处狭窄。

2023年12月4日邀其前来门诊，患者讲行走已恢复正常，无下肢麻痛感，已在沂南找了个保安工作。嘱做个下肢B超检查，患者说我现在行走正常，也无异常感觉，自己决定不做了。

入院时血管强化CT显示：右侧髂总动脉闭塞，随着治疗B超显示髂动脉由重度狭窄变成起始处狭窄，解剖形态趋向好转方向变化，临床症状好转更领先于血管形态结构的变化。

我问及烟酒之事，患者笑了笑说偶尔还来支烟，是他们递的，不抽不好意思，也有时喝个小酒。我说把烟戒了吧，至于酒嘛可尽量少喝，他笑着点了点头，迈开双腿健步走出诊室。

按：血栓性闭塞性脉管炎现在常见，多见于高血压、糖尿病控制不好的情况下，本例便是。对于该类病例西医有一套行之有效的方法，缺点是费用昂贵，且是有创治疗。中医治疗有独到之处，辨证分型用药。该病例为血瘀湿热型，用的是四妙勇安汤合当归四逆汤加味。若是阳虚寒凝型则是以当归四逆汤或阳和汤为基础方，临床应用效果很好。

第二节　中医全科、内科病验案

一、升阳益胃汤与多发皮下结节

电视剧《老中医》第一集中有女孩们朗诵《汤头歌诀》的镜头，其中后四句朗诵的方歌就是升阳益胃汤——升阳益胃参术芪，黄连半夏草陈皮；苓泻防风羌独活，柴胡白芍姜枣随。这是金元时期著名医家李东垣的一首名方。我临床应用过，效果出奇的好。

升阳益胃汤出自《脾胃论》，系李东垣为治湿热余邪困阻脾胃，脾胃虚弱失其升降所创。来看看它的组成：黄芪、半夏、人参、炙甘草、白芍、防风、羌活、独活、陈皮、茯苓、泽泻、柴胡、白术、黄连，共计14味。具有益气升阳、燥湿健脾等功效。

临证医案：王某，女，60岁，抑郁表情，退休工人。身体困重，四肢酸痛，少气懒言，不思饮食，身体多处皮下结节，以上不适已半月余，经介绍于2018年7月27日来我处就诊。

患者当时睡眠也不好，大便黏滞不爽。刻诊：神情忧郁，舌暗苔腻，左关脉细弱，右侧稍强。考虑湿浊病，痰核，阳气不升，浊气不降。予升阳益胃汤：黄芪30 g，姜半夏18 g，党参10 g，炙甘草15 g，独活10 g，防风10 g，白芍10 g，羌活10 g，陈皮6 g，茯苓10 g，柴胡6 g，泽泻10 g，炒白术10 g，黄连3 g，炒麦芽30 g，生姜6 g，大枣20 g。5剂，颗粒剂，开水冲服，每日1剂，分早晚饭后半小时服。

五日后复诊，患者面带喜色，主动交流，诉原身体不适症状明显减轻，部分皮下结节消失，部分已明显缩小。效不更方，继原方7剂。三诊时病情继续好转，大部分结节消失，仅一侧前臂尚有一个正在缩小的结节，乘胜追击，再取5剂。四诊时患者身体的皮下结节及原有症状全部消失，身体恢复正常。后介绍其他患者来诊。

按：我用升阳益胃汤治病源于上海大方脉中医馆张丰强院长，他擅长治脾胃病，擅长应用该方。升阳益胃汤出自李东垣《脾胃论》，系东垣老人为治湿热余邪困阻脾胃，脾胃虚弱失其升降所创。处方含有六君子汤、小柴胡汤、半夏泻心汤、玉屏风散等，升阳调和作用明显且不伤正。多发皮下结节原因很多，现在多发性脂肪瘤常见，还有皮下淋巴结、类风湿结节和中医讲的痰核。多发性脂肪瘤及一些实体瘤中医药很难化掉或化掉很慢，不是本方的适应证，类风湿结节及痰饮凝聚性结节很适合中医药治疗。该病例应为郁病导致的皮下痰核结节，阳气不升，阴气沉降积聚为痰核，中医药对症，效如桴鼓。

二、眩晕与半夏白术天麻汤

尹某某，男，46岁，村干部，性格内向，山东沂南张庄人。发作性眩晕伴恶心呕吐4天，于2022年3月1日住神经内科。拟诊眩晕症、耳石症，经手法复位、输液应用改善脑循环药物、镇静止吐等对症治疗无效，7天后家属要求转中医康复科寻求中医治疗。刻诊：舌暗苔白腻，脉弦缓。中药处方：法半夏10 g，陈皮10 g，茯苓15 g，白术10 g，炙甘草10 g，泽泻15 g，龙骨30 g，牡蛎30 g，石菖蒲15 g，桂枝10 g，天麻30 g，菊花10 g，干姜6 g。5剂。水煎服，每日1剂，分两次早晚饭后服。继续输液，配合针灸。5剂中药服完眩晕明显减轻、不再恶心呕吐。效不更方，继服中药5剂。该5剂未服完头晕消失，带中药10剂出院。服完中药后来院复诊，诉除感身体略乏力外余无不适，怕眩晕再次发作又主动索取中药7剂巩固。该患者共服中药27剂。

1年后电话随诊眩晕未发作，且自诉脑子较前灵光。

按：西医治疗眩晕重视对疾病的诊断，对于发病因素明确且致病原因能根除的治疗效果较好，而对于原因不明确的眩晕治疗也颇感棘手。中医治疗眩晕有其独到之处，不研学中医根本不清楚中医能治眩晕。眩晕中医辨证分型如下：①肝阳上亢证：见眩晕耳鸣，头目胀痛，口苦等，常用天麻钩藤饮平肝潜阳、清火息风。②痰湿中阻证：见眩晕，头重昏蒙，或伴视物旋转，胸闷、恶心，呕吐痰涎，食少多寐，舌苔白腻，脉濡滑，常用半夏白术天麻汤，化痰祛湿、健脾和胃。③瘀血阻窍证：见眩晕，头痛，健忘，失眠，心悸，精神不振，耳鸣耳聋，面唇紫暗，舌暗有瘀斑，脉涩或细涩，常用通窍活血汤，祛瘀生新、活血通窍。④气血亏虚证：见眩晕动则加剧，劳累即发，面色㿠白，神疲乏力，倦怠懒言，唇甲不华，发色不泽，心悸少寐，纳少腹胀，舌淡薄白，脉细弱，常用归脾汤补益气血、调养心脾。⑤肾精不足证：眩晕日久不愈，精神萎靡，腰膝酸软，少寐多梦，健忘，两目干涩，视力减退，或遗精滑泄，耳鸣，齿摇或颧红咽干，五心烦热，舌红少苔脉细数，或面色㿠白，形寒肢冷，常用左归丸滋补肝肾、益精填髓。

该病例为痰湿中阻证，所用处方就是半夏白术天麻汤、泽泻白术汤、苓桂术甘汤、桂甘龙牡汤合方的加减，有是证用是方，方证相应效如桴鼓。

三、血府逐瘀汤合苓桂术甘汤加味治疗硬膜下积液头晕验案

高某某，男，68岁，粗放型性格，山东沂南人。头晕2天于2020年10月22日来诊。CT示多发脑梗死，右侧额部硬膜下积液。饮食睡眠可，大小便正常。刻诊：舌暗苔黄腻，脉弦涩。西医诊断：脑梗死，额部硬膜下积液。中医诊断：血瘀证，痰饮证，湿热证。治则：活血化瘀，温阳化饮，清热息风。建议住院治疗，因准备不足欲次日住院，先带3剂中药服用。予血府逐瘀汤合苓桂术甘汤加天麻、钩藤。中药颗粒剂处方：当归10 g，生地黄10 g，桃仁10 g，红花6 g，炙甘草6 g，枳壳6 g，赤芍10 g，柴胡6 g，川芎6 g，桔梗10 g，牛膝10 g，茯苓30 g，桂枝10 g，白术10 g，天麻30 g，钩藤10 g。水煎服，每日1剂，分两次早晚饭后服。

次日上午来院，诉服完1剂中药后头晕明显减轻。入住中医康复科，继服用上述中药，并静滴血塞通、醋谷胺治疗。

住院治疗 3 天，中西药并用，诉头晕症状消失。

2020 年 10 月 28 日下午复查脑 CT，报告显示积液消失，仅有脑梗死 CT 表现。

按：走进血府逐瘀汤这张方多亏了师父贾海忠教授，他给我们讲王清任的《医林改错》，血府逐瘀汤就出自该书。否则，我哪会去读《医林改错》。读完有一个感受：《医林改错》方不错，记住方子可开药；若能了达阴阳理，效如桴鼓解今惑。我从其中受益匪浅，尤其用中药身痛逐瘀汤治疗腰腿痛、腰椎间盘突出症的灵感就是出自该书。

该病例有血瘀、有痰饮、有湿热，血府逐瘀汤是治疗血瘀证的主方，苓桂术甘汤温阳化饮，天麻钩藤镇肝息风，三方合用，对该病例起效迅速。

处方分析：血府逐瘀汤有活血化瘀、行气止痛之功效，临床常用于胸中血瘀证，舌质暗红，或舌有瘀斑、瘀点，脉涩或弦紧为辨证要点。对脑血栓形成、脑震荡后遗症之头痛、头晕等属瘀阻气滞者亦有良效。苓桂术甘汤出自《金匮要略》，具有温阳化饮、健脾利湿之功效，主治中阳不足之痰饮。天麻钩藤药对可视其出自天麻钩藤饮这一方剂。天麻钩藤饮有平肝息风、清热活血、补益肝肾之功效，主治肝阳偏亢，肝风上扰证，症见头痛、眩晕、失眠多梦，或口苦面红，舌红苔黄，脉弦或数。临床常用于治疗高血压病、急性脑血管病、内耳性眩晕等属于肝阳上亢，肝风上扰者。取其天麻钩藤这二味主药融入方中就是此意。

四、血府逐瘀汤、散偏汤加减治愈偏头痛

俗语"头痛医头、脚痛医脚"，说得是各病各治。相比头痛我更会治腿足类疾患，因我原来从事的专业就是骨外科。研习中医后，头晕头痛一族来就诊者也不少，因中医是不分科的。

2021 年 7 月 28 日上午一位偏头痛三十多年的中年人来就诊。高某某，男，48 岁，山东沂南界湖人，身材俊逸，寡语性格，企业经理。偏头痛多

年，间歇性左右侧交替发作，发作时伴颈项僵紧疼痛不适，项背出冷汗。刻诊：舌暗红苔薄黄，脉弦。中医辨证：气滞血瘀，卫阳不足的表证。治则：活血化瘀，疏风解表，行气止痛。处方：血府逐瘀汤合散偏汤加减。

处方：当归10g，地黄10g，炒桃仁10g，红花10g，炙甘草6g，麸炒枳壳10g，赤芍10g，柴胡6g，川芎30g，桔梗10g，牛膝10g，荆芥10g，防风10g，醋延胡索30g，羌活10g，葛根30g，白芷10g，白蒺藜10g。5剂。

5剂服完，2021年8月2日复诊，夫人陪伴，诉头痛消失，项颈僵痛不适感消失，项背出冷汗也消失。少言的他口头并未表达出什么，从他的表情和带夫人来中药调理的行为看，内心已认可中医，主动又取中药7剂巩固。后随访未再发作。

按：交替发作的疾病特点提示血液气化障碍、气滞血瘀。头项属于阳位，发作时伴颈项僵紧疼痛不适、项背出冷汗，提示阳气不足、外邪入侵。选方血府逐瘀汤合散偏汤。

处方分析：血府逐瘀汤上面已讲过，今重点提示散偏汤。散偏汤出自清代陈士铎《辨证录》，主治偏头痛，或痛在左，或痛在右，时轻时重，悠悠不已。典型用药特点为重用川芎。

近段时间我查阅中华人民共和国成立后至1990年前出版的中医书籍与杂志，看到了1981年《新中医》杂志第12期张世道《散偏汤治愈偏头痛》一文。其讲述偏头痛一症，中西医都有这个病名。中医认为头痛之偏左偏右者，其病因病机有肝阳上亢、肝郁血虚，因风痰、风热、气虚等所致。欧阳锜在《中医杂志》1964年5期，江苏新医学院第二附属医院在《新医学杂志》1976年4期均有该方治验报道。而笔者运用此方再获验证。散偏汤组成：川芎30g，白芍15g，白芷1.5g，白芥子9g，郁李仁3g，柴胡3g，香附6g，甘草3g。此为治疗偏头痛的专病专方，用于肝气郁结更宜，为柴胡疏肝散加减方。

五、小柴胡汤合升降散加味治愈周围性面瘫

李某某，女，33岁，医院护士，性格平和。因左眼睁眼困难、口角歪斜流口水5天，于2020年9月12日来诊。

西医诊断周围性面神经炎，经抗病毒及营养神经药物治疗，未见好转求诊中医。诉恶风，口苦，饮食睡眠一般，大小便正常。刻诊：舌淡红苔黄，脉弦滑。中医诊断：少阳证，湿毒证。治则：和解少阳，清热解毒。予小柴胡汤合升降散加减。

中药颗粒剂：柴胡24 g，党参10 g，法半夏10 g，黄芩10 g，甘草10 g，生姜10 g，大枣20 g，僵蚕10 g，蝉蜕10 g，全蝎10 g，金银花30 g，连翘10 g。3剂。藿香正气水外涂双腮并加以按摩，配合针灸。

我在开上药后便出发了。2020年9月27日，出发回来后去其科会诊时，见其正在工作，睁眼已恢复，尚有轻度口角歪斜，诉大便干，舌淡苔黄脉弦。考虑湿热毒尚未去，上药加大黄3 g，继予7剂。每日1剂，分两次服。服完药后其瘫痪面部基本恢复正常。

周围性面瘫已是常见病，西医对该病治疗单纯，中医药手段丰富，感觉中药内服外敷配合针灸对该病有更好的治疗效果。我们常用的方是小柴胡汤合升降散加味，治疗多例，效果满意。

六、小柴胡汤颗粒合猫爪草治愈颈淋巴结肿大

谭某，女，56岁，沂南某机关工作，平时处事严谨，今天来我门诊道喜来了，见面的第一句话是："中医真神，我颈部的肿物消失了。"

起因是10天前自行发现颈部右侧肿物，于2021年2月19日来门诊求治。当时查体：右耳后下5 cm处的颈侧扪及1 cm×1.5 cm肿物，活动，质地软，疼痛不明显。在扪诊询问时，患者紧张不安。追问近期有无感冒，只是说牙不好，刚从口腔科门诊过来时咽喉有轻度不适。

我说肿物可能是淋巴结，可能与口腔咽喉炎症有关，可以先服用药看效果，也可以查一查。脑子即刻闪显出当西医外科大夫那一套：去耳鼻

喉科检查，查血常规、红细胞沉降率、C反应蛋白（CRP）、肺CT、头颅MRI，甚至有穿刺或局部切除活检的想法。

患者表态能否先用中药治疗，西学中的我说完全可以。先用中药治疗看效果，我给开了猫爪草30 g，嘱其每日煮水冲服小柴胡颗粒，共7剂。患者取药回家后按医嘱治疗，复诊诉服用完5剂药，肿物就扪不到了。我又仔细触诊，确实没摸到。

按：猫爪草是一味中药，地下簇生多数肉质小块根，顶端质硬，形似猫爪，故名。其味辛、苦，微温，有解毒消肿、化痰散结功效，可用于颈淋巴结结核、甲状腺肿瘤、淋巴瘤等疾病的治疗。

小柴胡汤是治半表半里少阳病的主方。该病例颈一侧淋巴结肿大，正是少阳病部位。为了强化治疗效果，合用了猫爪草，没承想如此效如桴鼓。

令我不解的是，才5天的时间怎么就快速消失了呢？联想到前一段时间治疗过的急性钙化性冈上肌腱炎验案，钙化灶也是5天就消失了，还有两年前的病例全身皮下结节服中药治疗3周消失验案，想起了《道德经》，既然无可以生有，有也可以变无。

七、小柴胡汤与咽喉不适

我在单纯从事西医时，当自己发生咽喉不适时是不在意的。先是拖着不管或用点草珊瑚含片，严重了就输液用抗生素激素，咱做医生也有条件，这就是我多年对付咽喉不适的手段，还认为医生的水平和高明在于擅长用激素。习学中医后对咽喉这半表半里的关卡，认识上发生了质的飞跃。俗语讲，一夫当关，万夫莫展。人体很多疾病的发生，如淋巴结炎、气管炎、肺炎、脑炎、风湿免疫类疾病如风心病、血管炎、关节炎、肾病、甲状腺疾病、颈椎病等，都与早期咽喉感染有关。早期咽喉不适是邪毒入侵，给人体发出的警报，可是我们往往漠视这一警报，直至战争打响，才开始重视，错过了最佳处理机会。早期往往完全可以很简单处理的小疾，最后酿成了难以治疗的大病，搭上生命的也不少，真是不应该。在中医看来人体若出现咽喉不适，是表证向里证传变的信号，中医认为这是半表半里的少阳证，这时中医处理太简单了。小柴胡汤便是对付这一小疾的法宝，可以再加上金银花、连翘。认识到这咽喉的重要性和对付其不适的法宝以后，我和家人便告别了抗生素激素输液时代，基本上一旦出现咽喉不适（这也是早期感冒的表现），早期采用这法截断，这也就是中医讲的截断法。

举例：朋友的闺女天生体质弱，结婚育儿后体质仍一般，一受凉就易出现咽喉不适、感冒，过去往往持续一段时间，反复检查、输液也好不彻底。有一次，她电话说咽喉不适并发低热，问我怎么办。我让她来门诊面诊开药，她服了3剂药就完全恢复了。后来她还把这一经验介绍给了同事，也挺管用。小柴胡汤组成：柴胡、法半夏、黄芩、人参、甘草、生姜、大枣。再合用金银花30 g、连翘10 g。早期一般开3剂。基本1剂搞定，3剂完好。若并发其他问题，症状不缓解或加重，再作其他检查、行现在指南所讲的正规治疗也不迟。

记住中医有成方，名字就叫小柴胡汤。方歌：小柴胡汤和解功，半夏人参甘草从；更加黄芩生姜枣，少阳为病此方宗。对咽喉不适一定要早用药，似乎感觉咽喉轻微的疼痛不适就要口服中药，把问题处理在萌芽当中，问题坐实了成了热毒证了，治疗难度加大。牛蒡子、玄参、木蝴蝶等一些清热药适当合用，这时西药抗生素也是应用指征。

八、黄芪建中汤与食管癌晚期

得了食管癌，若能根治手术，自然是最好不过了。遗憾的是，查出常常是晚期，已错过手术根治的最佳时机，虽然也还可以放化疗，由于种种因素，身处农村的这一群体患者，有的不愿接受放化疗，愿意寻求中医助力，这也给中医药治疗肿瘤提供了施展拳脚的机会。过去我对中医药治肿瘤认识肤浅，随着学习中医的深入，感觉中医治肿瘤有其独到之处，更有可能是诺贝尔奖级创新灵感的来源，应加以挖掘。

例一：李某某，男，食管癌晚期，性格孤僻，山东沂南砖埠人，农民，于2017年7月11日求诊中医。当时已住胸外科十余天，诊断食管癌晚期，已不能行根治手术，患者及家人不愿放化疗，寻求中医药治疗。刻诊：消瘦病容，吞咽困难，只能进稀流质。舌暗苔薄黄，脉弦滑。中医诊断噎膈。处黄芪建中汤加减。予中药颗粒剂：黄芪30 g，白芍20 g，桂枝12 g，甘草9 g，炒麦芽30 g，夏枯草30 g，土贝母30 g，海藻15 g，昆布15 g。7剂。每日1剂，开水冲泡，分早晚两次饭后服。

同时嘱家人购破壁机，进食碎化食物，每日保证两个鸡蛋。网购蛇六谷和黑芝麻糊粉剂，每次各一小袋，每日两次。其间，用蜈蚣9条、老母鸡一个煮汤，喝汤吃鸡肉（破碎糊状），为五天的用量。患者一直服用中药，病情稳定，可下地干农活，可赶集市交易。近一年病情稳定，复查CT病灶稳定，无远处转移。上方加减服用一年多。我在他服中药治疗期间前去家访，他正在自家麦地拔麦蒿。

也许是病情稳定且趋好，患者渐大意，服药禁忌不如从前，有时吃粗食，在查出病后16个月，患者因进粗食呕血，随后难以咽下食物，曾CT检查只是食管狭窄梗阻并无其他并发症，患者及家属失去信心，消耗后患者在家绝食而亡。从查出到去世18个月，同期查出该类疾病且家庭条件较好的去省级国家级医院治疗的患者，有一例在确诊后半年、另一例在确诊后一年去世，而他们都是花了高昂代价的。

例二：刘某某，男，84岁，性格平和，山东沂南岸堤人。因吞咽困难8个月于2019年底去天津走亲戚时查出食管癌晚期，后去临沂市肿瘤医院治疗，因手术矢去根治机会，不同意放化疗，寻求中医药治疗，经介绍于2020年3月23日来诊。

入住中医康复科，饮食流质困难，经输液、抗生素、激素，大椎穴拔罐放血后，能进少量流质，配合中药治疗。半夏泻心汤加味和黄芪建中汤加味交替服用，以黄芪建中汤加味为主。

黄芪建中汤加味，颗粒剂中药：黄芪30 g，桂枝12 g，白芍20 g，炒麦芽 30 g，夏枯草 30 g，土贝母 30 g，海藻 30 g，昆布 30 g，蜈蚣 2 条，全蝎 6 g。每日 1 剂，开水冲泡，分早晚饭后半小时服。服药 3 个月。

2020 年 8 月 8 日复诊，患者精气神可，有恶心呕吐，身体偏瘦，舌体胖大，舌暗苔黄腻，脉弦滑。初以半夏泻心汤加味，后继服上方黄芪建中汤加味。服药 1 个月。

2021 年 9 月 10 日，电话随访，其女讲老人在家门口闲看别人打扑克，能吃煎饼，嘱细嚼慢咽。

2022 年 3 月 24 日，电话随访，老人仍健在，有时头晕低血糖，嘱注意防摔。

2022 年 4 月 28 日，去岸堤填老人家中随访，老人自己过，儿女轮流照看，已两年余。如今老人能食馒头煎饼，院子收拾得干干净净，一直吸烟。临别送我到路口。2022 年 12 月 9 日老人在家中去世，去世前两天饮食正常，能吃一碗排骨，当时新型冠状病毒感染流行。

例三：陈某某，男，78 岁，性格倔强，轴承厂退休工人，是我的表叔。4 年前吞咽不适查出食管癌，在市肿瘤医院做了切除手术，手术很顺利，肿瘤偏早期，专家讲也不建议行放化疗。手术 3 年后 2022 年春天患者乏力消瘦、感吞咽不适并困难，行内镜检查发现肿瘤复发食管狭窄，在当地医院做了食管扩张支架撑开术，手术很顺利，术后合用中药治疗。颗粒剂中药处方：黄芪 30 g，桂枝 12 g，白芍 20 g，炒麦芽 30 g，夏枯草 30 g，土贝母 30 g，海藻 30 g，昆布 30 g，蜈蚣 2 条，全蝎 6 g。每日 1 剂，开水冲泡，分早晚饭后半小时服。支架植入后一直服用中药，食量开始增加，气色体力又开始转好，体重开始增，也经常自己遛弯，节前还能走亲戚。中秋节前饮食较好，2022 年 9 月 11 日系中秋节后次日突然发生呛咳，食物反流呛入了气管，因气管痉挛窒息去世。

按：黄芪建中汤出自《金匮要略》，由黄芪、桂枝、芍药、甘草、生姜、大枣、饴糖组成。其功效为温中补气，主治虚劳不足。此方治疗中焦虚寒之虚劳里急证。证见腹中时时拘急疼痛，喜温喜按，少气懒言；或心中悸动，虚烦不宁，劳则愈甚，面色无华；或伴神疲乏力，肢体酸软，手足烦热，咽干口燥，舌淡苔白，脉细弦。因该病例有湿热故去姜、枣，加化湿的土贝母、夏枯草，有软坚散结作用的海藻、昆布。

我用黄芪建中汤加减治肿瘤是从湖南民间中医李建伟学来的，他对晚期食管癌治疗多月黄芪建中汤加减，每获良效。对晚期肿瘤病例，固护胃气是对的，有胃气则生，无胃气则死。现代研究蜈蚣、全蝎对肿瘤有抑制作用，尤其对食道肿瘤，我们常常伍用。

九、麻杏石甘汤加味治疗喘憋咳嗽

刘某某，男，61岁，性格平和，山东沂南大庄镇人。感冒后喘憋咳嗽半个月于2020年10月12日经介绍来诊。在当地卫生院输液抗生素治疗13天无效。喘憋咳嗽加重，稀薄白痰，上腹撑胀，双膝酸胀不适。饮食睡眠一般，大便可小便黄。刻诊：舌红苔黄，脉弦滑。血白细胞计数19.4×10^9/L，中性粒细胞77.8%。肺CT示慢性支气管炎并感染、肺气肿、肺大泡CT表现。中医辨证：湿热毒犯肺，咳喘证。治则：清热利湿，止咳平喘。处方：麻杏石甘汤合小陷胸汤、半夏厚朴汤、升降散加减。中药颗粒剂：蜜麻黄10 g，苦杏仁10 g，石膏60 g，甘草10 g，黄芩10 g，黄连5 g，法半夏10 g，瓜蒌10 g，厚朴10 g，僵蚕10 g，地龙10 g，蝉蜕10 g，丹参30 g，炒莱菔子30 g，白术15 g，大黄2 g。3剂。水煎服，每日1剂，分两次早晚饭后服。

2020年10月15日复诊，喘憋咳嗽明显减轻，下肢无不适。饮食睡眠二便好。复查血白细胞计数11.98×10^9/L，中性粒细胞比例正常。继5剂。水煎服，每日1剂，分两次早晚饭后服。

2020年10月20日三诊，喘憋症状消失，仅轻咳嗽、食后有撑胀感，原黄苔退去，为花剥苔。复查血白细胞计数8.1×10^9/L，中性粒细胞55.04%。予一贯煎加减。中药颗粒剂：麦冬15 g，北沙参30 g，当归10 g，枸杞子15 g，地黄15 g，山药15 g，百合15 g，桔梗10 g，金银花30 g，连翘 10 g，黄芪 30 g，白术 15 g，防风 10 g，炙甘草 10 g。7 剂。水煎服，每日 1 剂，分两次早晚饭后服。

2020 年 10 月 25 日四诊，一切症状消失，舌花剥苔。复查血白细胞及中性粒细胞计数正常。肺 CT 检查对比恢复原正常表现。患者还想服中药巩固，继上药：麦冬 15 g，北沙参 30 g，当归 10 g，枸杞子 15 g，地黄 15 g，山药 15 g，百合 15 g，桔梗 10 g，金银花 30 g，连翘 10 g，黄芪 30 g，白术 15 g，防风 10 g，炙甘草 10 g。10 剂，嘱间断服用善后。

按：麻杏石甘汤出自张仲景《伤寒论》，由麻黄、杏仁、石膏、炙甘草四味药组成，有辛凉宣泄、清肺平喘之功效，为太阳伤寒汗下后，身无大热，汗出而喘所设。凡邪气入里，化热壅闭于肺所致咳喘，服之皆有良效。新型冠状病毒肺炎疫情筛选出的"三药三方"中，五个含有麻杏石甘汤的组方，它们是清肺排毒汤、连花清瘟胶囊、宣肺败毒方、化湿败毒方、金花清感颗粒，可见麻杏石甘汤在治疗呼吸道疾病中的作用和地位。

十、升陷汤合血府逐瘀汤治疗儿童闷气不乐

袁某某，男，13 岁，中学生，体型肥胖，山东沂南砖埠人。闷气不乐月余，于 2021 年 11 月 18 日来诊。学习不安心。两个月前有支气管肺炎病史，西医西药治疗好转。刻诊：舌暗苔黄，脉弦滑。心电图、肺 CT 检查正常。中医辨证：湿热证。治则：和解清热，镇惊安神。予柴胡加龙骨牡蛎汤加减，7 剂。

2021 年 11 月 24 日复诊，效果不明显。转换思路，考虑气陷气滞血瘀，予升陷汤合血府逐瘀汤，7 剂。

2021 年 12 月 2 日三诊，症状消失。舌淡苔白脉弦滑。二陈汤加味善后。随诊至今，一切正常。

按：升陷汤出自张锡纯《医学衷中参西录》，由生黄芪、知母、柴胡、桔梗、升麻五味药组成，治疗胸中大气下陷，气短不足以息。

血府逐瘀汤出自王清任《医林改错》，是治疗胸中血瘀证的主方。

患儿胸闷气考虑气下陷，久病多瘀，用升陷汤合血府逐瘀汤，既解决大气下陷问题，又解决气滞血瘀问题，对症了效如桴鼓。

十一、打嗝与血府逐瘀汤

打嗝又称呃逆，是指由于膈肌、膈神经、迷走神经或中枢神经受到刺激，引发膈肌发生痉挛性收缩，带动声门骤然关闭，发出"呃"音的现象，多伴有胸部、腹部或喉咙的轻微紧绷。

西医在这方面并无好的治疗办法，中医针灸或中药，或二者并用对付其实很简单。针灸治疗呃逆效果很好，有专家讲针灸治疗最优势的病种就是呃逆。内服中药血府逐瘀汤对呃逆也有很好的治疗效果，合用芍药甘草汤，效果更佳。

临证验案：老家邻村王某某，男，年逾八十，性格偏急。近两个月来反复呃逆，已引起邻人反感，其家人陪同老人来院就诊，住中医康复科病房。刻诊：舌暗苔薄黄，脉弦。开中药3剂，为颗粒剂中药：当归10 g，地黄10 g，白芍30 g，赤芍10 g，桃仁10 g，红花10 g，枳壳10 g，柴胡6 g，川芎6 g，桔梗10 g，牛膝10 g，甘草10 g。每日1剂，开水冲泡，分两次早晚饭后服。次日查房，子女诉下午服药后晚上打嗝停止，因此可见中医有时不是慢郎中。老人出院以后呃逆又发作过几次，或住院或门诊取药，均用上方中药治疗同样有效，也就是采用血府逐瘀汤与芍药甘草汤合方。

按：芍药甘草汤前面已讲，今重点讲血府逐瘀汤。血府逐瘀汤出自清代王清任的《医林改错》。方药组成：当归、生地黄、桃仁、红花、枳壳、赤芍、柴胡、甘草、桔梗、川芎、牛膝，水煎服。功能主治：活血祛瘀、行气止痛。治上焦瘀血所致头痛胸痛、胸闷呃逆、失眠不寐、心悸怔忡、瘀血发热、舌质暗红、边有瘀斑或瘀点、唇暗或两目暗黑、脉涩或弦紧、妇人血瘀经闭、痛经、肌肤甲错、日晡潮热，以及脱疽、白疕、眼科云雾移睛、青盲等目疾。用途广泛，是治疗血瘀证的代表方。

久病必瘀，可能是血府逐瘀汤治疗此类疾病的机制，用于呃逆证病例或单方或合方，屡用屡效。临床我们一般白芍、赤芍同用，白芍用量较大，可用 30～50 g。

十二、酒后与茵陈五苓散

某日朋友聚会，我白酒、啤酒混合下肚饱腹后，次日头晕欲吐，上腹满闷，肠道不通行，小便量少，口渴不欲饮。吐出后强饮水，觉胃内振水音，不下行。舌暗苔黄腻，脉弦滑。处方茵陈五苓散。颗粒剂中药：茵陈 30 g，猪苓 30 g，茯苓 30 g，泽泻 15 g，白术 10 g，桂枝 10 g。仅服半剂后，感觉腹内有气上下窜动，腹内肠鸣，排气并排便。上腹满闷渐减轻消失，欲饮水寻食，小便量亦多，体力恢复。

按：茵陈五苓散是我饮酒后常服用的一个中药方，我也曾一段时间酒后用过葛花解醒汤，感觉不如茵陈五苓散效果明显。茵陈五苓散是茵陈合上五苓散。五苓散出自《伤寒论》，由猪苓、茯苓、泽泻、白术、桂枝组成，有温阳化气、利湿行水的功效。临床用于膀胱化气不利，水湿内聚引起的小便不利，水肿腹胀，呕逆泄泻，渴不思饮，符合酒后湿滞病机。

我们不提倡过量饮酒，可以小酌；小酌怡情，大酒伤身。若还是大酒，酒后、酒前茵陈五苓散可用。

十三、心下痞与半夏泻心汤

刘某某，男，30 岁，从事个体餐饮服务，山东沂南青驼镇人。因上腹痛胀闷不适、嗳气 5 天，于 2020 年 1 月 27 日经介绍来诊。平时饮食不规律，食欲可。大便二三天一行，黏滞。刻诊：舌暗苔薄黄。中医诊断：脾胃湿热证。治则：清热利湿，和胃降逆，理气止痛。予半夏泻心汤加减。颗粒剂中药：半夏 10 g，黄芩 10 g，黄连 3 g，党参 10 g，厚朴 10 g，枳实 10 g，大黄 3 g，白术 10 g，醋延胡索 30 g，金铃子 10 g。5 剂。

2020 年 1 月 31 日二诊，腹痛胀闷、嗳气症状消失。看舌淡苔薄，处黄芪建中汤 7 剂善后。随访数月无复发。

按：心下痞是中医的一个术语，指胃脘满闷，按之柔软不痛的证候。过去多就诊于西医，服用西药治疗，学中医后感受到了中医药的效果。

治疗心下痞症中医有一个名方半夏泻心汤，出自《伤寒论》，由半夏、黄芩、黄连、党参、炙甘草、干姜、大枣七味药组成，有和胃降逆、散结消痞之功效。主治寒热中阻，胃气不和，心下痞满不痛，或干呕，或呕吐，肠鸣下利，舌苔薄黄而腻，脉弦数者。因该患者湿热蕴结中焦，故去掉了炙甘草、干姜、大枣；因患者有上腹痛故合用金铃子散，有胀闷不适明显合用小承气汤，使胃气得降，从而取得了满意的治疗效果。

十四、六味地黄丸合三妙散治愈遗尿

某女，14岁，中学生，性格胆怯，山东沂南人。遗尿5年，于2020年12月12日经介绍来诊。刻诊：舌质暗淡、舌根部苔黄，脉沉滑。辨体质：湿热质。辨病：遗尿症。辨证：下焦湿热，肾气不足。治则：祛湿、补肾、固精。予六味地黄丸合三妙散加减。

颗粒剂中药：熟地黄15 g，山药15 g，牡丹皮10 g，山萸肉10 g，海螵蛸30 g，芡实30 g，蝉蜕15 g，苍术10 g，黄柏6 g，怀牛膝15 g，川牛膝15 g，车前子15 g，柴胡10 g，升麻10 g。7剂。每日1剂，开水冲泡，分早晚两次饭后服。

7剂后该生母亲来院，说孩子不再遗尿，再取7剂巩固。

按：对于该例遗尿，我是利用自身现有的中医知识储备，进行中医思辨后出的方，用中医三辨考虑问题：辨人、辨病、辨证。

（1）患者青少年女性，性格胆怯，说明肾气不足；遗尿5年，说明不是先天性的，若是有先天性的因素，如脊柱裂等，中医效果就两说了。

（2）遗尿，是肾精不足、不固的表现，肾精不足用六味地黄丸，六味地黄丸组方是三补三泻，今把泻的去一部分，去泽泻、茯苓，仅留牡丹皮以清利湿热，肾气不固加用海螵蛸、芡实；用车前子清利湿热；重用牛膝补肝肾，怀牛膝、川牛膝同用，增强清热的力量。

（3）患者舌根部苔黄说明有湿热，故合用三妙散以清利湿热。

（4）脉沉滑亦说明肾有虚有湿，故在上述补肾利湿的基础上，再合用蝉蜕清利湿热，合柴胡、升麻也是考虑青少年女性肝郁的问题，柴胡疏肝、升麻提升阳气。

中药服用后效如桴鼓，家人满意高兴，我也享受中医思辨这一过程和愈病后给医患双方带来的快乐。

和其母亲闲聊，这个年龄段的青春少女，遗尿已不仅仅是生理问题，更多的也有心理问题，心理阴影有时会影响人的一生。你说中医仅仅是医吗？

十五、当归饮子与老年瘙痒症

同事母亲已92岁高龄，前几天因老年瘙痒症又来我门诊取中药了。这位老人的儿子是我同事，两年前他问我老年瘙痒症的中医治法。原来，瘙痒已严重影响到老人晚上睡眠，可该用的西药也用了，效果不明显，于是问我有没有治这病的良方。

我自信且爽快地回答说有，约他第二天来门诊开药。当时开了5剂中药：当归10 g，生地黄10 g，川芎10 g，白芍10 g，荆芥10 g，防风10 g，黄芪10 g，炙甘草10 g，制何首乌30 g，白蒺藜10 g，蝉蜕30 g。5剂，中药颗粒剂，每日1剂，开水冲泡，分两次早晚饭后服。据同事讲，老人服1剂痒感即明显减轻，5剂服完后瘙痒消失。老人捎话来要感谢我，至此已两年未犯。

上次是在我没见老人，只是问了问老人瘙痒情况、胖瘦、舌苔情况下开的方，若遇到钻牛角尖的人说我是碰上的，也得认。这次老人来了，我更应该谨慎，询问病史，查看皮肤，望舌把脉。老人坐轮椅来，精气神尚可，面黄，身无皮疹仅有搔抓痕迹。舌淡红、苔薄黄，脉细弱。中医辨体：血虚体质。西医辨病：老年瘙痒症。中医辨证：血虚风燥夹湿。因是暑湿季节发病，我也考虑到湿热这个因素。治则：养血活血，祛风除湿止痒。予当归饮子加蝉蜕，上所开中药方便是。

按：别小看当归饮子这张方，我用它治好了一些血虚风燥的老年瘙痒症患者。当归饮子的组合也颇有讲究，由四物汤、定风丹、荆芥防风药对加黄芪、炙甘草组成。四物汤养血活血，定风丹由何首乌、白蒺藜组成，首乌善补以守为主，白蒺藜辛散温通，以走为要；两药伍用相互制约，相互为用，共奏益肾平肝、祛风止痒的功效。荆芥、防风祛风清热除湿，黄芪补气，炙甘草既补虚也调和诸药。该方有养血活血、祛风除湿止痒的作用。蝉蜕有疏风清热、定惊解痉的作用，因此加用了它。

十六、消风散加味内服、中草药外冷敷治疗急性湿疹

有段时间我的夫人得了较为严重的急性湿疹，我用中药内服和中药外敷，未用任何西药将其治愈，现将其治疗经过和感受做一总结。

姚某某，女，58岁，性格平和，医院退休职工。双胫前出现密集粟粒大小的红斑丘疹两天，颜面浮肿且伴面部、颈前丘疱疹半天，2022年10月27日上午引起了我的关注，患者自己也开始紧张起来。

小腿起疹时瘙痒不明显，并未在意；晨起发现面部浮肿、湿疹，瘙痒明显，才重视了起来。

查看：舌暗红苔黄，脉弦滑。整个颜面、颈前丘疱疹，基底潮红并融合成片。双小腿胫前密集粟粒大小的红色斑丘疹。

细问：刚开始并未感觉瘙痒，面部出疹后瘙痒变得明显。咽干、口渴明显，伴口苦，不喜食咸味。饮食可，小便黄，大便稍干，两日一行。睡眠差。怕风，不怕冷，不发热。

西医诊断：急性湿疹。中医辨证：湿热内蕴。治则：清利湿热。予消风散加紫草。

处方如下：石膏60 g，火麻仁10 g，川木通10 g，知母30 g，荆芥10 g，防风10 g，苍术15 g，当归10 g，生地黄20 g，蝉蜕10 g，牛蒡子30 g，苦参10 g，紫草12 g，甘草6 g。7剂，每剂煎煮后分装，每日三袋，

分两次早中晚饭后服。

外用冷敷方：黄柏20 g，苦参20 g，土茯苓20 g，白矾20 g，甘草20 g。煮水置冷，外冷敷，每日2～4次。

2022年10月30日，病情趋于好转，颜面颈部水疱开始收敛结痂，双膝内侧及左足背、左手背开始出现红斑丘疹并瘙痒，继续中药内服，中药外冷敷。7剂。

2022年11月3日，面颈部肿胀完全消退，面颈皮痂退去。双胫前粟粒大小的红斑丘疹，双膝内侧、左足背、左手背斑丘疹，瘙痒渐减轻。

中药5剂，每日1剂，分早晚两次饭后服。中药冷敷继续。

2022年11月8日，皮疹渐退去，不再瘙痒。

按：急性湿疹是由多种内、外因素引起的表皮及真皮浅层的炎症性皮肤病，具有多样性皮疹和渗出倾向，伴剧烈瘙痒，易反复发作，常与变态反应有一定关系。在早期或急性阶段，临床症状为成片的红斑和丘疹，或是肉眼未见的水疱，严重时出现大片渗液及糜烂。该患者此次发病，情况基本如此。

患者每年或每半年就发作一次下肢急性湿疹，主要表现是下肢密集粟粒状红色丘疹，有时是疱疹伴渗出。诱发因素是在季节转换的时段，如春夏之交或夏秋之交，且多是在外出农家或逛公园后发病，此次是秋冬之交逛公园回来后。出现后基本上是服用抗过敏西药、维生素、激素，外涂乐肤液、皮炎平软膏，若休息时7天左右好转，若上班不休息时多需半月才好转。

本次发作急性湿疹是最严重的一次，基于患者对中医的相信和我用中药处理的自信，共同决定纯用中药治疗。

内服中药：消风散加紫草内服。外冷敷中药：苦参、黄柏、土茯苓、白矾、甘草，煎水置冷，冷敷每天2～4次。

患者的切身感受是：冷敷效果立竿见影，能明显减轻瘙痒和局部渗出；内服中药后口渴、口干、口苦症状明显减轻，且尿量增多。

出疹顺序：双胫前→颜面、颈前→双膝内侧→左足背、左手背。面颈丘疱疹，余部位红斑丘疹。

退疹次序：面→颈→双胫前→双膝内侧→左足背、左手背。

病程 14 天左右，基本痊愈。但愿这次中医治疗后，身体伏毒去除，以后不再复发。

十七、甘麦大枣汤合柴胡加龙骨牡蛎汤治疗焦虑症

张某某，女，53 岁，山东沂南人。坐卧不安、悲伤欲哭、憋闷感、不安全感一个月，于 2020 年 3 月 3 日就诊。出汗，见风头痛，失眠，饮食可，大小便正常。舌暗，苔薄黄，脉弦。中医诊断：脏躁。予甘麦大枣汤合柴胡加龙骨牡蛎汤加减。

颗粒剂中药：淮小麦 45 g，大枣 30 g，甘草 15 g，柴胡 12 g，党参 10 g，茯苓 10 g，龙骨 15 g，牡蛎 15 g，磁石 30 g，姜半夏 10 g，桂枝 6 g，黄芩 10 g，生姜 9 g，远志 20 g，酸枣仁 30 g，延胡索 30 g。5 剂，每日 1 剂，开水冲泡，分两次早晚饭后服。

2020 年 3 月 8 日二诊，症状减轻，十去其四，继 5 剂。

2020 年 3 月 15 日三诊，症状又明显减轻，继取 7 剂。服完 7 剂后已完全恢复，未再开药。4 个月后电话回访完全正常。

按：脏躁一词始见于《金匮要略》妇人杂病篇："妇人脏躁，喜悲伤欲哭，象如神灵所作，数欠伸，甘麦大枣汤主之。"甘麦大枣汤原方：甘草三两，小麦一升，大枣约五至七枚。功效：养心安神，和中缓急。主治脏躁。症见精神恍惚，常悲伤欲哭，不能自主，心中烦乱，睡眠不安，甚则言行失常，呵欠频作，舌淡红苔少，脉细微数。因失眠，见风头痛，结合舌脉象，故合用柴胡加龙骨牡蛎汤。

《伤寒论》第 107 条：伤寒八九日，下之，胸满、烦惊、小便不利、谵语、一身尽重、不可转侧者，柴胡加龙骨牡蛎汤主之。原方组成：柴胡四两，龙骨、黄芩、生姜、铅丹、人参、桂枝、茯苓各一两半，半夏二合

半，大黄二两，牡蛎一两半，大枣六枚。功效：和解清热，镇惊安神。主治：伤寒往来寒热，胸胁苦满，烦躁惊狂不安，时有谵语，身重难以转侧。现用于癫痫、神经官能症、梅尼埃病及高血压病等见有胸满烦惊为主证者。

经方叠用，方证相应，效如桴鼓。当年由于疫情防控隔离等原因，焦虑症较多，甘麦大枣汤合柴胡加龙骨牡蛎汤应用机会较多。

十八、右归丸治疗腿酸、乏力

赵某某，男，32岁，务工，性格平和，山东沂南人。因腿酸、乏力6年，于2022年10月17日来诊。诉易困、心烦。舌淡苔薄，脉细弱。中医辨证：肾阳虚证。治则：温补肾阳，填精益髓。予右归丸汤剂。

处方：熟地黄30 g，山药30 g，山茱萸10 g，炒杜仲15 g，枸杞子15 g，鹿角霜30 g，肉桂10 g，当归10 g，附子10 g，炒菟丝子30 g。7剂。每日1剂，分早晚两次服。忌冷饮。

2022年10月24日二诊，诉乏力腿酸稍有减轻，原上方加仙鹤草60 g。7剂。

2022年10月31日三诊，腿酸乏力明显改善，诉口眼上火，上方加黄连3 g，菊花10 g。7剂。

2022年11月7日四诊，上火症状消失，腿酸乏力继续好转，夜间阴茎有时勃起遗精，上方加炒芡实30 g，车前子30 g，酒萸肉10 g。7剂。

2022年11月14日五诊，诉勃起遗精消失，腿酸乏力继续改善，阴部易出汗。上方加苍术10 g，黄柏6 g，牛膝10 g。7剂。

2022年11月21日六诊，阴部出汗消失，有恶心的感觉。上方去苍术、黄柏，加姜半夏10 g，干姜10 g，茵陈30 g。7剂。

2022年12月3日七诊，恶心消失。上方去半夏、干姜，菟丝子缺药不用。10剂。每日半剂。

2023年2月1日电话随诊，诉腿酸、乏力、易困、心烦症状消失，现外出务工。

按：腿酸、乏力西医并无有效办法，多是建议行一些辅助检查。中医药对此类问题疗效确切，且治疗起来并不复杂。中医主张辨证分型、对症下药。患者为肾阳虚证，用右归丸对症。右归丸出自《景岳全书》，由熟地黄、山药、山茱萸、枸杞子、菟丝子、鹿角胶、杜仲、肉桂、当归、制附子十味药组成，有温补肾阳、填精益髓之功效。主治肾阳不足，命门火衰证，症见年老或久病气衰神疲，畏寒肢冷，腰膝软弱，阳痿遗精，或阳衰无子，或饮食减少，大便不实，或小便自遗，舌淡苔白，脉沉而迟。

右归丸减去了桂附地黄丸的三泻成分（泽泻、茯苓、牡丹皮），又添加了枸杞子、菟丝子、鹿角胶、杜仲、当归，温补肾阳、填精益髓功效显著增强。右归丸补阳补阴相配，阴中求阳，纯补无泻，这也是为什么有的患者服用后会上火的原因，加用黄连、菊花后泻其火，后加减调整，电话联系患者已症状消除，嘱其可服金匮肾气丸善后。

十九、急性淋巴细胞性白血病中西医结合治愈验案

蔡某某，女，60岁，胞姐，体质瘦弱。2020年6月28日因咽喉肿痛至县医院耳鼻喉科就诊查血常规，血白细胞计数 $50 \times 10^9/L$ 以上，以白血病入住血液科治疗，并行骨髓穿刺进一步明确分型：急性淋巴细胞性白血病。

诊断分型明确后，远在广东部队服役的男外甥回来了，二姐半年前去广东给照看孙子，回来后就得了这病，外甥于心不忍想再尽孝心，要带母亲上省城大医院看看。

挂了省级医院血液科主任的号，主任看得很认真，说这病能治，可靶向治疗，就是药贵一万多一盒，还未进入医保，是自费药。听说这病能治，家人喜出望外就买了两盒泽布替尼，就诊期间二姐问专家，吃靶向药能同时吃中药吗？专家的回答是吃中药对肝有损害，并没有明说不许吃中药。

拿到这药就像鲁迅小说《药》中所描写的那样，"仿佛抱着一个十世单传的婴儿"，希望就在它身上了，二姐和两个外甥一路高兴回家了。

回家后就服上了，是劳累还是病情发展所致，二姐服靶向药后很不舒服，恶心、食欲不振、腹泻，仍咽喉肿痛，输液几天，化验血白细胞越来越高，最高时超 90×10^9/L，二姐也日渐消瘦憔悴。我嘱暂停服西药，给开上了中药。

在二姐刚查出病住院期间治疗是输液、抗生素、维生素、激素，我也根据她的证候舌象脉象给开过中药，当时开的是小柴胡汤、四妙勇安汤、四君子汤合炒麦芽等，服用后感觉还不错，当时家人哪认可中药能治白血病，西药取来后中药便停服了。

这次服靶向西药不受，我又给开上了中药，是四君子汤、三仁汤、小柴胡汤合方，外加藿香、木香、炒麦芽。我是这样考虑的，二姐原本患溃疡性结肠炎二十余年，体质瘦弱，这次去广东照看孙子，结合她舌暗苔腻的舌象和弦脉象，中医辨证为湿热毒证。因二姐已服用靶向抗肿瘤药物（属于寒凉药），对过于寒凉、清热解毒的中药就未再应用。二姐服中药后症状减轻，花大钱买来的这西药不能这样放着就算了，还得再吃。问题来了，二姐服西药后身体还是不受。一向从事西医护理的女外甥找我，商量怎么办。我给了一个建议，西药减半吃，中药也吃。五天后二姐电话要再开中药，诉说西药量减半，再合上中药，身体较前舒服多了。二姐就这样西药也吃、中药也服，中西药并用、中西结合治疗了一年多，其间查过血白细胞，总数持续下降。

2022 年 3 月 25 日复查血白细胞计数 9.97×10^9/L，已恢复正常。二姐发病到现在近三年了，现在身体比得病前体质还好，也胖了，能做家务，带着调皮的三岁孙子，生活恢复了从前。现在靶向药半量服用，中药间断服用。

按：肿瘤化疗、靶向药治疗有规范的指南，由于患者体质的差异单纯按指南来处理是不妥的，就如饮酒一样，每个人的酒量和对酒的反应是不一样的。中医药对肿瘤治疗很重要的一个方面就是扶正和体质调理，我对二姐患血液病后用中药就是扶正和调理体质，同时也减轻靶向药物的毒副作用，所用中药是四君子汤、三仁汤、小柴胡汤合方，同时加了一些化湿、开胃的中药。四君子汤由人参、白术、茯苓、甘草四味药组成，是治疗气虚证的祖方。三仁汤出自《温病条辨》，由苦杏仁、白豆蔻仁、生薏苡仁、滑石、通草、半夏、厚朴、竹叶八味药组成，为祛湿剂，具有宣畅气机、清利湿热之功效。

小柴胡汤为和解剂，具有和解少阳之功效。三方合用，再合上藿香、木香、炒麦芽，具有益气健脾、化湿开胃作用明显，中西医协同治疗效果明显。

二十、真菌败血症中西医结合治愈验案

秦某某，男，55岁，某局机关工作人员，山东沂南人。2018年3月24日回农村老家清理老宅卫生，次日晨突感左手背剧痛，五指不能弯曲。

2018年3月26日、29日，因手部疼痛来医院就诊过，血象检查红细胞沉降率加快。因疼痛有时自行缓解，未取药治疗。

2018年3月26日—4月4日，正常上班。左手疼痛并肿胀，全身难受、无力，下午开始低热，两大腿根部亦疼痛。

2018年4月10日到上级某三甲医院就诊，血象和腹部CT检查，红细胞沉降率仍快，开药抗生素和大青叶片。

2018年4月11日—4月14日，在家病休，疼痛，发热（体温38.8～39℃）。整日昏昏沉沉，厌食，上午轻下午重。其间，曾在当地诊所输液退烧。

2018年4月15日早7点，其亲戚联系我，随收住院治疗。入院时，诉整个前胸闷痛，次日晨前胸疼痛消失又转至背部、臀部疼痛。追问病史，七年前查体血糖高，未控制。入院后行身体全面检查，验血、血培养、B超、CT检查，血象高，血糖高，红细胞沉降率及C-反应蛋白极

高，肺 CT 示肺部感染，考虑真菌感染。输液应用胰岛素控制血糖，维持水电解质平衡，应用广谱强效抗生素和抗真菌药物，服用中药柴胡达原饮加味，后中药理中汤、建中汤扶助正气。住院 24 天，治愈出院。

按：该病例给我的提示是患者及家属粗忽大意，蜻蜓点水式就诊，致不能连续观察；接诊医生重视程度不够。发病可能是真菌从呼吸道吸入后形成菌血症，致使症状部位变化无定。多亏了现代化的血培养，培养出了真菌，针对性治疗患者转危为安，否则很可能性命难保。后配合中药治疗，身体很快恢复。柴胡达原饮出自清代《重订通俗伤寒论》，由柴胡、枳壳、厚朴、青皮、黄芩、草果、槟榔、桔梗、荷梗、炙甘草组成，有宣湿化痰、透达膜原之功效。主治胸膈痞满，心烦懊恼，头眩口腻，咳痰不爽，间日发疟，舌苔厚如积粉、扪之糙涩，脉弦而滑。恢复期以中药理中汤、建中汤扶助正气，患者身体恢复。

二十一、黄连温胆汤加味治愈长期失眠验案

刘某某，男，43 岁，工人，山东沂南人。因失眠 9 年于 2023 年 10 月 18 日来诊。口不渴、不干、不苦，唇干。不出汗，怕冷、怕热。饮食正常，大便正常。舌暗红苔薄黄，脉弦滑。中医辨证：湿热证。予柴胡加龙骨牡蛎汤加味，7 剂。每日 1 剂，分两次早晚饭后服。

2023 年 10 月 25 日二诊：诉服上药后未感觉到效果，看舌苔黄腻，转换思路用黄连温胆汤加味。处方：竹茹 30 g，干姜 10 g，法半夏 15 g，麸炒枳壳 30 g，陈皮 10 g，甘草 6 g，茯苓 20 g，黄连 6 g，大枣 20 g，合欢皮 10 g，炙远志 10 g，百合 30 g，生地黄 30 g。7 剂。每日 1 剂，分两次早晚饭后服。

2023 年 11 月 1 日三诊：失眠状态明显改善，能睡 4~5 个小时，且原先乏力状态亦明显改善，效不更方，上方继 7 剂。每日 1 剂，分两次早晚饭后服。

2023 年 11 月 9 日四诊：失眠继续好转，上方继 7 剂。每日 1 剂，分

两次早晚饭后服。

2023年11月16日五诊：诉耳鸣，加柴胡10 g，炒香附10 g，川芎10 g，茯苓换成茯神30 g。7剂。每日1剂，分两次早晚饭后服。

2023年11月23日六诊：失眠已不是问题，仍耳鸣，上方加磁石30 g。7剂。每日1剂，分两次早晚饭后服。

按：该病例初用柴胡加龙骨牡蛎汤治疗，效果不明显，后投黄连温胆汤治疗显效。临床有一个体会柴胡加龙骨牡蛎汤对焦虑症患者常常显效，对失眠患者显效者不多，该病例正是如此。柴胡加龙骨牡蛎汤作用是和解少阳、通阳泄热、重镇安神，可能清利痰热力度不够。而黄连温胆汤是治疗失眠的一张好方，用对了效如桴鼓，临床上经常见到用该方治好长期失眠的患者。

黄连温胆汤出自清代陆廷珍《六因条辨》，即黄连加温胆汤，具体组成如下：黄连、竹茹、枳实、半夏、陈皮、茯苓、甘草、生姜。功效清热、化痰、利湿。主治：痰热蕴于中焦导致的胆胃不和、痰热内扰、虚烦不眠、呕吐等症状。临床还可治疗痰瘀互结的高血压、冠心病、脑血管病患者。实验研究表明，黄连温胆汤有抑制和杀灭幽门螺杆菌、抗炎、稳定血管斑块等作用。方中半夏降逆和胃，燥湿化痰；枳实行气消痰；竹茹清热化痰，止呕除烦；陈皮理气燥湿化痰；茯苓健脾渗湿消痰；黄连清热燥湿，泻火解毒；甘草、生姜益脾和胃。温胆汤加入黄连后可加大清心和胃力度，专治痰热内扰导致的头晕头眠、心烦易怒、燥扰不宁等疾患。临床运用时以舌苔黄白厚或黄腻、脉滑数为辨证要点。本方中黄连味苦涩，不适合大量及长时间服用，脾胃虚寒者及阴虚津伤者忌用。

二十二、补阳还五汤合肾四味加味治疗脑梗死后遗症

例一：柳某某，男，43岁，工人，山东沂南人。因脑梗死、右侧肢体瘫痪13天于2021年10月4日从上级某三甲医院转来我院康复。转来时轮椅推着，精神萎靡沮丧，一侧肢体偏瘫不能下地站立。饮食一般，腹膨

隆，大便秘结。有糖尿病史，血糖控制一般。刻诊：右上肢肌力 0 级，右下肢肌力 2 级。舌暗苔黄，脉弦涩。辨病：脑梗死恢复期。中医辨证：气虚血瘀证，腑实证。治则：补气，活血，通络，通腑。予补阳还五汤合肾四味加味。同时行针灸康复理疗。

中药处方：黄芪 60 g，地龙 10 g，当归 10 g，川芎 10 g，赤芍 10 g，桃仁 10 g，红花 10 g，淫羊藿 10 g，菟丝子 10 g，补骨脂 10，枸杞子 10 g，土鳖虫 6 g，大黄 6 g。5 剂。每日 1 剂，分两次早晚饭后服用。

服完 5 剂后大便通畅，感觉腹变软轻松，饮食好了些，气力大了些，右下肢肌力达到 3 级，右上肢开始有力量，嘱可下床练习站立。以上中药方去掉大黄，继续服用。

患者心情好起来，主动接受康复理疗针灸推拿按摩功能训练，下肢肌力接近正常，上肢屈肌肌力 3 级，伸肌肌力差，能独立下床行走。已服中药 45 剂。后出院回家，断续来院康复。

患者发病两年后的早晨，我看见其在医院门口买早餐，我问干什么来，他回答有时间就来康复一下。我问：怎么来的？他说自己开车来的。顺便把上肢伸屈活动做给我看，右手屈曲没问题，伸手指差些。我说开车时慢一点，他点了点头，我继续问开车脚踩刹车的问题，他说没问题。

他已回归了家庭和社会的正常生活，只是走路慢且跛行，但自己已感到满意。残而不废，已不再是家庭和社会的负担，重要的是心态也变得阳光，对未来生活充满希望，我也祝愿他和他的家庭越来越好。

例二：郭某，男，43 岁，某公司工作，山东沂南人。因脑梗死 5 天于 2023 年 6 月 14 日由某上级三甲医院转来县人民医院康复科。左侧肢体活动不利、言语不利。刻诊：轮椅推来，精神状态一般，左上肢、左手肌力 2 级，左下肢肌力 3 级。舌暗红苔黄厚腻，脉弦滑。中医辨证：血瘀湿热证。治则：活血化瘀，清利湿热。予大柴胡汤、核桃承气汤加味。同时针灸康复推拿理疗。

中药处方：柴胡 15 g，黄芩 15 g，枳实 15 g，赤芍 20 g，法半夏 15 g，

干姜 10 g，牡丹皮 10 g，茯苓 15 g，桃仁 15 g，大黄 6 g。7 剂。每日 1 剂，分两次早晚饭后服用。

2023 年 6 月 22 日二诊：服上药后，大便通畅，病情好转，舌苔仍黄腻，上方去大黄，再取 7 剂。服法同上。

2023 年 7 月 8 日三诊：患者感身体轻松，舌苔退去，加大温补力量。予补阳还五汤合肾四味加味。中药处方：黄芪 90 g，地龙 10 g，当归 10 g，川芎 6 g，赤芍 10 g，桃仁 10 g，红花 6 g，淫羊藿 20 g，炒菟丝子 20 g，补骨脂 10 g，枸杞子 10 g，土鳖虫 6 g，水蛭 10 g，附子 10 g，干姜 10 g，炙甘草 6 g。7 剂。服法同上。

2023 年 7 月 15 日四诊：病情趋好，身体力量差，附子用量调至 40 g，余药不变继服 21 剂。

2023 年 8 月 14 日五诊：病情明显好转，患者已独立下床行走，带上中药 7 剂出院。

患者服用通腑化瘀药 14 剂，补气化瘀温阳药 35 剂。后间断服药。现在已恢复工作，自行驾车。

按：近几年来，年轻人患脑中风的概率在明显上升，我观察年轻人脑中风偏瘫只要认真康复加中药治疗，都有不错的康复效果，多恢复独立行走功能，回归家庭和社会。

一段时间我们对脑中风后的康复重视不够，对中医中药治疗也不重视。近几年来我们把中医中药、中医适宜技术引入中风病康复治疗中来，避免了纯康复手法技术的枯燥，且提前分清患者的体质，西医辨病与中医辨证相结合，中医与西医相结合，治疗与康复相结合，针与药相结合，总结出了中医三辨疗法，治疗效果显现。

补阳还五汤出自清代王清任《医林改错》，由黄芪、地龙、桃仁、红花、当归、赤芍、川芎组成，有补气、活血、通络之功效。临床常用于治疗脑血管意外后遗症、冠心病、小儿麻痹后遗症，以及其他原因引起的偏瘫、截瘫、或单侧上肢、或下肢痿软等属气虚血瘀者。

临床有一个体会，单用补阳还五汤效果并不令人满意。五年前，听一位北京名中医的讲座后脑洞大开，补阳还五汤缺乏引药，也就是缺乏阳药，合上肾四味或/和四逆汤，治病效果明显提升。

另外，用补阳还五汤前，对舌苔黄厚腻的患者要先行通腑化浊，或在补阳还五汤基础上合用通腑化浊的药物，如大黄、草果等。

总之，对于脑中风患者，我们要重视中医中药的早期介入，处于恢复期的患者中医中药针灸康复理疗，综合施治。尤其如今青壮年脑中风患者发病率呈上升态势，给家庭和社会带来沉重的负担，中西医汇通汇融、治疗与康复并重、针药并用、中西药并用，坚持预防为主的方针，共同吹响对付脑中风瘫痪患者的集结号。

二十三、三仁汤加味治愈肺炎发热咳嗽验案

石某某，女，66岁，住县医院家属院。因发热咳嗽诊断肺炎住院半个月，经治疗病情好转，但仍咳嗽低热，于2020年3月4日寻求中医治疗。咳嗽痰少、下午低热、出汗、不恶寒、口干。饮食一般，大小便正常。刻诊：舌暗苔黄，脉弦滑。辨证属湿热证发热。予三仁汤合白虎汤、麦门冬汤加减。中药颗粒剂：苦杏仁10 g，豆蔻仁6 g，薏苡仁30 g，淡竹叶15 g，滑石30 g，通草10 g，法半夏10 g，广藿香6 g，佩兰10 g，石菖蒲15 g，百合20 g，麦冬20 g，山药30 g，石膏30 g，知母10 g，党参10 g。5剂。每日1剂，开水冲泡，分两次早晚饭后服。

2020年3月9日二诊：咳嗽明显减轻，下午低热亦轻，身上舒服，继原方5剂。

2020年3月14日三诊：偶尔咳嗽，不再发热。舌暗红苔黄脉弦。上方石膏减为15 g，继服5剂。

5天后遇见其女，诉中药已服完，老人不再咳嗽发热，只是体质虚些，嘱避风寒、调饮食、慎起居。

按：我用三仁汤治咳嗽是从湖南民间中医李建伟学来的，他是湘南学

院附属医院中医科主任李尧学的徒弟，李建伟曾带我去拜见过李主任，当时李主任年近70岁。我跟其出门诊时，看他对舌苔腻的患者主要是用三仁汤加味，对湿重者加用藿香、佩兰、石菖蒲，佐麦冬养阴。热重者用甘露消毒饮。

李老是中医院校出身，从基层一步步干起，曾任县级中医院的院长，后调到大学附属医院任中医科主任，中医功夫很深，李建伟深得其要旨精髓。李老擅长治中医杂病，医案写得也好，会诊记录写的条理分明，我至今写会诊记录还是受李老影响，感恩两位老师在我学中医过程中对我的帮助。

二十四、外台茯苓饮方证诊后余思

本家重孙，男，16岁，临沂某中学上高中。诉胸内虚满似有水气、嗳气吐苦水、不能食1周于2023年10月28日来诊。之前服用过治胃病的西药，无效果。刻诊：面黄，舌红苔黄腻，脉弦滑。行B超检查示胆囊息肉。予半夏泻心汤合半夏厚朴汤加味，同服消炎利胆片。

中药颗粒剂处方：姜半夏5 g，黄连3 g，黄芩5 g，党参5 g，炙甘草3 g，大枣10 g，干姜3 g，姜厚朴5 g，茯苓5 g，紫苏梗5 g，枳实5 g，白术5 g，炒鸡内金10 g。7剂。开水冲服，每日1剂，分早晚两次饭后服。忌生冷、油腻、腥膻、辛辣。

2023年11月4日二诊：服药后病情去了有1/3，我因出发在外，其母亲又取上方7剂。未再服用消炎利胆片。服完药后病情去了有一半，期间该生因患感冒未服中药。

2023年11月23日三诊：其母来讲病情渐好，孩子正在上学，周末回老家，想再取中药。这次开的是中药汤剂：姜半夏10 g，黄连3 g，黄芩10 g，党参10 g，炙甘草6 g，大枣20 g，干姜6 g，姜厚朴10 g，茯苓10 g，紫苏梗10 g，麸炒枳壳10 g，白术10 g，炒鸡内金30 g，大黄3 g，莪术10 g。即原方剂量加大又合用了大黄、莪术。7剂。水煎服，每日1剂，分两次早晚饭后服。

2023 年 11 月 25 四诊：今天是周六，因有事回老家，我顺便去看看周末放假回家的学生，其正在玩游戏，说服三诊方 1 剂后症状即消失，已经好了。

思考：起初对该病例的认识是中焦不通的痞证，故遣方半夏泻心汤、半夏厚朴汤、枳术丸合用鸡内金，用的是颗粒剂，又因受 B 超检查显示有胆囊息肉的影响，加服中成药消炎利胆片。

我回县城的路上听师父讲中医课，讲到外台茯苓饮的方证，回家后我仔细琢磨起外台茯苓饮这张方，它由人参、茯苓、白术、枳实、陈皮、生姜组成，出自《金匮要略》卷中（附方），主治心胸中有停痰宿水，自吐水出后，心胸间虚气满，不能食。我顿时想这病例不就是外台茯苓饮方证吗？辨证上我还绕了个弯，所幸开方中就含有外台茯苓饮的组分，只是少了陈皮。

对外台茯苓饮成方，我过去对它重视不够，治胃病我最常用的方是半夏泻心汤，多在此基础上加减，其中半夏厚朴汤、枳术丸是我最常用的合方，尤其对中焦不通、食管反流患者。看过往开的治胃病的处方，大多有外台茯苓饮的影子，只是没有认真去总结。

这次诊后的思考是：中药方上万张，不可能都一一记住，但一些常用方是应该熟记的。虽然我们对很多方的认识有限，但只要我们能抓住主症、辨清病机、选方加减用药，慢慢图之，效果自然会显现。

经典书是应该常读的，《伤寒论》《金匮要略》是经典中的经典。"要提升临床水平这两本书是要熟读的"，是开始学习中医时遇到的每个中医临床大家对我讲的话，现在也成了我的临床体会，我也对正在从事中医临床、中医学习路上的人讲，经典书要常读，常读常新。

二十五、少腹逐瘀汤加味治愈痛经验案

王某，女，36 岁，务工，山东沂南人。2023 年 5 月 8 日就诊当地县中

医院中医治未病科。月经13岁初潮即经期小腹剧痛、难以忍受，小腹板硬，腰酸痛，月经周期尚规律，经期持续5~7天，暗褐色有血块。曾治疗过，效差。刻诊：舌暗苔薄白，脉弦滑。小腹肌肉紧张、腹壁凉。

诊断：痛经。中医辨证：血瘀证，寒湿证。治则：活血祛瘀、温经散寒、除湿止痛。予少腹逐瘀汤加味。

中药处方：醋延胡索30 g，炮姜6 g，小茴香3 g，蒲黄10 g，五灵脂10 g，没药10 g，川芎10 g，当归10 g，赤芍10 g，白芍20 g，炒杜仲10 g，防己15 g，肉桂6 g，炙甘草10 g。10剂。每日1剂，分早晚两次饭后服。嘱经期来临时中药继续服用。忌生冷。

2023年5月19日二诊：服药期间经期到来，诉小腹痛明显减轻，可以忍受，小腹肌肉不在紧绷，患者甚为高兴，继取上述中药10剂。

服完以上中药后，患者感小腹松软舒服，原小腹凉明显改善，腰不再酸痛，继带上述中药15剂出院。后又来门诊取药，围经期服用，月经过后间断服用，中药总共服用了三个月经周期。至今已半年余，月经来临时偶尔还有轻微腹痛，但患者已很满意。近期患者有时心悸、心律不齐，服中药调理中。

按：少腹逐瘀汤出自清代王清任《医林改错》，临床应用于宫寒痛经治疗，屡有良效。该方由当归、赤芍、川芎、蒲黄、肉桂、五灵脂、没药、醋延胡索、小茴香、炮姜10味中药组成，有活血祛瘀、温经止痛之功效。适于治疗少腹部寒凝血瘀证，如小腹部积块、疼痛、胀满不适，女性月经期腰酸、小腹部胀满，以及子宫肌瘤、子宫腺肌症、卵巢肿瘤、盆腔炎等。

该病例在少腹逐瘀汤基础上又合用白芍、杜仲、防己，主要考虑到病程日久，有肝郁、肾虚，寒湿交织，白芍养血调经、柔肝止痛，杜仲补肝肾、强筋骨，防己除寒湿痹、利水消肿，诸药合用给患者解除了身心病痛，患者也成了中医的坚定拥戴者。

附 录

合十之间
——漫说蔡建春

  我和建春是同学同乡。

  沂南县砖埠镇是一代名相诸葛亮的出生地，三河交汇、物阜民丰、文脉昌盛，都说这个地方人杰地灵，是个出名人的一方宝地。就当代而言，要说名人，建春当仁不让，算一个。记得在砖埠中学读书时，建春便是理科尖子生。那时正值恢复高考没几年，备战迎考，折桂蟾宫，鱼跃龙门，那是每个学生心中最大的梦想。建春的学习成绩便一直名列前茅，甚至班主任在学习例会上断言，砖埠中学假设能考上一名大学生，也非蔡建春莫属，并号召同学们向他学习。那时同学们心里的羡慕嫉妒恨，自然不可言表。我是偏科生，数理化成绩几近倒数第一，迎考分班便自然到了文科复习班，与建春这样的学霸常常擦肩，却无缘常去请教，但内心确是傻了眼的佩服。高考那年，他以优异成绩顺利去了医学院，我则师专毕业后去了外地教书，直到20世纪80年代中期，我调回老家时，建春已经是县人民医院一名声名鹊起的外科专家了。再后来，他由外科而专注骨科，由骨科又醉心中医，由专科转全科，由医学而人文、哲学、艺术，成为"临沂市十大名医"。这中间，北赴京华，南问沪广，拜师求教，被著名中医贾海忠收为弟子，又得国学大师楼宇烈、国医大师王琦等高人指点，深研医理，讲习布道，治病救人，盛名一方，被誉为"齐鲁国医"，建树之丰，自不待言。

  我对医学是十足的外行，但也知道医生有庸、好、名、神之分。《黄帝内经》中便有"上、中、下"之说。唐代孙思邈《备急千金要方》中也说:"古之善为医者,上医医未病之病,中医医欲病之病,下医医已病之病。"我的理解,无论中医西医,内科外科,人的生存与健康,始终是一个永恒的话题。人为天地所生所养,生存生长在春夏秋冬四季、风暑湿燥寒五行之中,是酸、苦、甘、辛、咸地之五味的小宇宙,万物观复,本质归一。人的生老病死,如同草木荣枯,日月轮回,是世间万物运动变化的客观规律与自然法则,此之谓天地之道,不可逆转。西医讲究遵循现代科学,借鉴当代科技手段和实验结论建立起来的医学体系,而中医讲究天人合一,阴阳平衡,未病先防,辨证论治,整体考量,是中华民族传统文化几千年的历史传承,更是古代先民留下的宝贵的文化遗产和智慧财富。从《黄帝内经》始,中医也有着极为完整的理论体系和实战方略,从五运六气、阴阳五行、气血津液、五脏六腑、经脉经络、病因起源,涵盖中医学、天文学、心理学、社会学、人文学、道学,可谓以生命为中心的百科全书。通过医者"望、闻、问、切"的综合论治,达到预防、诊断、治疗、康复与保健的有效目的。建春在医学院学的是西医为主的医疗专业,有着极扎实全面的西医学科专业训练,毕业后数十年普外科岗位的临床历练与思考,让他摸索总结出一套外科尤其是骨科治疗的组合拳,让无数个患者起死回生,让无数个家庭回归平静,这套拳法的核心便是中西医结合的路数。武功秘籍,非专业者难窥门径。在我等外行人看来,近似金庸笔下的七十二路空明拳,一神守内,一神游外,左手画方,右手画圆,内外兼修,浑然一体,明解妙诣,功力卓然倍增,招招制敌,那是再自然不过的事情了。

其实建春对中医由兴趣到精研到痴迷,其发轫似乎是在他的少年时期,而不是大学和工作之后。建春出生成长的尤家埠子村,有一名远近闻名的老中医杨希明老先生,医术精湛,为人谦和,名动江北。从医七十余年,自制中药数百种,出版有多种中医专著,无论寒暑,门前常常排起候诊的人车长龙,那是名副其实的民间高人。作为邻居,建春从小便常去杨老先生家中凑热闹,听故事,看人间冷暖,品四季花开,这种耳濡目染的影响，不期然在建春的心中种下了神秘而向往的种子。后来建春也多次谈起他读医学院时和参加工作后，经常抽时间去杨老先生家中攀谈、求教，老先生也慷慨地把他珍藏多年的中医秘籍借给他阅读。这种交流，应该是建春西医之后，深入思考中医的因缘所在。至于他工作之余，北上南下，国粹问道，一发而不可收，那是他在更高层楼的追逐梦想罢了。

建春有着极好的人缘与亲和力。这几年，很多人喜欢找建春聊天。大多不是找他求方问药，而更多的是坐而论道，侃大山，摆龙门阵。小到一日三餐、日出日落、阴晴圆缺、民间谚语，大到四季轮回、人生际遇、天人感应，甚至国际风云、市场走势，无论医学、国学，还是哲学、艺术，在建春那里经典条文张口就来，西药草方倒背如流，口若悬河，妙语连珠，充满着幽然和睿智。聊起给疑难杂症患者诊治的经历故事更是兴致盎然，滔滔不绝，每一个话题都能与中医扯上关系。建春有一句口头语——打个比方说，用此方式讲身边人，说身边事，轻松便将本来钩章棘句，佶屈聱牙的中医词句用通俗易懂、生动形象的语言，解释得一清二楚。这种接地气、生活化的闲聊，让听众频频点头之下，或恍然大悟，茅塞顿开，或似有所思，心身通泰，陌生的医学理论原来就在我们的一举一动，一餐一食之中，不由发出"噢，原来如此"的感叹。这时的建春，既是布道者，又是演说家，那充满自信与亲切的样子，更像一束光，一团火，至真至善至纯，照亮和温暖着周围的人，让人似乎徜徉于一个新的天地，心胸豁然，一片澄澈。建春也常常谈起"话疗"的话题，面对患者尤其是危重患者及其家属茫然无助、焦急恐慌的心理特点，与渴望平安、解除痛苦的内心诉求，医生的一言一行在安定情绪、抚慰忧虑中的作用至关重要。一个优秀的医务工作者，首先是一个合格的心理医生。体贴入微的关心，感情投入的沟通，对于患者及亲属的情绪调节，树立信心，走出迷惑，去除心病，配合治疗，在某种程度上胜于药物手术治疗的本身。这种视患者如亲人的精神疗法，恰如春风化雨，杨柳拂面，充满着人间大爱、大仁、大智。建春显然是深谙此道的高手，他不放过每一次坐诊、查房、值班的机会,针对患者的不同情况,结合自己的理论与实践经验,与其交流,与亲属交心,循循善诱,融洽感情,患者由此一见如故,放下包袱,积极面对,康复后许多都成了建春的朋友。

十几年间,从骨科手术台走进中医门诊室,拿手术刀止血钳的手,已经在把脉号诊,望闻问切,建春此种角色的转变不可谓不大。说起建春取得的成功,许多熟悉他的人大都将其归功于其天资聪慧,悟性超人,也有称赞其勤奋好学,努力不懈,皆能中肯恰当。除此之外,我却觉得他最为可贵可赞的是对中华医学不断探索追求,弘扬光大的一种内在精神。建春过去曾讲:"学医三年,觉天下无不治之病;行医三年,觉天下无可用之方。"生活阅历的日益丰富,临床实践的不断积累,在清醒地感受西医短板的同时,如何更加关注人的疾病的早期预防,如何更加注重患者的综合治疗,如何更加追求人的身心健康,早就引起了建春深入的思考。读他早期有关骨科治疗方面的系列论文,其中的切入点已经不是就专业而专业、就手术而手术的形而下的探讨,而是逐步将辩证法、系统论导入他的思想范畴中去考量,在理论层面已经自觉将自己的视野放在了一个更广阔的天地时空之中。后来建春自费赴北京大学国学与国医班进修,贪婪地从哲学、艺术、宗教、国学、人文中汲取营养,这已经是将医学研究从一开始的一腔热情、个人情怀的职责担当,转变为弘扬中华文化、追寻医学真理、普济天下苍生的精神自觉,折射出的是从医者到学者、从医学到医道的理性与成熟。

恰如中医诊治中的辩证思维一样,建春对待中医西医的认识也有一个在批判中传承、在创新中发展的过程。西医原本是他的老本行,对中医的态度,用他自己的话说,也是"带着批判的眼光走进去",又"怀着敬畏的心情站出来"。通过对《黄帝内经》《伤寒论》《医贯》等中医经典的研读,到《易经》《六祖坛经》《道德经》等国学经典的感悟,建春逐步形成了"古为今用,洋为中用"的整体观与方法论,对待中西医的认识与评价日趋冷静客观,不厚此薄彼,不自矜文化的优越,又不刻意贬低其他文化的存在价值，文化无高低，学术可商量，这是科学和历史的态度。记得西方有一本书，就叫《人是机器》，抛开书的内容而言，这个题目倒是对西医最好的解释。西医的发展的确沿着机械理论的精微和深度，一步步从解剖学走过来，依赖于不断创新的科技进步，一直走到了基因、纳米、染色体，走向更加无限的精密，是一门了不起的科学，绝非浅薄。可人毕竟不是机器，脉象、穴位、气、神的深度却又是西医无法用物理解剖能达到的形而上的境界。中医则以阴阳五行为理论基础，从人体气、形、神的统一来探求病因、病性、病位，分析五脏六腑、经络关系、气血津液的变化，判断邪正消长，使用中药、针灸、推拿、按摩、拔罐、气功、食疗等手段，达到阴阳调和，标本兼治。毋庸讳言，借鉴西医现代化的诊断设备更能弥补中医辨证的不足，中医的哲学思维，让"人与天地相参，与日月相应"，更加理解生命的价值与意义；一个向前看，一个向后看，形式不同，治病救人的目的是一致的。建春走的正是兼收并蓄、中西互补、融会贯通的光明正道。

　　古代圣人有人生追求三不朽者——立德、立功、立言。这是为人处世的最高标准，也是实现人生价值的最高境界。我辈凡俗差距何止千里万里？但有益社会，泽被他者，却是做人的基本。建春身为名医，人间疾苦看得自然比常人多多了，对人的生老病死思考的则比常人更深入、更透彻。日常生活中，他不断探掘经典深义，洞察人世间的自然规律、见缝插针，随手记下了一段段文字。这里面，既有多年行医积累的中医妙方，也有一路走来对中西医结合的学术总结，更有对人生意义的哲学感悟，以小见大，举重若轻，轻松灵活，却识见有启迪，行文显性情。与峨冠博带、正襟危坐的学术论文相比，有温度，接地气，洒脱自如，不乏幽默，一如其人。许多文章来源生活，不局限于就医学而谈医术，既有极强的可读性，又不失思想学术的深度，这也是这本《医路求真》结集问世的价值所在。

　　有位哲人说："人的一生，可以有很多扇门，每一扇门的背后都隐藏着一种可能,其中一定有某扇门,或者几扇门,打开之后就可以让你走进更深远的世界。"有的人倾尽时光去寻找属于他的那扇门,建春的那扇门显然正是他所钟爱的医学。走进这扇门,让我们在他"一手西医,一手中医,双手合十,九九归一"的自由王国之中,领略中华文化的真味,沉思人生价值的真谛,觉悟"一花一世界,一叶一菩提"的大道澄明。当然,更能感受到大医精诚、仁者爱人的弥漫心香。

未来并不是历史自然而然的延续,而是需要无数人"博学之,审问之,慎思之,明辨之,笃行之"的努力。如此,才是人类理性发展的底蕴与必然。愿与建春共勉。

中国楹联学会会员
山东书法家协会会员　　　王士新
沂南县书法家协会主席

癸卯春于易斋

从专科向全科，从西医向中医
——记沂南县人民医院骨科专家蔡建春

玉轩（山东保健杂志记者）

步入诊室时，日光正以刚好的角度倾泻在屋内。在暖色的日光之中，书架上紧凑的书脊上多次翻阅留下的发白纹路也带有了熨帖的温度。《伤寒论》《本草纲目》《皇汉医学》等经典中医书籍；《温胆汤》《五苓散》《防风通圣散》等方剂册本；《中西医结合治疗膝关节骨关节炎》《中西医结合治疗软组织损伤的临床研究》《膝关节疾病针刀治疗与康复》等中西医结合的专科书本，与些许中药、关节模型一同，错落地陈列在书架上，斜对着一架人体骨架模型。挂着的锦旗中最显眼一幅上，"医德高尚暖人心 医术精湛传四方"的绣字还很新。

坐在诊位上的蔡建春院长，着一件深色的中式服装，举手投足的姿态自然地带着国学学者温和的气质。在对谈之间，他却显露出了几分手持手术刀般的锋利，轻易就将艰深的医学知识剖开，变为易于理解的浅显言语。于是我们便在这般和煦的微笑背后，窥见了些许他作为一位名医的深刻。

医·求索

"我最初的志愿不是做医生。"谈及过往的经历时，蔡院长带着几分慨然的神色，我们仿佛可以从他的字句中拼凑出一个倔强清贫的少年形象。在那个我国经济开始起步的年代，站在人生十字路口的他本想投身火热的金融行业。

"但是老师告诉我们，学医的学生每天都能吃到馒头。"

"能吃到馒头"这样朴素的愿望如同一阵刮过他人生的飓风，裹挟着他迈入了医学的道路——最终少年蔡建春考入了昌潍医学院医疗系。

经过刻苦的学习，1986年7月，他被分配到了沂南县人民医院，开始了他作为一名普通外科医生的生涯。

虽然医学并不是蔡建春最初的向往，他仍然全身心地投入了这份工作。"最初十年，我真正地吃在医院，睡在医院，住在医院。"蔡院长如今以十二字就总结了自己在沂南县人民医院最初的积累，但这十年背后是无数台手术的磨炼，是每年365个日夜的坚守。十年砥砺才成就了一个基础扎实的普外科医生。

20世纪90年代，人们普遍认为县医院是不会接骨的。发生骨折后轻者去当地的攀峰骨科医院，重则去新汶，部分去沂水、临沂，县医院少有骨科病号。

"记得在我成为住院医师的第二年，曾和一位上级医师共同实施了一台胫腓骨中下段开放性粉碎性骨折的内固定手术。我们用八孔葫芦钢板固定的方法，完成了骨折解剖复位和固定，当时还受到了器械护士褒奖。手术顺利，患者刀口愈合的情况也好。"但三个月后来院复查的患者体内钢板已弯，螺钉退出，骨折端错位。之后转去其他医院继续治疗的这个病例给蔡建春带来何种冲击，哪怕是时隔多年他忆起，语气中仍有苦涩的回响。

"骨科是块硬骨头，我就偏要啃下这块骨头。"1995年12月，蔡建春前往全国骨伤治疗中心、当时中西医结合整骨颇为红火的文登正骨医院进行学习。"到达文登当晚，迎接我们的是1995年第一场雪。安顿好住所，我们去了他们的骨科整复室参与急诊。"那冬的雪涤净了世界，也涤净了蔡建春心中的迷惘。他看清了县级医院应走的正骨之路——中西医结合。之后他更北上北京积水潭、南下广州南方医院等全国骨创中心学习深造。

归来后，蔡建春将知识技术落实到了骨科治疗中，确定了当时尚未被骨科界认可的"微创闭式骨科手术"作为医院骨科发展的方向，并在多年的实践中摸索出了"扬其长、避其短；取其长、补其短；以其长、带其短"的战略战术。

医·实践

"首届临沂市十大名医"荣誉称号；临沂市卫生领军人才；有突出贡献的中青年专家；山东省骨科学会年终总结表彰会获优秀个人奖第一名……这些加身的荣誉是蔡院长三十余年躬耕的明证。

"县食品公司肉联厂有一位职工的女儿不慎从四楼坠下，致腰椎和四肢五处部位严重粉碎性骨折，双下肢截瘫，丝毫不能活动。"

人生刚刚开始的女孩也许还来不及细思瘫痪的下肢对家人来说是何种可怕的打击，不清楚肢体残疾对家庭来说将是何种沉重的负担，更尚不明白有多少未来的行途是坐着轮椅去不了的。但她一定在哭喊，为疼痛，为恐惧。但是幸好，幸好有蔡院长这样的医生。

接到汇报后的蔡院长立即赶赴病房并组织相关科室会诊，若按照常规，手术应分期进行，可这样时间长、患者恢复慢、效果差。从患者的实际情况出发，他破了常规，果断采用一期手术的固定方法，亲自为患者主刀。手术历时十小时，五处粉碎骨折均妥善固定。术后奇迹出现，患者的下肢恢复了活动能力。

他拯救的不仅是一个患者的身体，一个女孩的未来，更是一个家庭的安稳。

蔡院长曾说过，应秉持"古为今用、洋为中用、与时俱进、活学活用"的指导思想，也说过，要牢记"接触一个患者结交一个朋友，做一个手术出一个精品"的宗旨。但比言语更精妙的是他的技艺，更深刻的是他的践行。

患者家属为表达感激之情，向他送去了六百元的购物卡和一些礼品，全被他婉言谢绝。

他说："应该感谢的是你们，感谢你们对我们的信任。"手术台前，他担得起医生的职责；术后，他对得起患者的信任。为医如此，他就当得起业界的称誉！

医·关怀

"郁—淤—瘀"，这是蔡建春院长在讲解病症发展时写下的三个字，意为"气郁、血淤、病瘀"，对应气态、液态、固态三个形态。

"是故圣人不治已病治未病，不治已乱治未乱，此之谓也。夫病已成而后药之，乱已成而后治之，譬犹渴而穿井，斗而铸锥，不亦晚乎！"这出自《黄帝内经》中《素问·四气调神大论》的寥寥五十余字，道明了中医最基本的原则。蔡院长进一步向我们解说道，病症起于心中积累郁气，逐渐发展到血液中有淤积，最终形成"瘀"疾。

当疾病处于前两个阶段时，检测手段虽尚且难以探测得到，却已应以医疗的手段介入。若在前两个阶段不注意治疗，任其发展到第三阶段，"发生在心脏就导致心梗，发生在脑就形成脑中风，发生在体内就形成肿瘤"。不亦晚乎！

谈过病症前期，对话自然也涉及生命渺如暮霭的患者。作为一名医者，相较于提供一个残酷的末路真相，蔡建春院长更赞成赠患者一场镜花水月般的终幕。

不论是针对前期病症治疗的"疏'郁'"，还是针对末期患者"安抚的温柔"，都是中医治疗里的人文关怀。

"中医就是使患者糊里糊涂地活。"蔡院长如此玩笑道。

蔡院长对患者的人文关怀不仅是这样抽象的描述，更贯穿了他的30余年的行医经历。

19岁的房氏小伙是山东沂南辛集镇人，因车祸致脑挫伤并全身23处骨折，由外院转入沂南县人民医院骨科，生命垂危。蔡建春院长及时提出了"抢救生命第一，挽救肢体功能也第一"的方案，带领骨科同道精心策划、科学施治，患者50天出院，现已恢复正常并参加工作。

孟子曾叹曰"鱼与熊掌不可兼得"，我们似乎也在太多故事里看过类似的选择。但当患者是一个真实的，19岁的年轻人时，肢体与生命不是单纯的"鱼与熊掌"。而蔡院长的专业无疑是"鱼与熊掌"兼得的坚实基础。

齐鲁医院的骨科专家们看了房氏患者手术前后的X线片后说："一个人这么多处的复杂骨折，时机把握得如此之好，处理得如此巧妙，在短时间内患者恢复的如此令人满意，真乃人间奇迹。"

这位患者的康复或许确是奇迹之花。但必然也是汲取了蔡院长"知识到位""技能过硬""经验丰富""决策果断"与"人文关怀"的养分才能如此盛放。

医·养老

蔡院长向我们展示了101岁老人张淑贞经过了股骨头置换手术，恢复后可正常行走后拍摄的纪念照片。老人极瘦小的身体站立着，白发拢在脑后束起，皱纹记载她历经的岁月。但镜头下那双微微眯起的眸子和勾着的嘴角说明了老人无疑是舒缓地笑着的。

她仍可以老友家中闲话家常，仍可以家前屋后忙里忙外，仍可以自由地踏过春日的绿茵，走过夏季的荷塘，行过秋日的落叶，穿过冬季的寒霜。

自由行走的双腿能带给老人何等可观的生活品质提升几乎是可以预想到的。

"如今在养老课题上存在着巨大的误区——我们将衰老和死亡当成大病来治疗。"相较于服用药物，蔡建春院长更强调对老人生活质量的提升。蔡院长认为"互联网+"不仅可作为大众快捷提供养老科普的途径，也是一种向患者传递更先进的养老观念的方式。

他同时也强调道："所谓医养结合，情感交流是健康养老中极易被忽略的要点。"

持续近四个小时的交谈，始于医学。蔡院长不时将中医的理论发散到生活方方面面，引经据典，每一点感悟都透露着他对生活的思索，渗透了对中医的热爱。我们看到的也远不止是一个医者，他生活，他思考，他豁达，他真实。他的一字一句却偏又彻彻底底是个医者。发散终会回归于医，落点于养。

"从专科向全科，从医学向艺术，从西医向中医，从治已病向防未病，从少年到白头。"这是蔡院长对自己多年行医的总结。落日照亮了他爽朗的笑声，这一刻，他仿佛仍是迈向医学之路那样纯真质朴的少年人；仿佛是前往异地求学那样一腔血热的年轻人；仿佛是立于手术台前那样专业果断的骨科人；又仿佛是熟于医哲易理那样通透强大的中医人。又或许只是他走过的路都铭刻在了这样的笑声之中。

他就是山东骨科专家，蔡建春。

后 记

　　丑媳妇总要出门见婆母，该书似乎就这样。从 2013 年深入思考中医、研学中医、应用中医，到慢慢享受中医已有十年时间。俗语讲十年磨一剑，剑虽未十分明亮，也该出鞘了。

　　回首走过的路，虽十分辛苦，却也格外甘甜。体会了一把王国维《人间词话》中提出的人生三境界：一是"昨夜西风凋碧树。独上高楼，望尽天涯路。"二是"衣带渐宽终不悔，为伊消得人憔悴。"三是"众里寻他千百度。蓦然回首，那人却在，灯火阑珊处。"当然，咱还不在灯火阑珊处，还正在试图跨越中西医之间隔离的栅栏。

　　中医有中医的特点，西医有西医的优势，从中西医并重到中西医汇通、汇融，再到中西医融合、结合，最后形成符合中国国情、富有中国特色且现代化的中国医疗体系，似乎在向我们召唤，这也是我出这本集子的初衷。

　　我要感恩我的中医师父，我要感恩学中医路上遇到的所有贵人，当然还有质疑者，这更助推了我，还要感谢我们所处的这个时代，这使我在研学中医的路上少走或没走弯路。

　　长白山下结缘山东中医药大学丁兆平教授、山东科学技术出版社苑嗣文总编，还有徐日强编辑，他们对我的支持和鼓励是这本书快速成集的一个重要因素。

　　当然我还要感谢我的夫人兴玲女士，对于学中医她全力支持，她既是每篇文章的第一个读者、也是文字校对者，还有我的儿子、儿媳，在很多人认为我处于剑走偏锋、痴迷中医、精神可能不正常的状态时，家人认可并支持我走的路，使我毫不犹豫地笃定前行。

本书是我学中医十年心理路程的一个总结，由于每篇文章都是在一个独立的时间段、因某种因素激发灵感所写，有些篇幅文字可能有重复，望读者理解见谅。当然，由于能力水平有限，书中肯定存在一些不妥和错误，望读者批评指正。

蔡建春
2024年10月